"十三五"高等教育医药院校规划教材/多媒体融合创新教材

供护理、助产、相关医学技术类等专业使用

组织学与胚胎学

ZUZHIXUE YU

PEITAIXUE

主编◎ 张钦宪 朱晓燕

郑州大学出版社

郑 州

图书在版编目(CIP)数据

组织学与胚胎学/张饮宪,朱晓燕主编.—郑州:郑州大学出版社,
2017.7

ISBN 978-7-5645-4227-6

Ⅰ.①组… Ⅱ.①张…②朱… Ⅲ.①人体组织学-高等
学校-教材②人体胚胎学-高等学校-教材 Ⅳ.①R32

中国版本图书馆 CIP 数据核字(2017)第 091992 号

郑州大学出版社出版发行

郑州市大学路 40 号 邮政编码:450052

出版人:张功员 发行电话:0371-66966070

全国新华书店经销

河南文华印务有限公司印制

开本:850 mm×1 168 mm 1/16

印张:17.25

字数:420 千字

版次:2017 年 7 月第 1 版 印次:2017 年 7 月第 1 次印刷

书号:ISBN 978-7-5645-4227-6 定价:48.00 元

作者名单

主　编　张钦宪　朱晓燕
副主编　高福莲　柴玉荣　闫春生
编　委　（按姓氏笔画排序）
　　　　王丽萍　朱晓燕　刘　浩
　　　　刘国红　闫春生　孙　芸
　　　　杨继要　张钦宪　郑　伟
　　　　柴玉荣　高福莲　黄　忻
　　　　程　珊　裴岩岩

"十三五"高等教育医药院校规划教材/多媒体融合创新教材

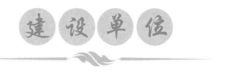

（以单位名称首字拼音排序）

安徽医科大学	济宁医学院
安徽中医药大学	嘉应学院
蚌埠医学院	井冈山大学
承德医学院	九江学院
大理学院	南华大学
赣南医学院	平顶山学院
广东医科大学	山西医科大学
广州医科大学	陕西中医药大学
贵阳中医学院	邵阳学院
贵州医科大学	泰山医学院
桂林医学院	西安医学院
河南大学	新乡医学院
河南大学民生学院	新乡医学院三全学院
河南广播电视大学	徐州医科大学
河南科技大学	许昌学院医学院
河南理工大学	延安大学
河南中医药大学	延边大学
湖南医药学院	右江民族医学院
黄河科技学院	郑州大学
江汉大学	郑州工业应用技术学院
吉林医药学院	

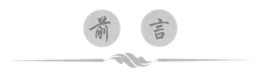

前　言

　　《组织学与胚胎学》是医学教育的主干课程之一。随着我国经济和医药卫生事业的快速发展,高质量应用型医学专业人才的需求更显紧迫。本教材是依据临床一线人员所需的知识、能力、技能、素质等,结合编者多年来对护理学教学的经验与体会编写而成。

　　全书共二十章,以形态结构为主,加强形态学与功能的联系,注重内容的系统性、科学性和实用性,力求反映本学科的新内容和新进展。重点突出,文字简洁,便于学习。

　　本教材具有以下特点:①重要结构后尽可能采用彩色图片,力争图文并茂,便于学生学习和理解。②每一章节章末附有思考题,便于学生自学与复习。③每章正文中,根据教学内容适当加入临床应用板块,旨在激发学生学习兴趣,加强基础与临床的衔接。

　　由于编者水平有限,书中缺点、错误在所难免,热诚欢迎读者提出批评和改进意见,便于以后修订完善,使质量不断提高。

编者

2017 年 4 月

目录

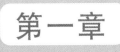

绪 论

一、组织学与胚胎学的研究内容与意义

组织学与胚胎学是独立而又相互关联的两门学科。组织学(histology)是研究机体的微细结构及其与功能关系的科学。微细结构是指在显微镜下才能观察到的结构,故组织学又称为显微解剖学(microscopic anatomy)。在一般光学显微镜(简称光镜)下能被分辨的结构称光镜结构,如细胞质、细胞核、核仁等,其长度单位用微米(micron,μm)来度量。在电子显微镜(简称电镜)下能被分辨的结构称超微结构(ultrastructure),如线粒体、内质网、核糖体等,其长度单位用纳米(nanometer,nm)来度量。

组织学的研究内容包括细胞、组织、器官和系统。细胞是构成人体的结构和功能单位。组织(tissue)由细胞(cell)和细胞外基质(extracellular matrix)组成。细胞外基质又称细胞间质(intercellular substance),由细胞产生,构成细胞生存的微环境,对细胞的支持、营养、增殖、分化和迁移起主要作用。按照结构和功能的不同,人体的组织分为四种类型:上皮组织、结缔组织、肌组织和神经组织。四种基本组织按一定的方式有机地组合为器官(organ),各种器官都有一定的大小和形态结构,并执行特定的功能。如果器官中央有大的空腔,称中空性器官,如心、胃、子宫等;如无大的空腔,称实质性器官,如肝、肺、肾等。由一些结构上连续或功能上相关的器官组成系统(system),如神经系统、消化系统、免疫系统等。

胚胎学(embryology)是研究人体出生前发生发育过程及其生长规律的一门科学。人体是自然界中进化程度最高、结构和功能最复杂的有机体,由400万亿以上的细胞构成,这些细胞可分为230多种。这样一个复杂的人体在发生过程中起源于一个细胞:受精卵。受精卵经过增殖、分化和复杂的生物学过程,发育为一个成熟的胎儿。人体的胚胎发育过程,称为个体发生(ontogenesis)。人体的正常发育过程中如果受到某些内外因素的干扰,可能出现发育异常,导致各种先天畸形。研究先天畸形发生的成因、机制和预防措施的科学,称为畸形学(teratology)。

学习医学科学必须首先熟悉人体的结构、组成和发生发育过程。因此,组织学与胚胎学无疑是一门重要的基础医学课程。它与基础医学的其他学科和临床各学科均有密切联系。如人体解剖学是从宏观研究人体结构,而组织学则是从微观研究人体结构,二者相辅相成,缺一不可;不了解人体组织、细胞的微细结构,就不可能深入理解其生理功能和生物化学反应机制;不熟悉人体胚胎发育的过程,对诸如男性不育、女性不孕、先天畸形及成因等就不能正确地诊断、治疗和预防。随着医学科学的发展,组织学与胚胎学已汇入生命科学各学科相互交叉的网络之中,与分子生物学、免疫学、遗传学、肿瘤学等学科相互渗透。因此,掌握好组织学与胚胎学知识,可为学习其他各学科奠定坚实的基础。

二、组织学的研究方法和技术

(一)普通光学显微镜技术

生物组织和器官不能直接在显微镜下观察,制备能使光线透过的组织切片是组织学研究的基本方法,包括取材、固定、脱水、包埋、切片和染色等步骤。取人或动物的新鲜组织标本,放入固定液(如乙醇或甲醛溶液等),使组织中蛋白质迅速凝固或沉淀,以尽可能保持其原有结构。经乙醇梯度脱水、二甲苯透明和石蜡包埋等步骤,用切片机(microtome)将其切成 $5\sim10~\mu m$ 的组织切片(tissue section),贴于载玻片上,称为石蜡切片(paraffin section)。因大多数组织细胞是无色的,在光学显微镜下无法观察其微细结构,需进行染色,染色的目的是使不同的结构显现不同的颜色。常用的染色方法是苏木精–伊红(hematoxylin–eosin)染色,简称 H–E 染色。苏木精是碱性染料(它的盐溶液具有正电荷),使细胞核和细胞质中的核糖体等酸性物质染成紫蓝色。伊红为酸性染料(其盐溶液具有负电荷),使细胞质和细胞外基质中的碱性物质染成粉红色。对碱性染料亲和力强,易被染色的特性称为嗜碱性(basophilia);对酸性染料亲和力强,易被染色的特性称为嗜酸性(acidophilia);与两种染料亲和力都不强称为中性(neutrophilia)。

(二)特殊光学显微镜技术

1. 荧光显微镜 荧光显微镜(fluorescence microscope)光源为高压汞灯,用以产生波长短、能量高的紫外光,以紫外光激发组织或细胞内的荧光细胞,使之产生不同颜色的荧光,通过荧光的分布与强弱来测定被检物质。

2. 相差显微镜 相差显微镜(phase contrast microscope)适用于观察体外培养中活细胞的形态及生长变化情况。这种显微镜常将光源和聚光器安装在载物台上方,物镜在载物台下方,称倒置显微镜(inverted microscope)。未经染色的活细胞是无色透明的,其各部分的光密度几乎相同,故普通光学显微镜难以分辨其微细结构。相差显微镜可将活细胞内不同厚度和不同折射率的结构对光产生的不同折射(相位差)转变为振幅差(明暗差),这样就使活细胞的不同结构出现不同的明暗差别,并呈现立体感。

3. 激光扫描共聚焦显微镜 激光扫描共聚焦显微镜(laser scanning confocal microscope,LSCM)是一种高敏感度和高分辨率的新型生物学仪器,主要由激光光源、共聚焦成像扫描系统、电子光学系统和计算机图像分析系统四个部分组成。LSCM 可对样品的不同深度进行扫描,再经过电信号转换在显示屏上,同时传送到计算机分析系统,进行二维或三维的分析处理。LSCM 突破了普通光学显微镜不能对细胞或组织内部进行定位检测的限制,实现了对细胞内部非侵入式光学断层扫描成像,可进行一系列亚细胞水平的结构和功能研究,如测定细胞的受体移动、膜电位、骨架蛋白、细胞通讯等,还可以对细胞进行切割、分离和筛选等研究。

此外,特殊光学显微镜还包括暗视野显微镜和偏光显微镜等。

(三)电子显微镜技术

电子显微镜技术分为透射电子显微镜技术和扫描电子显微镜技术。

1. **透射电子显微镜技术**　与光学显微镜相比,透射电镜(transmission electron microscope,TEM)是以电子束代替光源,以磁场代替透镜,经聚焦放大后,显像于荧光屏上进行观察和摄片。由于电子束波长甚短,故电镜的分辨率与放大倍数比光镜大得多。光学显微镜分辨率为 0.2 μm,放大倍数约为 1 000 倍,而电子显微镜的分辨率为 0.1~0.2 nm,放大倍数可从几千倍到达几十万倍,因此电子显微镜能观察到的微细结构称超微结构(图 1-1)。

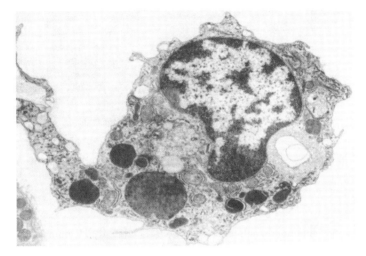

图 1-1　透射电镜示巨噬细胞

因为电子易被物体散射和吸收,故标本制备比光镜更严格。新鲜组织经戊二醛、多聚甲醛固定,树脂包埋,用超薄切片机切成 50~80 nm 的超薄切片,用醋酸铀和柠檬酸铅等染色后,电镜观察,在荧光屏上呈现黑白反差的结构图像。被重金属盐染色呈现黑暗的图像,称电子密度高,反之,称电子密度低。

2. **扫描电子显微镜技术**　扫描电镜(scanning electron microscope,SEM)主要用于观察细胞、组织和器官的表面微细立体结构。标本表面先后喷镀一层碳膜和合金膜,即可置于电镜下观察,扫描电镜的特点是景深长、图像清晰、立体感强。

(四)冷冻蚀刻复型

冷冻蚀刻复型(freeze etch replica)是用透射电镜观察组织或细胞断裂面的金属复制膜。组织经甘油处理后快速冷冻(-190℃),高真空下用钢刀将组织劈开,升温至-100℃使组织升华,出现自然的凸凹面。先喷镀一层白金膜,再喷一层碳膜,以加固白金膜,用次氯酸等将组织腐蚀掉,清理复型,电镜观察,其凸凹结构影像恰与实物相反。此法可以观察细胞膜内部两层脂质分子间的结构。

(五)组织化学和细胞化学技术

组织化学(histochemistry)和细胞化学(cytochemistry)技术是应用化学反应的原理显示组织和细胞内某种化学成分,并可进行定位、定量研究。如欲检测组织细胞内的多糖类,可用过碘酸希夫反应(periodic acid-Schiff reaction,PAS 反应)。其基本原理是多糖经过碘酸(HIO_4)氧化成多醛,后者与 Schiff 试剂(无色品红)结合形成紫红色沉淀物,沉淀物形成部位则表示多糖存在的部位,颜色反应的深浅取决于组织内多糖的多寡(图1-2)。用 Feulgen 反应可显示 DNA;用甲基绿-派洛宁染色法可同时显示 DNA 和 RNA;用苏丹染料可显示脂类;用酶组织化学方法可显示酶类。

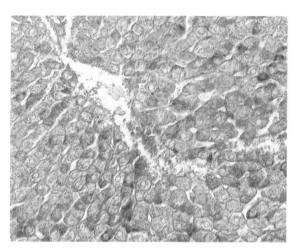

图1-2 PAS 显示多糖

(六)免疫细胞化学技术

免疫细胞化学(immunocytochemistry)又称免疫组织化学(immunohistochemistry),是应用抗原与抗体特异性结合的原理,检测组织细胞内多肽、蛋白质或受体等大分子物质的技术。这种方法特异性强,敏感度高。分离和纯化人或动物某种组织的蛋白质,作为抗原注入另一种物体内,使该动物产生相应的特异性抗体(免疫球蛋白),此为多克隆抗体。将这种抗体用荧光素、铁蛋白、酶等标记,用这种标记的抗体处理切片或细胞,标记抗体即与细胞的相应蛋白质(抗原)发生特异性结合,在显微镜下观察待测蛋白的存在与分布。免疫细胞化学分为直接法和间接法。直接法是用标记抗体(又称第一抗体,primary antibody)直接与细胞或组织中的抗原结合,该法操作简便,特异性强,但敏感性差。在间接法中,不标记第一抗体,以第一抗体作为抗原免疫另一种动物,制备抗第一抗体的抗体,即第二抗体(secondary antibody),并标记第二抗体。先后用第一抗体和标记的第二抗体处理组织标本,在抗原存在部位形成抗原-第一抗体标记的第二抗体复合物。间接法因第二抗体的放大作用而敏感性高。目前常用的间接法有过氧化物酶-抗过氧化物酶复合物法(peroxidase-antiperoxidase complex method,PAP 法)和抗生物素蛋白-生物素-过氧化物酶复合物法(avidin-biotin-peroxidase complex method,ABC 法)。

1. PAP 法 第一抗体与第二抗体均不标记,但需制备 PAP 复合物。染色时,第一抗体同抗原相结合,第二抗体既能同第一抗体相结合,又能同 PAP 复合物相结合,后者由过氧化物酶和抗过氧化物酶抗体组成,最后以 DAB 显色。由于细胞内的抗原通过抗体的层层放大而与多个酶分子结合,因此敏感性高(图1-3)。

2. ABC 法 第一抗体不标记,第二抗体用生物素标记。用第一抗体同抗原结合,生物素标记的第二抗体再与第一抗体结合,最后用亲和素-生物素-过氧化物酶复合物处理,使复合物同生物素标记的第二抗体结合,显色部位即表明抗原存在的部位。由于一个亲和素分子上有四个生物素结合位点,因此,该法比 PAP 法敏感 20~40 倍(图1-3)。

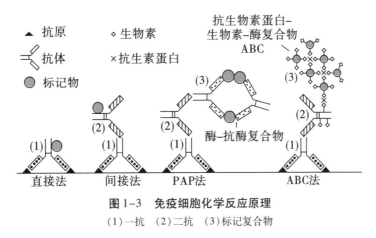

图1-3　免疫细胞化学反应原理
(1)一抗　(2)二抗　(3)标记复合物

(七)原位杂交

原位杂交(in situ hybridization)是在组织或细胞原位进行的核酸分子杂交技术。原位杂交的原理是根据碱基互补的原则,用一段碱基序列已知、经特定标记的核苷酸链为探针(probe),与标本中待测的 DNA 或 mRNA 片段进行杂交,并通过标记物的显示,观察核酸的分布与含量。常用的探针标记物有放射性和非放射性两类,放射性标记物有 3H、35S、32P 等,非放射性标记物有地高辛、生物素、荧光素等。前者经放射自显影处理后观察,后者用免疫细胞化学或酶组织化学显示。

(八)细胞培养技术

细胞培养(cell culture)是将活体细胞取出,放置于模拟体内的条件下进行培养的技术。目前大多利用机械分散法或酶消化法分离和纯化组织中的某种细胞,制成原细胞悬液,然后接种于培养瓶或培养板,使之贴壁或悬浮生长,称为细胞培养。细胞培养要求环境无菌,严防微生物污染,培养条件还包括合适的温度、湿度、pH 值、O_2 和 CO_2 的浓度等。对从体内分离的细胞首次进行培养称为原代培养(primary culture);当原代培养的细胞增殖到一定数量和密度后再稀释转移至新的培养瓶中继续培养称传代培养(subculture)。经长期传代培养的细胞群称细胞系(cell line);用细胞克隆或单细胞培养形成的纯种细胞称为细胞株(cell strain)。这些细胞系或细胞株可置于液氮中长期保存,可随时取出复苏进行实验。细胞培养技术可直接进行细胞增殖、分化、代谢等多方面研究,也可观察各种理化因子对细胞生物学行为的影响。

观察活细胞的结构和变化,可用相差显微镜。它能改变光波的相位,使相位差变为振幅差,从而能清楚地观察不经染色的活细胞。

临床应用

组织工程

组织工程(tissue engineering)是用细胞培养技术在体外模拟构建机体组织或器官的技术,目的是为器官缺损患者提供移植替代物。应用人工合成的有机高分子聚合物或纤维蛋白等天然的细胞外物质,制备所需形状的三维支架,将干细胞体外诱导分化获得的种子细胞接种于三维支架上,经体外培养或植入体内,可形成具有特定形状和功能的组织器官,且支架材料可逐渐降解吸收。国内外学者应用组织工程技术已开展了许多人造组织或器官的研制,如皮肤、软骨、骨、血管等。目前组织工程化皮肤和软骨已用于临床研究。

三、学习组织学与胚胎学应注意的几个要点

1. 理论联系实际　组织学与胚胎学属人体形态学范畴。学习过程中不仅要学好理论,而且要认真做好实验。通过实验可验证和巩固所学理论,并能提高独立思考能力和自学能力。

2. 平面与立体的关系　在组织学与胚胎学教学中,所用标本大多为切片标本,同一结构的不同切片呈现不同的形态差异。因此,在观察切片时,应通过细胞、组织、器官平面结构的观察,建立对它们立体结构的认识。

3. 结构和功能的关系　细胞、组织、器官的形态结构是功能的基础。在学习组织学与胚胎学过程中,要从形态联系功能,从功能理解形态。如肌纤维是细长的,含有大量肌丝,以维持其较大的舒缩潜能;单层扁平上皮表面平滑,分布于血管、淋巴管内腔面,具有降低摩擦力的作用;浆细胞含有丰富的粗面内质网和高尔基复合体,具有合成和分泌蛋白质的功能。因此,注意结构与功能的结合,既有助于深入理解,又可掌握规律,便于记忆。

思考题

1. 何为组织? 人体有几种基本组织?
2. 什么是 H-E 染色? 何为嗜酸性和嗜碱性?
3. 检查细胞内糖原和特异性蛋白应采用什么方法? 基本原理是什么?

(郑州大学　张钦宪)

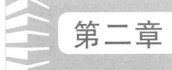

人体的细胞

一、人体细胞的一般特点

细胞是人体形态结构、生理功能和生长发育的基本单位。成人约有 $16×10^{14}$ 个细胞,都是由一个受精卵细胞分裂分化而来。人体细胞大小不等,形态各异。大多数人体细胞直径只有几微米,而最大的人卵细胞直径可达 $100\sim140\ \mu m$。人体细胞可呈球形、方形、圆柱形、棱柱形、扁平形、梭形及不规则形,有的细胞则具有很多长突起。人体细胞可依据其所在组织、分化阶段、细胞形态、染色特点、结构与功能或综合特点进行分类与命名。如肝细胞、骨原细胞、成骨细胞、杯状细胞、嗜酸性粒细胞、脂肪细胞、味细胞、视锥细胞、巨噬细胞等。

二、人体细胞的结构

人体细胞均属真核细胞,在光镜下细胞均有细胞膜、细胞质和细胞核三部分。而在电镜下不仅可更清晰地观察这三部分,而且可以看到许多更微细的有形结构——细胞器(图2-1)。

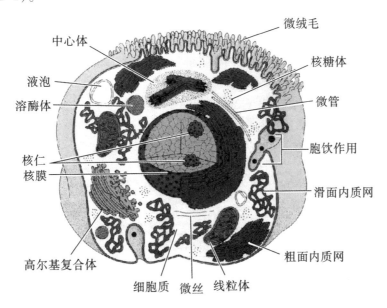

图2-1 细胞器

（一）细胞膜

细胞表面及细胞内部存在大量膜相结构,统称生物膜。存在于细胞外表面的生物膜称为细胞外膜或细胞质膜;而细胞内各种膜样结构称为细胞内膜或内膜系统。它们具有相似的结构特征。

细胞膜很薄,光镜下不能分辨。电镜下,细胞膜厚约 7.5 nm,呈现 2 暗夹 1 明的三层结构特征,每层厚约 2.5 nm,暗层为电子致密层(电子密度高),明层为电子透明层(电子密度低)。细胞膜由双层类脂分子、膜蛋白和膜糖组成。

1. 膜类脂双分子层　膜类脂以磷脂为主,磷脂分子是长杆状极性分子。一端是头端,为亲水端;另一端是尾端,为疏水端。由于细胞膜内外均为水环境,故类脂分子亲水的头端分别朝向膜的内外表面,构成电子致密层;而疏水的尾端相伸入膜的内部,成为电子透明层,形成特有的类脂双分子层的结构模式。类脂双分子层将细胞内容物与外界分开,与细胞的选择性吸收有关。

2. 膜蛋白　细胞膜中的蛋白质大多是球蛋白,分为镶嵌蛋白和表面蛋白两类。表面蛋白主要附于膜内侧表面,与细胞变形性运动、吞噬和分裂活动有关;镶嵌蛋白嵌入类脂双分子层内,如果蛋白质分子两端均为亲水端,则可贯穿膜的全层;如果蛋白分子一端亲水而一端疏水,则亲水端露于膜的内表面或外表面,而疏水端则深埋于膜内。镶嵌蛋白可作为物质跨膜运转的载体,细胞特异性的标志性抗原,是接受激素、细胞因子及一些药物的受体,或作为起催化作用的酶及能量转换器等。

3. 膜糖　主要是一些多糖,膜糖以共价键与膜蛋白及膜类脂结合为糖蛋白和糖脂,其糖链常突出于细胞膜外表面,构成外伸糖衣,即细胞衣。糖衣除作为细胞膜的保护层,还与细胞黏着、细胞识别及物质交换等有密切关系。

（二）细胞质

细胞质(cytoplasm)由无定形基质和位于其中的核糖体、粗面内质网、滑面内质网、线粒体、高尔基复合体、溶酶体、微体、中心体、细胞骨架等细胞器,以及脂滴、糖原、脂褐素等包含物组成。

1. 核糖体(ribosome)　又称核蛋白体,是细胞内合成蛋白质的细胞器。核糖体呈颗粒状结构,直径为 15～25 nm,主要由核糖核酸(ribonucleic acid,RNA)和蛋白质组成。一些核糖体游离于细胞质内,称游离核糖体,主要合成供细胞本身代谢、生长和增殖所需的结构性蛋白质。

2. 粗面内质网(rough endoplasmic reticulum,RER)　内质网是由一层单位膜围成的囊状或小管状膜管系统,其表面有大量附着性核糖体,主要合成分泌性蛋白质,通过胞吐作用排出于细胞外。

3. 滑面内质网(smooth endoplasmic reticulum,SER)　亦为单位膜围成的囊管状膜系统,表面光滑,无核糖体附着,参与脂类代谢、灭活生物活性物质及毒物、调节胞质内钙离子浓度等。

4. 线粒体(mitochondrion)　光镜下,呈线状或颗粒状而得名。电镜观察线粒体呈长椭圆形,有内外两层单位膜构成,外膜表面光滑,内膜内褶形成板状或管状结构,称线粒体嵴。内外膜之间的间隙称外腔,内膜内侧的间隙称内腔,内外腔均充满线粒体基质。线粒体的主要功能是通过氧化磷酸化作用产生能量,供细胞进行各种生命活动之用,细胞所需能量约 95% 来自线粒体,故线粒体有"细胞供能站"之称。

5. 高尔基复合体(Golgi body) 高尔基复合体包括扁平囊泡、小泡和大泡三部分,其壁均由一层单位膜构成。其中扁平囊泡是高尔基复合体的最具特征性的部分,通常有 5~10 个相互通连的扁平囊叠摞排列,囊泡对着细胞表面的一面凹陷是成熟面,凸向细胞核的一面为生成面,小泡来自粗面内质网,数量较多,位于囊泡的生成面及其边缘;大泡由扁平囊泡出芽形成,数量较少,位于囊泡的成熟面。

高尔基复合体在细胞分泌过程中起加工厂的作用,而其本身结构也因小泡不断融入和大泡不断离去,处于不断新陈代谢的动态变化之中。

6. 溶酶体(lysosome) 由一层单位膜围成,直径为 0.25~0.8 μm,是高尔基复合体扁平囊泡成熟面出芽形成的一些特殊的大泡,内含多种酸性水解酶,具有很强的分解消化能力。尚未执行消化功能的溶酶体为初级溶酶体;初级溶酶体与自噬体融合,即为自噬溶酶体;而与异噬体融合即为异噬溶酶体,后两者统称次级溶酶体。其中的多种酸性水解酶可分解吞噬的蛋白质、核酸、脂类和糖类等物质,形成终末溶酶体,又称残余体。残余物可排出细胞外,也可积存在细胞内,如脂褐素。

在机体缺氧、中毒、创伤等情况下,可引起溶酶体膜破裂,大量水解酶扩散到细胞质内,致使整个细胞被消化、自溶。研究表明:肿瘤、类风湿、休克、发热、肝炎和硅沉着病等的发病机制均与溶酶体有一定关系。

7. 微体(microbody) 普遍存在于各种细胞内,是由一层单位膜围成的卵圆形或圆形小体,直径为 0.2~0.5 μm。微体内主要有过氧化氢酶、过氧化物酶和氧化酶等,又称过氧化氢体(peroxisome)。过氧化氢酶能破坏对细胞有害的过氧化氢,防止细胞氧中毒。

8. 中心体(centrosome) 呈球形,因靠近细胞中央而得名。在光镜下中心体是由中心粒和中心球构成。电镜下中心粒是两个互相垂直的短筒状小体,其壁由 9 组微管构成,每一组微管包括 3 条微管。中心体在细胞分裂过程中参与纺锤体形成及染色体移动。

9. 细胞骨架(cytoskeleton) 是指细胞的结构网架,由微管、微丝、中间丝和微梁网组成。细胞骨架参与维持细胞形态、细胞运动、细胞附着及细胞内吞作用。

(1)微管(microtubule):存在于绝大多数真核细胞的胞质中,直径约 25 nm,壁厚 2~7 nm,由 13 条平行的原细丝组成,原细丝主要是线性排列的微管蛋白多聚体。微管除作为胞质骨架维持细胞的形状、参与细胞运动外,还可作为某些颗粒物质或大分子在细胞内移动的运转轨道。

(2)微丝(microfilament):是一种实心的丝状结构,直径为 5~6 nm,属收缩性蛋白,包括肌动蛋白和肌球蛋白,除大量存在于肌细胞外,几乎所有细胞也都有这两种蛋白,其中,肌动蛋白含量丰富,集中于细胞的周边部,在细胞膜下形成肌动蛋白微丝网,肌球蛋白微丝在非肌细胞中含量甚微。微丝除参与肌细胞收缩、对细胞起支持作用外,还与细胞的吞噬、微绒毛的收缩、细胞伪足的伸缩、细胞质的分裂、分泌颗粒的排出及细胞器的移动有关。

(3)中间丝(intermediate filament):是一类实心细丝,其直径为 8~10 nm,介于微丝和微管之间。中间丝存在于大多数细胞中,不同细胞内所含中间丝的类型不同,成体大多数细胞只含有一种中间丝,少数细胞含有两种类型的中间丝。目前,发现的中间丝有角蛋白丝、结蛋白丝、波形蛋白丝、神经丝和胶质丝五种类型。

角蛋白(keratin)丝：角蛋白是由六肽或更大的多肽亚单位组成，角蛋白丝主要分布于上皮细胞内，形成张力丝，连于桥粒。

结蛋白(desmin)丝：结蛋白丝组成肌细胞的骨架，作为收缩蛋白的附着点。

波形蛋白(vimentin)丝：直径约 10 nm，由胚胎间充质细胞及其分化而来的各种类型细胞均含有波形蛋白丝，常连于核膜起支持并固定细胞核位置的作用。

神经丝(neurofilament)：神经丝存在于神经细胞的胞体与突起中，起支持作用。

胶质丝(glial filament)：存在于中枢神经系统的神经胶质细胞中，直径约 8 nm，由胶质纤维酸性蛋白组成。

用免疫组织化学方法可检测不同类型的中间丝，以鉴别肿瘤细胞并追溯其发生来源，为肿瘤诊断、治疗和判断预后提供依据。

(4)微梁网(microtrabecular network)　近年来用超高压电镜观察发现细胞质中有一种比微丝更细，相互连成网格状的细丝，直径为 3~4 nm，称微梁网。

10. 包含物　包含物不是细胞器，是由一些物质在胞质内聚集而成，如脂肪细胞内的脂滴和肝细胞内的糖原均为储存的能源物质，而神经细胞内的脂褐素则是积累的色素，随着年龄增加而增多。

细胞质内的细胞器及包含物依其细胞种类、细胞分化阶段及细胞功能状态不同而不同，故而显示各自的光镜结构与电镜结构的形态特征。

（三）细胞核

细胞核(nucleus)是细胞的代谢与遗传控制中心，对细胞生命活动起决定性作用。一个细胞通常只有一个细胞核，也有的细胞具有多个甚至几十到数百个细胞核，而有的终末细胞则无细胞核。细胞核的大小差异较大，与胞质的体积有一定关系。细胞核一般为圆形、卵圆形，也有长杆状、马蹄形、分叶状细胞核。细胞核一般位于细胞的中央，也有的细胞核偏位，脂肪细胞的核常被挤向细胞的一侧。细胞核的大小、形状、位置与细胞的大小、形状及功能状态有关。间期细胞核由核膜、染色质、核仁、核骨架和核基质组成。

1. 核膜(nuclear membrane)　是包围在核表面的界膜，由两层单位膜组成，两层膜之间的间隙称核周隙。外层核膜与内质网膜相延续，外表面附有核糖体，形态上与粗面内质网相似。在细胞有丝分裂期核膜的消失及重建均和核膜与内质网的相互转化有关。

核膜上有直径为 30~100 nm 的小孔，称核孔，核孔的总面积可达核膜面积的5%~25%，功能旺盛的细胞核有较多核孔。核孔是细胞核与细胞质之间进行物质交换的通道，这种物质交换具有调控作用。核膜维持核内环境的稳定，有利于细胞核完成各种生理功能。

2. 染色质(chromatin)　是指细胞间期细胞核内易被碱性染料着色的物质。光镜下观察，为着色深浅不一、大小不等蓝色颗粒，染色较浅者称常染色质；染色较深者为异染色质。染色质的主要化学成分是 DNA 和蛋白质，两者组成颗粒状结构，称核小体，是染色质的基本结构单位。

人体细胞可分为生殖细胞和体细胞两类。除成熟生殖细胞为具有 23 条染色体的单倍体细胞外，人体大多数体细胞是有 46 条(23 对)染色体的二倍体细胞，其中 44 条为常染色体,2 条为性染色体,男性为 XY,女性为 XX。每条染色体由两条并行排列的染色单体构成。两条染色单体联结处有纺锤丝附着,称为着丝点。

3. 核仁(nucleolus) 是核内圆球形小体,无膜包绕,核仁的数量、大小、位置随细胞类型及其功能状态而异。在细胞有丝分裂时核仁亦见先消失后又重建的变化。电镜下核仁中心为海绵状结构,周围是颗粒状结构。

核仁的主要化学成分是 RNA 和蛋白质。核仁的主要功能是加工和部分装配核糖体亚单位,是合成核糖体的场所。

4. 核骨架和核基质 细胞核内充满着一种黏稠的液体,称核基质,含有水、无机盐和蛋白质。一些酸性蛋白质组成核内骨架系统,即核骨架。电镜观察表明核骨架与细胞骨架有密切关系。核骨架对核孔、核仁及染色质起支架、定位和调整作用。

三、细胞的动力学特征

作为组成人多细胞机体的结构功能单位,细胞本身也是一个活的生命体,也是一个开放的复杂巨系统,对外与环境不断进行物质、能量和信息交换,内部结构也不断进行着生成、损坏、修复、解体及空间移动,细胞作为一个整体也在不断进行形态与位置改变等动力学过程以及包括分裂、生长、分化、衰老、死亡的细胞演化动力学过程。

1. 细胞分裂 人体细胞只能由细胞分裂而来,细胞分裂是胚胎发育和组织维持的基础。细胞分裂受精细机制的调控,一定细胞在特定时间长大并在特定时间开始及停止分裂。发育胚胎或成体组织中细胞分裂一旦失去控制,就会发生畸形或肿瘤。人体细胞的分裂方式有无丝分裂、有丝分裂和减数分裂等类型。^{3}H-胸腺嘧啶示踪、增殖细胞核抗原(proliferating cell nuclear antigen,PCNA)免疫组化方法可检测细胞分裂。

(1)无丝分裂(amitosis):即直接分裂,细胞分裂期不出现纺锤丝,细胞核膜不破裂,直接断裂为二,而后胞质分裂形成两个子细胞。研究发现人体肝细胞、神经节细胞、软骨细胞、心肌细胞等均可见横缢、横隔、纵裂等不同方式的无丝分裂象。

(2)有丝分裂(mitosis):是以细胞分裂期出现明显的纺锤丝,牵拉染色体均分于两个子细胞为特征,又称间接分裂,见于极幼稚细胞和原始生殖细胞。正常成熟的体细胞很少见此分裂方式。

(3)减数分裂(meiosis):是生殖细胞发育中特有的细胞分裂方式,包括连续两次成熟分裂,第一次两条同源染色体分开,第二次两条姊妹染色单体分离,形成两个单倍体细胞。

2. 细胞分化(cell differentiation) 伴随细胞分裂而发生。人体是由一个受精卵细胞逐渐发育而来的,受精卵分裂产生的早期胚胎细胞是形态和功能彼此相似而多能的同质细胞,而后演化成为形态功能各不相同的各个器官与各种组织特有的不同细胞。能发育为具有形态结构和功能稳定性差异同源细胞的早期胚胎细胞称为胚胎干细胞。根据分化潜能不同又可分为全能干细胞、全胚层多能干细胞、单胚层多能干细胞和单能干细胞。取自成体具有相似能力的幼稚细胞称为成体干细胞。成体干细胞一般属于单能或单胚层多能干细胞,但实验表明成体干细胞在体内的分化方向并不是一成不变的,在一定条件下,可以像胚胎干细胞一样分化成其他类型细胞,此称成体干细胞的可塑性(plasticity),或称为干细胞的转分化(transdifferentiation)。也说明细胞分化方向与细胞微环境密切相关。细胞分化即细胞表型特化,其分子基础是特异蛋白质的合

笔记栏

成,是细胞在微环境影响下基因选择性表达的结果。基因选择性表达主要是在转录水平上的调控,调节细胞基因转录的主要因素是非组蛋白。细胞分化的本质是存在于 DNA 线性分子上的遗传信息在空间上不同部位按时间顺序依次展开。畸胎癌就是细胞在基因表达时空调控程序失常所致。

3.细胞衰老　体外培养的正常人胚胎成纤维细胞传代 40~60 次即死亡,培养细胞在死亡前出现一系列衰老性变化,如细胞失水、细胞膜流动性降低、衰变性色素积累、核固缩、常染色质减少等。细胞衰老可能是由于一些衰老因子的积累,如脂褐素增加、蛋白质合成错误累积等;也可能是衰老基因活化所致,这些基因在生命早期并不表达,如遗传性青光眼、老年性糖尿病等。检测细胞质内脂褐素及与衰老相关的 β-半乳糖苷酶活性可了解细胞衰老程度。

4.细胞死亡　多细胞的人机体内经常不断地发生细胞的死亡,细胞的死亡方式常见有细胞坏死、细胞衰亡和细胞凋亡。细胞死亡常见为病理性的细胞死亡,正常组织细胞亦可偶见少数细胞坏死。细胞衰亡见于高分化细胞,主要表现为细胞核浓缩变小或淡染无核化。细胞凋亡(apoptosis)也是一种生理性细胞死亡,是受基因调控的、有序的自然死亡过程,也称细胞程序性死亡(programmed cell death)。细胞凋亡可发生于细胞衰亡前不同演化阶段,实际是细胞的夭折和早死。细胞程序性死亡是个体正常发育必不可少的,在遗迹器官的退化、指(趾)间分离过程中均必须有大量的细胞凋亡。成体的组织器官也不断有细胞凋亡与持续的细胞增生形成动态平衡,以保持其维生阶段相对稳定的形态结构与功能。

临床应用

先天性食管闭锁

先天性食管闭锁是一种消化道发育畸形,根据国内统计,其发生率为 1/(2 000 ~4 500),在胚胎发育到 5~6 周时,食管表面上皮细胞增生,从单层变为复层,使管腔极为狭窄甚至一度闭锁,至第 8 周,过度增生的上皮细胞开始凋亡、退化,管内出现空泡并互相融合,将食管再行贯通成空心管,若食管空化不全就会导致食管闭锁。一般经过手术方式可得以纠正。

人体是一个多细胞组成的复杂系统,细胞之间存在着演化、通讯、识别、黏着、连接多种不同的相互关系。

思考题

1.试述细胞在电子显微镜下的一般结构。

2.细胞的动力学特征有哪些?

(郑州大学　杨继要)

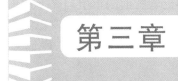

第三章

上皮组织

上皮组织(epithelial tissue),简称上皮(epithelium),由密集的细胞和细胞间质组成,细胞形状较规则,细胞间质很少。大部分上皮覆盖于身体表面和衬贴在体内各种管、腔、囊的内表面,称被覆上皮(covering epithelium)。有些上皮构成腺,称腺上皮。上皮组织的细胞呈现明显的极性(polarity),即细胞的两端在结构和功能上具有明显的差别。上皮细胞的一面朝向身体表面或有腔器官的腔面,称游离面;与游离面相对的另一面朝向深部的结缔组织,称基底面。上皮细胞基底面附着在基膜上,上皮细胞借基膜与结缔组织相连。上皮组织中没有血管,细胞所需的营养依靠结缔组织内的血管透过基膜供给。上皮组织具有保护、吸收、分泌和排泄等功能。腺上皮的功能主要是分泌。有些器官的一些上皮细胞特化为有收缩能力的细胞,称肌上皮细胞(myoepithelial cell)。有些部位的一些上皮细胞能感受某种物理或化学性的刺激,称感觉上皮细胞(sensory epithelial cell)。

一、被覆上皮

被覆上皮可按组成上皮的细胞的层数和细胞形状进行分类。单层上皮(simple epithelium)由一层细胞组成,所有细胞的基底端都附着于基膜,游离端可伸到上皮表面。复层上皮(stratified epithelium)由多层细胞组成,最深层的细胞附着于基膜上。上皮又根据细胞的形状(单层上皮)或浅层细胞的形状(复层上皮)进一步分类,可将被覆上皮分为多种(表3-1)。部分腺上皮也可按上述标准分类。

表 3-1　被覆上皮的类型和主要分布

单层上皮	单层扁平(鳞状)上皮	内皮:心、血管和淋巴管的腔面	
		间皮:胸膜、心包膜和腹膜的表面	
		其他:肺泡和肾小囊壁层等的上皮	
	单层立方上皮:肾小管和甲状腺滤泡等		
	单层柱状上皮:胃、肠和子宫等的腔面		
	假复层纤毛柱状上皮:呼吸管道等的腔面		
复层上皮	复层扁平(鳞状)上皮	未角化的:口腔、食管和阴道等的腔面	
		角化的:皮肤的表皮	
	复层柱状上皮:睑结膜和男性尿道等的腔面		
	变移上皮:肾盏、肾盂、输尿管和膀胱等的腔面		

1. 单层扁平上皮（simple squamous epithelium） 由一层扁平细胞组成，扁平细胞呈不规则多边形，细胞核呈扁椭圆形，位于细胞中央，含核部分略厚，其余部分很薄。细胞边缘呈锯齿状，互相嵌合。由上皮的垂直切面看，细胞核呈扁形，胞质很薄，只有含核的部分略厚（图3-1，图3-2）。衬贴在心、血管和淋巴管腔面的单层扁平上皮称内皮（endothelium）。内皮细胞很薄，大多呈梭形，游离面光滑，有利于血液和淋巴液流动及物质透过。分布在胸膜、腹膜和心包膜表面的单层扁平上皮称间皮（mesothelium），细胞游离面湿润光滑，便于内脏运动。

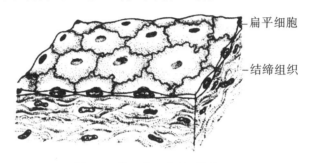

图3-1 单层扁平上皮（模式图）

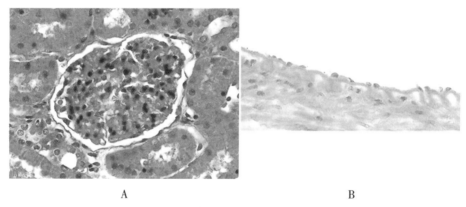

A   B

图3-2 单层扁平上皮

A. 肾脏　B. 中动脉-内皮

2. 单层立方上皮（simple cuboidal epithelium） 由一层立方形细胞组成。从上皮表面看，每个细胞呈六角形或多角形；由上皮的垂直切面看，细胞呈立方形。细胞核圆形，位于细胞中央。这种上皮见于肾小管等处（图3-3，图3-4）。

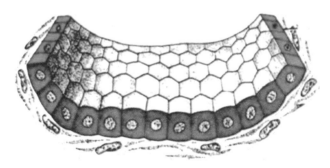

图3-3 单层立方上皮

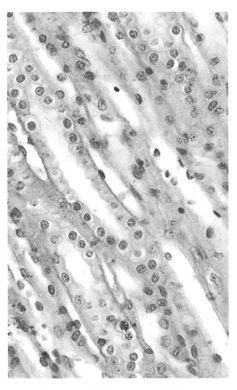

图 3-4　单层立方上皮(肾脏)

3. 单层柱状上皮(simple columnar epithelium)　由一层棱柱状细胞组成。从表面看,细胞呈六角形或多角形;由上皮垂直切面看,细胞呈柱状,细胞核长圆形,多位于细胞近基底部。此种上皮大多有吸收或分泌功能。在小肠和大肠腔面的单层柱状上皮中(图 3-5,图 3-6),柱状细胞间有许多散在的杯状细胞(goblet cell)。杯状细胞形似高脚酒杯,细胞顶部膨大,充满黏液性分泌颗粒,基底部较细窄。胞核位于基底部,常为较小的三角形或扁圆形,染色质浓密,着色较深。杯状细胞是一种腺细胞,分泌黏液,有滑润上皮表面和保护上皮的作用。

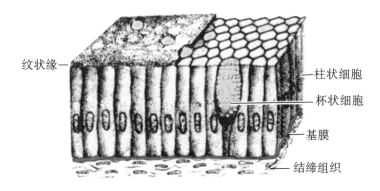

纹状缘—

柱状细胞

杯状细胞

基膜

结缔组织

图 3-5　单层柱状上皮

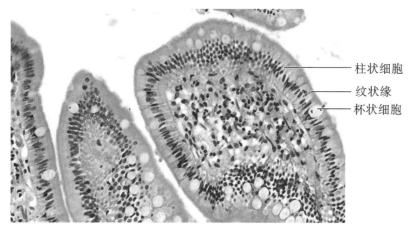

图 3-6　单层柱状上皮（小肠）

4.假复层纤毛柱状上皮（pseudostratified ciliated columnar）　由柱状细胞、梭形细胞和锥形细胞等几种形状、大小不同的细胞组成。柱状细胞游离面有纤毛。上皮中常有杯状细胞。由于几种细胞高矮不等，只有柱状细胞和杯状细胞的顶端伸到上皮游离面，细胞核的位置也深浅不一，故从上皮垂直切面看很像复层上皮。但这些高矮不等的细胞基底端都附在基膜上，故实际仍为单层上皮。这种上皮主要分布在呼吸管道的腔面（图 3-7，图 3-8）。

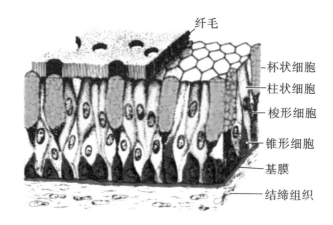

图 3-7　假复层纤毛柱状上皮

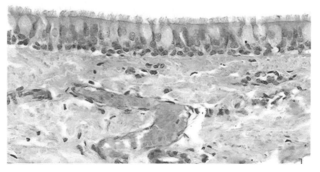

图 3-8　假复层纤毛柱状上皮（气管）

5.复层扁平上皮(stratified squamous epithelium)　由多层细胞组成,是最厚的一种上皮。紧靠基膜的一层细胞为立方形或矮柱状,此层以上是数层多边形细胞,再上面为梭形细胞,浅层为几层扁平细胞。最表层的扁平细胞已退化,并不断脱落。基底层的细胞较幼稚,具有旺盛的分裂能力,新生的细胞逐渐向浅层移动,以补充表层脱落的细胞。这种上皮与深部结缔组织的连接面弯曲不平,扩大了两者的连接面(图3-9)。

复层扁平上皮具有很强的机械性保护作用,分布于口腔、食管和阴道等的腔面及皮肤表面,具有耐摩擦和阻止异物侵入等作用。受损伤后,上皮有很强的修复能力。位于皮肤表面的复层扁平平上皮,浅层细胞已无胞核,胞质中充满角蛋白(一种硬蛋白),已是干硬的死细胞,具有更强的保护作用,这种上皮称角化的复层扁平上皮(keratinized stratified squamous epithelium)。衬贴在口腔和食管等腔面的复层扁平上皮,浅层细胞是有核的活细胞,含角蛋白少,称未角化的复层扁平上皮(nonkeratinized stratified squamous epithelium)(图3-10)。

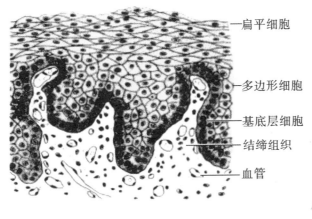

图3-9　复层扁平上皮

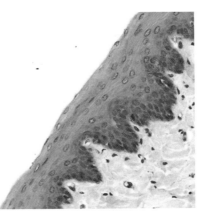

图3-10　复层扁平上皮(食管)

6.复层柱状上皮(stratified columnar epithelium)　深层为一层或几层多边形细胞,浅层为一层排列较整齐的柱状细胞。此种上皮只见于眼睑结膜和男性尿道等处(图3-11)。

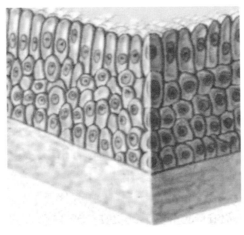

图3-11　复层柱状上皮

7.变移上皮(transitional epithelium)　又名移行上皮,衬贴在排尿管道(肾盏、肾盂、输尿管和膀胱)的腔面。变移上皮的细胞形状和层数可随所在器官的收缩与扩张而发生变化。如膀胱缩小时,上皮变厚,细胞层数较多,此时表层细胞呈大立方形,胞质丰富,有的细胞含两个细胞核;中层细胞为多边形,有些呈倒置的梨形;基底细胞为矮柱状或立方形。当膀胱充盈扩张时,上皮变薄,细胞层数减少,细胞形状也变扁(图3-12,图3-13)。

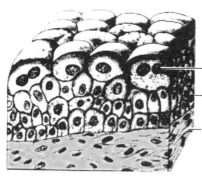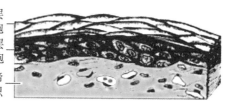

表层细胞

深层细胞

结缔组织

膀胱排空时　　　　　　　　　　　膀胱充盈时

图3-12　变移上皮

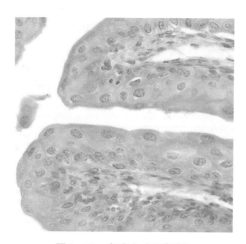

图3-13　变移上皮(膀胱)

二、上皮组织的特殊结构

上皮组织与其功能相适应,在上皮细胞的各个面常形成不同的特殊结构。这种结构有的由细胞质和细胞膜构成,有的由细胞膜、细胞质和细胞间质共同构成。

1.上皮细胞的游离面

(1)微绒毛(microvillus):是上皮细胞游离面伸出的细小指状突起,在电镜下才能清楚辨认。有些上皮细胞微绒毛少,长短不等,排列也不整齐。具有活跃吸收功能的上皮细胞有许多较长的微绒毛,且排列整齐,在光镜下可见细胞游离面的纹状缘(striated border)或刷状缘(brush border),这就是密集排列的长微绒毛的光镜图像(图

3-6），除上皮细胞外，其他组织的细胞表面也常有微绒毛。

电镜下可见微绒毛表面为细胞膜，内为细胞质。微绒毛直径约 0.1 μm，长度因细胞种类或细胞生理状态的不同而有很大差别。绒毛轴心的胞质中有许多纵行的微丝（microfilament）。微丝一端附着于微绒毛尖端；另一端下伸到细胞顶部，附着于此部胞质中的终末网（terminal web）。终末网在吸收功能旺盛的上皮细胞中明显，为顶部胞质中的微丝交织成的密网，与细胞游离面平行，微丝网的细丝固着于细胞侧面的中间连接。微绒毛显著地扩大了细胞的表面积，具有参与细胞吸收物质的作用。

（2）纤毛（cilium）：是细胞游离面伸出的能摆动的较长的突起，比微绒毛粗且长，在光镜下能看见。一个细胞可有几百根纤毛。纤毛长 5~10 μm，粗约 0.2 μm，根部有一个致密颗粒，称基体（basal body）。纤毛具有一定方向节律性摆动的能力。许多纤毛的协调摆动像风吹麦浪起伏，把黏附在上皮表面的分泌物和颗粒状物质向一定方向推送。例如呼吸道大部分的腔面为有纤毛的上皮，由于纤毛的定向摆动，可把被吸入的灰尘和细菌等排出。

电镜下可见纤毛表面有细胞膜，内为细胞质，其中有纵向排列的微管。微管的排列有一定规律，中央为 2 条完整的微管。周围为 9 组成对的双联微管。基体的结构与中心粒基本相同，纤毛中的微管与基体的微管相连。

2. 上皮细胞的侧面　即细胞的相邻面，细胞间隙很窄，一般宽为 15~20 nm。细胞间隙中充满相邻细胞的细胞衣，并有少量糖胺多糖和钙离子，有较强的细胞黏着作用。这种黏着物质，在细胞的相邻面间广泛存在。此外，有些细胞的相邻面凹凸不平，互相嵌合，又进一步加强了细胞彼此的结合。这样在细胞相邻面形成特殊构造的细胞连接（cell junction）（图 3-14）。上皮细胞间的连接结构发达，而且结构典型。肌细胞之间和神经细胞之间也有较多的细胞连接。结缔组织的细胞较分散，但有些相接触的细胞也有细胞连接。细胞连接由相邻细胞间局部特化的细胞膜、胞质和细胞间隙组成。

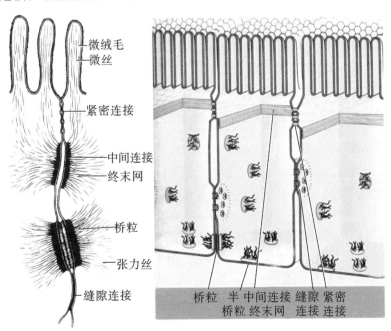

图 3-14　细胞连接

（1）紧密连接（tight junction）：又称封闭连接（occluding junction），常见于单层柱状上皮和单层立方上皮，位于相邻细胞间隙的顶端侧面。在紧密连接的连接区、相邻两细胞的胞膜上有呈网格状的嵴线，这些嵴线彼此相对并紧贴在一起，细胞间隙消失。无嵴线的部分，有10~15 nm的间隙。紧密连接除有机械连接作用外，更重要的是封闭细胞顶部的细胞间隙，阻挡细胞外的大分子物质经细胞间隙进入组织内。

（2）中间连接（intermediate junction）：又称黏着小带（zonula adherens）。这种连接多为长短不等的带状，位于紧密连接下方，环绕上皮细胞顶部。相邻细胞之间有15~20 nm的间隙，间隙中有较致密的丝状物连接相邻细胞的膜。在胞膜的胞质面，附着有薄层致密物质和细丝，细丝参与构成终末网。此种连接在上皮细胞间和心肌细胞间常见。它除有黏着作用外，还有保持细胞形状和传递细胞收缩力的作用。

（3）桥粒（desmosome）：又称黏着斑（macula adherens）。呈斑状连接，大小不等，位于中间连接的深部，主要存在于上皮细胞间。连接区的细胞间隙宽为20~30 nm，其中有低密度的丝状物，间隙中央有一条与细胞膜相平行而致密的中间线，此线由丝状物质交织而成。细胞膜的胞质面有较厚的致密物质构成的附着板，胞质中有许多直径10 nm的角蛋白丝（张力丝）（tonofilament）附着于板中，并常折成袢状返回胞质，起固定和支持作用。桥粒是一种很牢固的细胞连接，在易受机械性刺激和摩擦的复层扁平上皮中多见。

（4）缝隙连接（gap junction）：又称通讯连接（communication junction）。这种连接呈斑状，位于柱状上皮深部。此处细胞间隙很窄，仅2~3 nm，并见相邻两细胞的间隙中有许多间隔大致相等的连接点。冷冻蚀刻复型等方法的研究证明，相邻两细胞的胞膜中有许多分布规律的柱状颗粒，每个颗粒直径为7~9 nm，由6个亚单位并合组成，中央有直径约2 nm的管腔。相邻两细胞膜中的颗粒彼此相接，管腔也通连，成为细胞间直接交通的管道。在钙离子和其他因素作用下，管道可开放或闭合。这种连接广泛存在于胚胎和成体的多种细胞间，可供细胞相互交换某些小分子物质和离子，借以传递化学信息，调节细胞的分化和增殖。此种连接的电阻低，在心肌细胞之间、平滑肌细胞之间和神经细胞之间，可经此处传递电冲动。

以上四种连接，一般只要有两个或两个以上的连接挨在一起，即可称连接复合体（junctional complex）（图3-14）。连接结构的存在和数量常随器官不同发育阶段和功能状态及病理变化而改变。例如，在生精过程中，随着精原细胞的分化，支持细胞间的紧密连接可开放和重建。

3. 上皮细胞的基底面

（1）基膜（basement membrane）：是上皮基底面与深部结缔组织间的薄膜。不同部位上皮的基膜甚至同一基膜的不同区域，其组成成分有所不同。基膜含有Ⅳ型胶原蛋白、层粘连蛋白和硫酸乙酰肝素蛋白多糖，有的部位基膜含纤维粘连蛋白。电镜下可将基膜分为二层：紧贴在上皮细胞基底面的一层为基板（basal lamina），为电子致密度低的薄层，由上皮细胞分泌生成。与深部结缔组织相接的为网板（reticular lamina），由结缔组织的成纤维细胞分泌产生。基膜除有支持和连接作用外，还是半透膜，有利于上皮细胞与深部结缔组织进行物质交换。

（2）质膜内褶（plasma membrane infolding）：是上皮细胞基底面的细胞膜折向胞质所形成的许多内褶。质膜内褶的主要作用是扩大细胞基底部的表面积，有利于水和电解质的迅速转运。由于转运过程中需要消耗能量,故在质膜内褶附近的胞质内,含有许多纵行排列的线粒体(图3-15)。

(3)半桥粒(hemidesmosome):在某些上皮细胞的基底面,即与深层结缔组织的相邻面,还可见半桥粒。半桥粒为上皮细胞一侧形成桥粒一半的结构,将上皮细胞固着在基膜上(图3-16)。

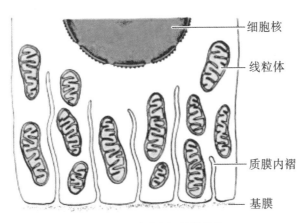

图3-15　质膜内褶超微结构

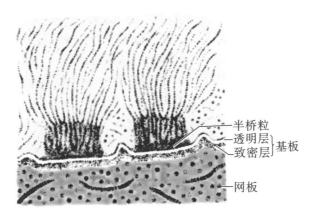

图3-16　基膜和半桥粒超微结构

三、腺上皮和腺

人体内许多主要行使分泌功能的上皮,称腺上皮(glandular epithelium)。以腺上皮为主要成分组成的器官称腺(gland)。腺细胞的分泌物中含酶、糖蛋白(也称黏蛋白)或激素等,各有特定的作用。

(一)外分泌腺和内分泌腺

腺有导管通到器官腔面或身体表面,分泌物经导管排出,称外分泌腺(exocrine gland),外分泌腺中,只有少数是能在解剖学中可以看到的独立器官,例如三对大唾液腺和胰腺;大部分是器官中的微细结构,只能在显微镜下观察到,如汗腺、胃腺等;如果腺没有导管,分泌物经血液和淋巴输送,称内分泌腺(endocrine gland),如甲状腺、肾上腺等。

（二）外分泌腺的结构分类

按组成外分泌的细胞数目,外分泌腺可分为单细胞腺(unicellular gland)和多细胞腺(multicellular gland)。前述的杯状细胞就是单细胞腺,但人体中大多数腺是多细胞腺。多细胞腺大小不等,一般都由分泌部和导管两部分组成。

1.分泌部(secretory portion) 形状为管状、泡状或管泡状。泡状和管泡状的分泌部常称腺泡(acinus)。分泌部一般由一层细胞组成,中央有腔。根据分泌部的形状,腺可分为管状腺(tubular)、泡状腺(acinar gland)和管泡状腺(tubuloacinar gland)(图3-17)。

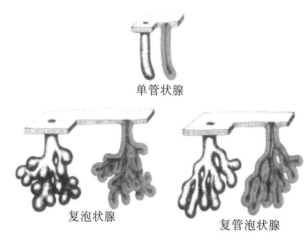

单管状腺

复泡状腺　　　　　　复管泡状腺

图3-17　外分泌腺的形态分类

组成分泌部的腺细胞结构,因腺的种类和分泌物性质的不同而有显著差别。消化系统和呼吸管道的一些外分泌腺,分泌部由浆液性细胞或黏液性细胞组成。

(1)浆液性细胞(serous cell):又称蛋白质分泌细胞(protein-secreting cell),大多呈锥体形或柱状,核圆形,位于细胞中央或靠近基底部。细胞基底部胞质显强嗜碱性,顶部聚集许多圆形分泌颗粒,H-E染色呈红色。电镜下见到,细胞基底部有密集平行排列的粗面内质网,并有许多线粒体位于内质网扁囊之间,核上方有发达的高尔基复合体。其分泌物为较稀薄的液体,其中含有不同的酶,如各种消化酶等(图3-18)。

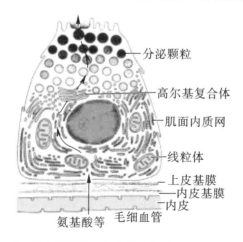

分泌颗粒
高尔基复合体
肌面内质网
线粒体
上皮基膜
内皮基膜
内皮
氨基酸等　毛细血管

图3-18　蛋白质分泌细胞超微结构模式图和分泌过程

（2）黏液细胞（mucous cell）：又称糖蛋白分泌细胞（glycoprotein-secreting cell），分泌糖蛋白，也称黏蛋白（mucoprotein，mucin）。细胞分泌的糖蛋白释放后与水结合成黏性液体，称黏液（mucus），覆盖在上皮游离面，起滑润和保护上皮的作用。人体分泌黏液的细胞很多，主要分布于消化管和呼吸道。杯状细胞是散在于上皮中的一种典型的分泌黏液的细胞。另外，分泌黏液的细胞也组成大小不等的腺。分泌黏液的细胞大多呈柱状或锥体形，顶部胞质含许多较大的分泌颗粒，用 PAS 法染色时，颗粒着色很深；但在 H-E 染色切片中，因不易保存分泌颗粒，致使分泌颗粒所在部位着色很浅，呈泡状或空泡状。细胞核常较扁，位于细胞基底部，核周围的胞质显弱嗜碱性。电镜下见到，细胞基底部有较多的粗面内质网和游离核糖体。高尔基复合体很发达，位于核上方。顶部胞质中含有许多有膜包裹的分泌颗粒（图 3-19）。

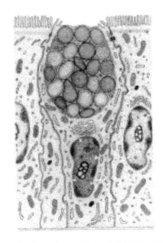

图 3-19　黏液性细胞（杯状细胞）超微结构（模式图）

根据腺细胞的特点，一般可将腺体分为以下几种类型：①浆液性腺（serous gland），腺的分泌部都由浆液性细胞组成；②黏液性腺（mucous gland），腺的分泌部都由黏液性细胞组成；③混合性腺（mixed gland），是指由浆液性细胞和黏液性腺泡共同组成的腺，并常有由浆液性细胞和黏液细胞一起组成的混合性腺泡（mixed acinus）（图 3-20，图 3-21）。

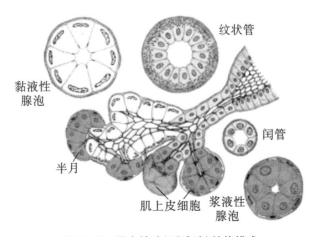

纹状管

黏液性
腺泡

闰管

半月

肌上皮细胞　浆液性
腺泡

图 3-20　混合性腺（唾液腺）结构模式

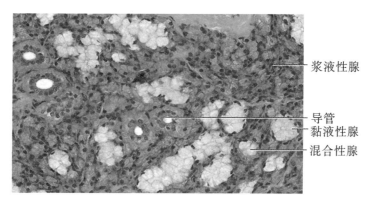
　　　　　　　　　　　　　　　　　　　　浆液性腺

　　　　　　　　　　　　　　　　　　　　导管
　　　　　　　　　　　　　　　　　　　　黏液性腺

　　　　　　　　　　　　　　　　　　　　混合性腺

图 3-21　下颌下腺

2.导管(duct)　与分泌部直接通连,由单层或复层上皮构成。导管主要是排出分泌物,但有些腺的导管还有吸收水和电解质及排泄作用。导管有无分支也是外分泌腺分类的一个依据。有些腺的一个或几个分泌部通连一条不分支的导管,称单腺(simple gland);有些腺的导管分成大小不等的几级分支,最小的导管末端通连分泌部,称复腺(compound gland)。通常是把分泌部的形状和导管是否分支两个因素结合一起,将腺进行分类的。

临床应用

化　生

　　化生(metaplasia)是指一种成熟的上皮细胞类型转变为另一种成熟的上皮细胞类型的可逆过程。化生是应对压力、慢性炎症或其他异常刺激的适应性反应。原来类型的细胞最终被更好适应新环境或能抵抗异常环境的细胞取代。化生源于上皮干细胞基因表达模式改变,从而重新编程。常见的化生是柱状上皮变为鳞状上皮。通常发生在腺上皮,柱状细胞被复层鳞状上皮取代。

　思考题

1.上皮组织的一般特征是什么?

2.上皮组织有哪些特化结构?

（郑州大学　柴玉荣）

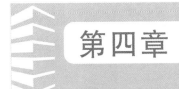

第四章

结缔组织

结缔组织(connective tissue)由细胞和大量细胞外基质构成,结缔组织的细胞外基质包括无定形的基质、细丝状的纤维和不断循环更新的组织液。细胞散在分布细胞外基质内,无极性。结缔组织形态多样,包括液态的血液、松软的固有结缔组织和较坚固的软骨与骨;一般所说的结缔组织仅指固有结缔组织。结缔组织在体内分布广泛,具有连接、支持、营养、保护等多种功能。

结缔组织均起源于胚胎时期的间充质(mesenchyme)。间充质由间充质细胞和大量稀薄的无定形基质构成。间充质细胞呈星状,细胞间以突起相互连接成网,核大,核仁明显,胞质弱嗜碱性。在胚胎时期,间充质细胞能分化成各种结缔细胞、内皮细胞、肌细胞、内皮细胞等。成体结缔组织内仍保留少量未分化的间质细胞。

根据其结构和功能的不同,固有结缔组织(connective tissue proper)可分为疏松结缔组织、致密结缔组织、脂肪组织和网状组织。

一、疏松结缔组织

疏松结缔组织(loose connective tissue)又称蜂窝组织(areolar tissue),特点是细胞种类较多,纤维较少,且排列稀疏,血管丰富;广泛分布于器官之间、组织之间乃至细胞之间。具有连接、支持、营养、防御、保护和修复等功能。

(一)细胞

疏松结缔组织内的细胞种类较多,包括成纤维细胞、巨噬细胞、浆细胞、肥大细胞、脂肪细胞、未分化的间充质细胞。此外,血液中的白细胞在炎症反应时也可游走到结缔组织内。各类细胞的数量和分布随其存在的部位和功能状态而不同(图4-1)。

1.成纤维细胞(fibroblast) 是疏松结缔组织的主要细胞成分。功能活跃的成纤维细胞呈扁平状,多突起,胞质较丰富,呈弱嗜碱性。胞核较大,扁卵圆形,染色质疏松着色浅,核仁明显。电镜下,胞质内富含粗面内质网、游离核糖体和发达的高尔基复合体(图4-2),表明细胞合成蛋白质功能旺盛。成纤维细胞合成的蛋白质构成疏松结缔组织中的纤维和基质成分。另外,该细胞可分泌多种生长因子,调节各种细胞的增殖和功能。

成纤维细胞在功能不活跃时,细胞变小,呈长梭形,胞核小,着色深,胞质内粗面内质网少,高尔基复合体不发达,称为纤维细胞(fibrocyte)。当创伤修复,结缔组织再生时,纤维细胞可逆转为成纤维细胞,分裂增殖,并产生细胞外基质,形成瘢痕组织。

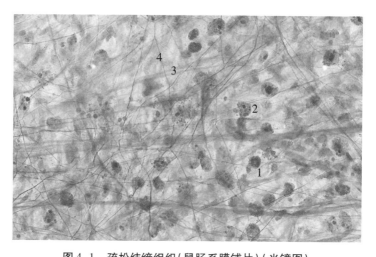

图4-1 疏松结缔组织(鼠肠系膜铺片)(光镜图)

腹腔注射台盼蓝,硫堇、伊红、地衣红染色;1.肥大细胞 2.巨噬细胞 3.胶原纤维 4.弹性纤维

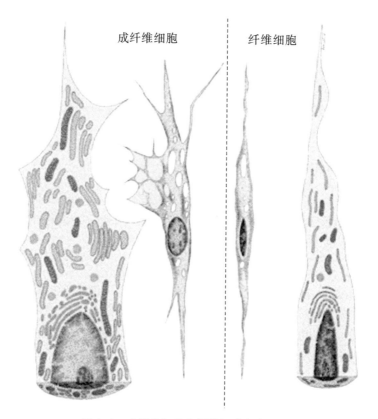

图4-2 成纤维细胞和纤维细胞超微结构

2.巨噬细胞(macrophage) 是体内广泛存在的具有强大吞噬功能的一类免疫细胞,由血液内单核细胞穿出血管分化而来。巨噬细胞的形态多样,可随功能状态改变。

通常有钝圆形突起,功能活跃者,常伸出较长的伪足而形态不规则。胞核较小,卵圆形或肾形,多为偏心位,着色深,核仁不明显。胞质丰富,呈嗜酸性,内含空泡和异物颗粒。电镜下,细胞表面有许多皱褶、小泡和微绒毛,胞质内含大量初级溶酶体、次级溶酶体、吞噬体、吞饮小泡和残余体。细胞膜附近有较多的微丝和微管(图4-3,图4-4)。

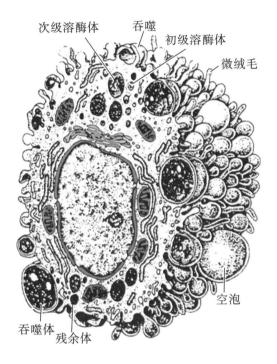

图4-3 巨噬细胞超微结构

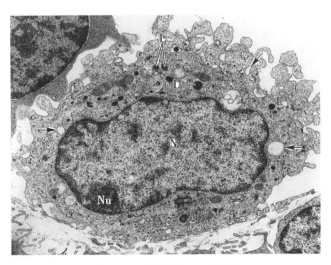

图4-4 巨噬细胞(电镜图)

N.细胞核　Nu.核仁　L.溶酶体　→:吞噬泡

在疏松结缔组织内的巨噬细胞又称组织细胞（histocyte），常沿纤维散在分布，在不同组织器官内的存活时间不同，一般为2个月或更长。在炎症变性蛋白、细菌产物等刺激下，细胞伸出伪足，成为游走的活化巨噬细胞。巨噬细胞这种沿某些化学物质的浓度梯度向浓度高部位进行定向移动的性质称为趋化性（chemotaxis）。引起趋化运动的化学物质称为趋化因子（chemotactic factor）。巨噬细胞具有多种功能。

（1）吞噬作用：包括非特异性吞噬和特异性吞噬。在非特异性吞噬过程中，巨噬细胞经趋化性定向运动抵达病变部位，巨噬细胞直接识别和黏附被吞噬物，如碳粒、粉尘、衰老的细胞和某些细菌，并伸出伪足将其包围，进而摄入胞质内形成吞噬体或吞饮小泡。吞噬体、吞饮小泡与初级溶酶体融合，形成次级溶酶体，异物颗粒被溶酶体酶消化分解后，成为残余体。在特异性吞噬过程中，抗体、补体、纤维粘连蛋白作为识别因子先将细菌、病毒、异体细胞、受损伤的细胞等包裹起来，巨噬细胞通过表面相应的受体与识别因子特异性结合，间接黏附被吞噬物，启动并完成巨噬细胞的吞噬过程（图4-5）。这种免疫吞噬作用是巨噬细胞重要的功能特征。

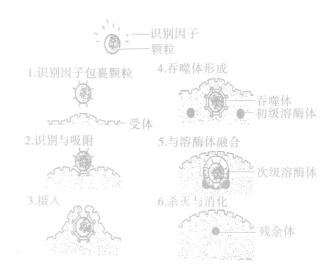

图4-5 巨噬细胞特异性吞噬过程

（2）抗原呈递作用：巨噬细胞能够捕获抗原物质，经加工处理后将抗原决定基保留，与自身的主要组织相容性复合分子结合成复合物，表达于细胞表面，进而呈递给淋巴细胞，启动淋巴细胞发生免疫应答。

（3）分泌功能：巨噬细胞还有活跃的分泌功能，能合成和分泌数十种生物活性物质，如溶菌酶、干扰素、补体等，参与机体的防御功能。分泌的某些细胞因子如白细胞介素Ⅰ、干扰素等也参与调节免疫应答。还能分泌血管生成因子、造血细胞集落刺激因子、血小板活化因子等激活和调节有关细胞功能活动的多种物质。

3. 浆细胞（plasma cell） 在一般疏松结缔组织内较少，而在病原菌或异性蛋白易于入侵的部位如消化道、呼吸道固有层结缔组织内及慢性炎症部位较多。细胞呈卵圆形或圆形，核圆形，多偏居细胞一侧，染色质呈粗块状沿核膜内侧呈辐射状排列。胞质丰富，嗜碱性，核旁有一浅染区。电镜下，胞质内含有大量平行排列的粗面内质网和游离的多聚核糖体，发达的高尔基复合体和中心体位于核旁浅染区内（图4-6，图4-7）。

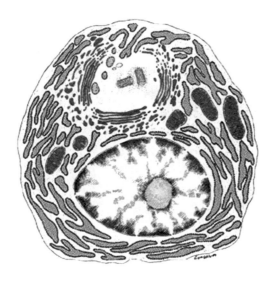

图4-6 浆细胞超微结构

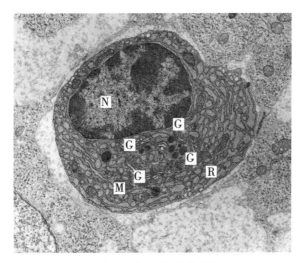

图4-7 浆细胞(电镜图)

N.细胞核　R.粗面内质网　G.高尔基复合体　M.线粒体

　　浆细胞具有合成、贮存与分泌抗体即免疫球蛋白的功能,抗体能与特定的抗原结合,形成抗原-抗体复合物,因此抗体能特异性地中和、消除细菌与病毒等抗原,并促进巨噬细胞对抗原的特异性吞噬。

　　浆细胞来源于B淋巴细胞。在抗原的反复刺激下,B淋巴细胞增殖、分化,转变为浆细胞,产生抗体。

　　4.肥大细胞(mast cell)　较大,呈圆形或卵圆形,胞核小而圆,多位于中央。胞质内充满粗大的嗜碱性颗粒,颗粒易溶于水。电镜下,颗粒大小不一,圆形或卵圆形,表面有单位膜包裹(图4-8)。肥大细胞分布很广,常沿小血管和小淋巴管分布,在皮肤、呼吸道和消化管的结缔组织内较多。

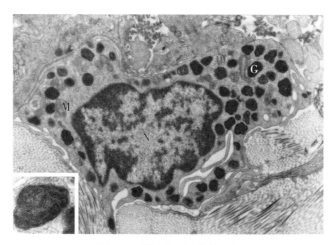

图 4-8　肥大细胞(电镜图)
M.线粒体　N.细胞核　G.颗粒

肥大细胞合成和分泌多种生物活性物质,包括组胺、嗜酸性粒细胞趋化因子、肝素和白三烯等。前三种成分存在于颗粒内,其中组胺、白三烯可使局部微静脉及毛细血管扩张,通透性增加,组织液渗出增加,导致局部红肿;嗜酸粒细胞趋化因子能吸引嗜酸性粒细胞到变态反应的部位,肝素则有抗凝血作用。嗜酸性粒细胞趋化因子可促使血液中的嗜酸性粒细胞迁出;肝素具有抗凝血的作用。白三烯则不在颗粒内贮存,而是在胞质内合成和释放,较迟缓。

某些个体再次接触同样抗原(如花粉、某些药物等)时,肥大细胞受到刺激,会以胞吐的方式大量释放颗粒内容物,这种现象称为脱颗粒。肥大细胞在脱颗粒的同时,胞质内合成白三烯。组胺、白三烯可使皮肤的微静脉和毛细血管扩张,形成红肿块,称为荨麻疹;可引起肺内支气管平滑肌痉挛,黏液增多,导致哮喘;可引起全身小动脉扩张,血压急剧下降,导致休克。这些病症统称为过敏反应,凡是能够导致肥大细胞脱颗粒的物质称为变应原。

5.脂肪细胞(fat cell)　常单个或成群分布。细胞常呈圆球形或相互挤压成多边形。胞质与核被一个大脂滴推挤到细胞周缘。在 H-E 标本中,脂滴被溶解,细胞呈空泡状。脂肪细胞聚集可形成脂肪小叶,其大小、多少随机体营养状况而改变。脂肪细胞合成、贮存脂肪,参与脂类代谢,还可分泌瘦素。

6.未分化的间充质细胞(undifferentiated mesenchymal cell)　是保留在成体结缔组织内的干细胞,呈星状,胞质弱嗜碱性,核大呈卵圆形,核仁明显。它们仍保留多种分化潜能,可增殖分化为成纤维细胞、脂肪细胞,并能分化为血管壁的内皮细胞和平滑肌,参与修复。

7.白细胞(leukocyte)　受趋化因子的吸引,血液内的白细胞常以变形运动穿出毛细血管和微静脉,游走到疏松结缔组织内,行使防御功能。疏松结缔组织内以嗜酸性粒细胞、淋巴细胞、中性粒细胞多见。游走出的单核细胞则分化为巨噬细胞。

(二)纤维

1.胶原纤维(collagen fiber)　数量最多,新鲜时呈白色,有光泽,又名白纤维。H-

E 染色切片中呈嗜酸性,呈红色或浅红色。纤维粗细不等,直径 1~20 μm,呈波浪形,有分支并相互交织成网(图4-1)。胶原纤维的化学成分为胶原蛋白,由成纤维细胞分泌,在细胞外先聚合成直径 20~200 nm 的胶原原纤维,再黏合成胶原纤维。电镜下,胶原原纤维呈现明暗交替的周期性横纹,横纹周期约 64 nm。胶原纤维的韧性大,抗拉力强。

2. 弹性纤维(elastic fiber) 新鲜状态下呈黄色,又名黄纤维。分布很广,但含量少于胶原纤维。H-E 染色切片中,呈浅红色,与胶原纤维不易区分。弹性纤维较细,直径 0.2~1.0 μm,分支交织,表面光滑,断端常卷曲(图4-1)。电镜下,弹性纤维的核心部分电子密度较低,由均质的弹性蛋白组成,外周覆盖电子密度较高的微原纤维,起支架作用。弹性蛋白分子间借共价键交联成网能任意卷曲。在外力牵拉下,卷曲的弹性蛋白分子伸展拉长;除去外力后,弹性蛋白分子又恢复为卷曲状态(图4-9,图4-10)。

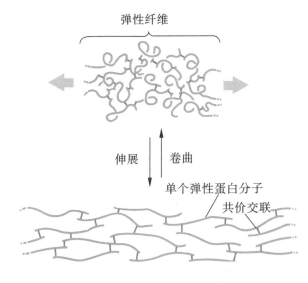

图 4-9 弹性蛋白伸缩

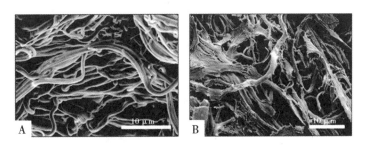

图 4-10 人皮肤弹性纤维扫描(电镜图)

A.6 岁 B.90 岁

弹性纤维富于弹性而韧性差,与胶原纤维交织在一起,使疏松结缔组织既有弹性又有韧性,有利于器官和组织保持形态位置的相对恒定,又具有一定的可变性。

临床应用

皮肤老化

皮肤老化是与复层扁平上皮和结缔组织相关的功能及结构改变的复杂过程。长期的日晒或紫外线辐射会加速这些改变,这个过程称为光照性皮肤老化,临床表现包括色素沉着异常、雀斑、皱纹、松弛以及增加的皮肤癌风险。日晒老化皮肤最明显的改变是结缔组织纤维的改变。Ⅰ型和Ⅲ型胶原纤维的产生显著下降;并且日光暴露可影响胶原的生物合成,导致异常胶原纤维的形成。虽然弹性纤维的总量随年龄下降,但在日晒老化皮肤,异常的和无功能的弹性纤维增加。研究表明,过度日光暴露引起微原纤维的过度改变,影响微原纤维网络。光照性皮肤老化的特征还包括结缔组织基质的异常降解、无功能基质成分的累积。防止光损伤的最好办法是使用物理的和化学的防晒措施阻挡紫外线透过皮肤,或者是利用抗炎药物降低受损皮肤的炎症反应。

3. 网状纤维(reticular fiber)　较细,分支多,交织成网。网状纤维由Ⅲ型胶原蛋白构成,也具有 64 nm 周期性横纹。纤维表面被覆蛋白多糖和糖蛋白,故 PAS 反应阳性。H-E 染色切片中呈淡红色,难以分辨,但用银染法,网状纤维呈黑色,故又称嗜银纤维(图 4-11)。网状纤维多分布在网状组织,也分布在基膜的网板、肾小管周围、毛细血管周围等处。

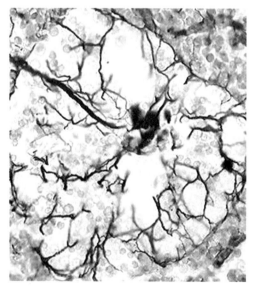

图 4-11　网状纤维(光镜下)(银染)

(三)基质

基质(ground substance)是一种由生物大分子构成的无定形胶状物质,无色透明,具有一定黏性。填充在细胞和纤维之间,孔隙中有组织液。构成基质的大分子物质包括蛋白聚糖和纤维粘连蛋白。

蛋白聚糖(proteoglycan)是基质的主要成分,由大量糖胺多糖与蛋白质共价结合构成的聚合物。糖胺多糖是以含有氨基己糖的双糖为基本单位聚合成的长链化合物,能结合大量水分子。主要有透明质酸,其次是硫酸软骨素、硫酸角质素、硫酸乙酰肝素等。其中透明质酸是一种曲折盘绕的长链分子,可长达 2.5 μm,构成蛋白聚糖复合物的主干,其他糖胺多糖则与核心蛋白质结合组成蛋白聚糖亚单位,后者再通过连接蛋白结合在透明质酸长链分子上。大量的蛋白聚糖复合物形成有许多微细孔隙的分子筛,小于孔隙的水和溶于水的营养物、代谢产物、激素、气体分子等可以通过,便于血液与细胞之间进行物质交换。大于孔隙的大分子物质,如细菌等不能通过,使基质成为限制细菌扩散的防御屏障(图 4-12)。溶血性链球菌和癌细胞等能产生透明质酸酶,破坏基质的防御屏障,使感染和肿瘤易于扩散。

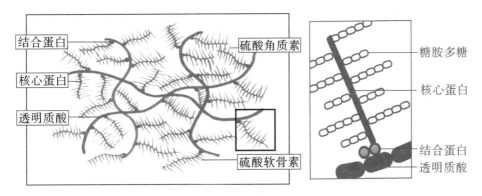

图 4-12　蛋白聚糖及分子筛

纤维粘连蛋白是基质中最主要的糖蛋白,存在于胶原纤维和许多结缔组织细胞周围,能分别与细胞、胶原蛋白、蛋白聚糖结合,借此细胞与细胞外基质相连。

组织液(tissue fluid)是从毛细血管动脉端渗入基质内的液体,经毛细血管静脉端和毛细淋巴管回流入血液或淋巴。组织液不断更新,有利于血液与细胞进行物质交换,成为组织和细胞赖以生存的内环境。当机体水盐代谢、蛋白质代谢紊乱,组织液的渗出、回流发生障碍,导致基质中的组织液过多或过少,则出现组织水肿或脱水。

二、致密结缔组织

致密结缔组织(dense connective tissue)是一种以纤维为主要成分的固有结缔组织,纤维粗大,排列致密,细胞较少,功能以支持和连接为主。根据纤维的性质和排列方式,可分为以下类型。

1. 规则的致密结缔组织　主要构成肌腱和腱膜。大量密集的胶原纤维顺着受力的方向平行排列成束,基质和细胞很少,位于纤维之间。细胞成分主要是腱细胞,它是一种形态特殊的成纤维细胞,胞体伸出多个薄翼状突起插入纤维束之间,胞核扁椭圆形,着色深(图 4-13)。

2. 不规则的致密结缔组织　主要构成真皮、硬脑膜、巩膜及许多器官的被膜等,其特点是方向不一的粗大的胶原纤维彼此交织,形成致密的三维网状结构,可抵抗不同方向的应力。纤维之间含少量基质和成纤维细胞(图4-14)。

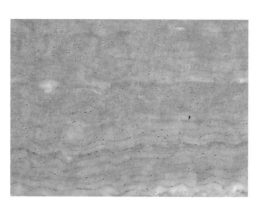

图4-13　规则致密结缔组织(肌腱纵切,光镜下)

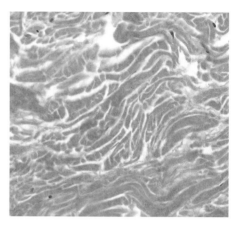

图4-14　不规则致密结缔组织(皮肤真皮,光镜下)

3. 弹性组织　以弹性纤维为主的致密结缔组织。粗大的弹性纤维或平行排列成束,如项韧带和黄韧带,以适应脊柱运动;或编织成膜状,如弹性动脉中膜,以缓冲血流压力。

三、脂肪组织

脂肪组织(adipose tissue)主要由大量群集的脂肪细胞构成,疏松结缔组织可将其分隔成小叶。根据脂肪细胞的结构和功能不同,脂肪组织分为两类。

1. 黄色脂肪组织　呈黄色(在某些哺乳动物呈白色),即通常所说的脂肪组织,由大量单泡脂肪细胞集聚而成(图4-15)。单泡脂肪细胞中央有一大脂滴,胞质呈薄层,位于细胞周缘,包绕脂滴(图4-16)。H-E切片上,脂滴被溶解成一大空泡。胞核扁圆形,被脂滴推挤到细胞一侧,连同部分胞质呈新月形。黄色脂肪组织主要分布在皮下、网膜和系膜等处,约占成人体重的10%,是体内最大的贮能库,参与能量代谢,并具有产生热量、维持体温、缓冲保护和支持填充等作用。

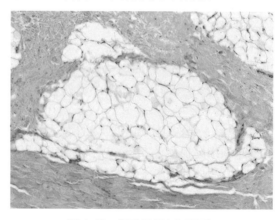

图4-15　脂肪组织(光镜下)

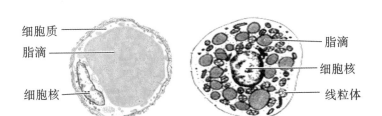

细胞质 —— 脂滴
脂滴 —— 细胞核
细胞核 —— 线粒体

图4-16　单泡脂肪细胞(左)和多泡脂肪细胞(右)超微结构模式

2.棕色脂肪组织　呈棕色,其特点是组织中有丰富的毛细血管,脂肪细胞内散在许多小脂滴,线粒体大而丰富,核圆形,位于细胞中央。这种脂肪细胞称为多泡脂肪细胞。棕色脂肪组织在成人极少,新生儿及冬眠动物较多,在新生儿主要分布在肩胛间区、腋窝及颈后部等处。棕色脂肪组织的主要功能是,在寒冷的刺激下,棕色脂肪细胞内的脂类分解、氧化,散发大量热能,而不转变为化学能。这一功能受交感神经调节。

四、网状组织

网状组织(reticular tissue)由网状细胞、网状纤维和基质构成。网状细胞是有突起的星状细胞,相邻细胞的突起相互连接成网。胞核较大,圆或卵圆形,着色浅,常可见1~2个核仁。胞质较多,粗面内质网较发达。网状细胞产生网状纤维。网状纤维分支交错,连接成网,并可深陷于网状细胞的胞体和突起内,成为网状细胞依附的支架。网状组织构成造血组织和淋巴组织的支架,为淋巴细胞发育和血细胞发生提供适宜的微环境(图4-17,图4-18)。

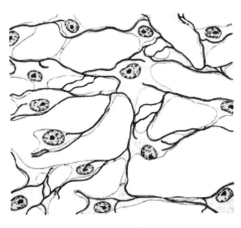

图4-17　网状组织

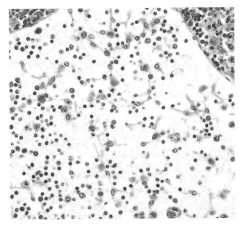

图4-18　网状组织(淋巴结,光镜下)

思考题

1.简述疏松结缔组织中的四种主要细胞的结构特征及功能。

2.简述疏松结缔组织的三种纤维的特征及功能。

(郑州大学　孙　芸)

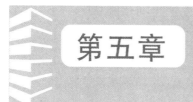

血 液

　　血液(blood)由血细胞(blood cell)和血浆(plasma)组成,健康成人约 5 L,约占体重的 7%。将血液置入加适量抗凝剂(如肝素或枸橼酸钠)的试管内,静止或离心沉淀后,血液分 3 层:上层为淡黄色的血浆,中间为灰白色的白细胞和血小板,下层是红细胞。血浆约占血液容积的 55%。血浆相当于细胞外基质,其中水分占 90%,其余为血浆蛋白(白蛋白、α 和 β 球蛋白、纤维蛋白原)、脂蛋白、酶、脂滴、无机盐、维生素、激素和各种代谢产物。

　　血细胞约占血液容积的 45%,包括红细胞、白细胞和血小板。根据白细胞胞质内有无特殊颗粒,可将白细胞分为有粒白细胞和无粒白细胞两大类。有粒白细胞又根据颗粒的着色性质不同,分为中性粒细胞、嗜酸性粒细胞和嗜碱性粒细胞;无粒白细胞分为淋巴细胞和单核细胞。血细胞的形态、数量、百分比和血红蛋白含量的测定结果称血常规(表 5-1)。Wright 或 Giemsa 染色法染血涂片,是最常用的观察血细胞形态的方法(图 5-1)。

表 5-1　血细胞分类和计数的正常值

血细胞	正常值
红细胞	男:$(4.0\sim5.5)\times10^{12}$/L 女:$(3.5\sim5.0)\times10^{12}$/L
白细胞	$(4.0\sim10.0)\times10^{9}$/L
中性粒细胞	50%~70%
嗜酸性粒细胞	0.5%~3%
嗜碱性粒细胞	0~1%
单核细胞	3%~8%
淋巴细胞	25%~30%
血小板	$(100\sim300)\times10^{9}$/L

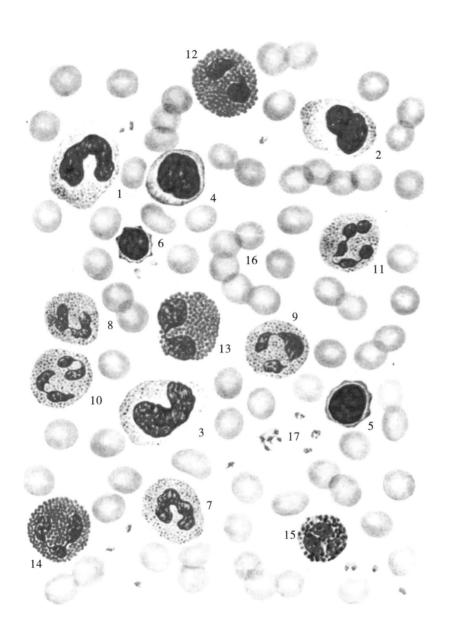

图 5-1 血细胞(仿真示意图)

1~3.单核细胞 4~6.淋巴细胞 7~11.中性粒细胞 12~14.嗜酸性粒细胞 15.嗜碱性粒细胞 16.红细胞 17.血小板

一、红细胞

红细胞(erythrocyte,red blood cell)直径约 7.5 μm,在扫描电镜下呈双凹圆盘状(使其具有较大的表面积,达 140 μm²),中央薄(1.0 μm),周缘厚(2.0 μm)(图 5-2),在血涂片标本上红细胞中央染色浅,周缘染色深。红细胞的这种结构特点使细胞内任何一点距细胞表面都不超过 0.85 μm,有利于细胞内外气体的交换。

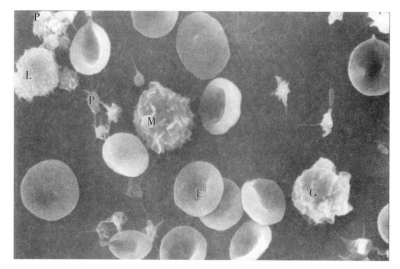

图 5-2　人血细胞(扫描电镜图)
E.红细胞　G.粒细胞　M.单核细胞　L.淋巴细胞　P.血小板

成熟红细胞无核,无细胞器,胞质内充满大量的血红蛋白(hemoglobin, Hb),使红细胞呈红色。正常成人血液中血红蛋白含量,男性为 120 ~ 150 g/L,女性为 110 ~ 140 g/L。Hb 具有结合与运输 O_2 和 CO_2 的功能。所以,红细胞能供给全身细胞所需的 O_2,并带走细胞所产生的大部分 CO_2。

红细胞有一定的弹性和可塑性,当其通过毛细血管时可改变形状。这是因为红细胞膜固定在一个能变形的圆盘状的网架结构上,称红细胞膜骨架(erythrocyte membrane skeleton),红细胞正常形态的维持需 ATP 供给能量,由于红细胞无线粒体,ATP 由无氧酵解产生。

红细胞膜上含有 ABO 血型抗原,即血型抗原 A 和(或)血型抗原 B,在临床输血中具有重要意义。这是因为人类血液中还有抗异型血的天然抗体,如 A 型血的人具有抗血型抗原 B 的抗体,若错配血型,首次输血即可导致抗原抗体结合,引起红细胞膜破裂,血红蛋白溢出导致溶血。凡能对红细胞造成损害的因素,如蛇毒、脂溶剂、溶血性细菌等均能引起溶血。

红细胞平均寿命为 120 d。衰老的红细胞在脾、骨髓和肝等处被巨噬细胞吞噬清除,同时由红骨髓产生和释放相同数量的红细胞进入外周血,维持红细胞数目的相对恒定。这些未完全成熟的红细胞内尚残留部分核糖体,用煌焦油蓝染色呈细网状,故称网织红细胞(reticulocyte)。网织红细胞在血流中大约经过 1 d 后完全成熟,核糖体消失。在成人,网织红细胞占红细胞总数的 0.5% ~ 1.5%,新生儿较多,可达 3% ~ 6%。在骨髓造血功能发生障碍的患者,网织红细胞计数降低,如果贫血患者的网织红细胞计数增加,说明治疗有效。

临床应用

贫　血

贫血是指人体外周血红细胞容量减少,低于正常范围下限的一种常见的临床症状。由于红细胞容量测定较复杂,临床上常以血红蛋白(Hb)浓度来代替。一般认为在我国海平面地区,成年男性 Hb<120 g/L,成年女性(非妊娠期)<110 g/L,孕妇<100 g/L为贫血。导致贫血的原因有失血(出血)、缺铁、溶血、造血功能障碍等。饮食中铁缺乏或维生素不足,如缺乏维生素 B$_{12}$ 或叶酸,可导致红细胞生成不足。

贫血的临床症状依贫血类型、贫血原因及其他相关条件不同而不同。轻度贫血包括虚弱、疲劳等。贫血的其他症状包括呼吸短促、频发性头痛、注意力不集中、精神错乱、头昏眼花、脚抽筋、失眠、皮肤苍白等。

黄　疸

当血红素结合发生障碍,或由肝细胞分泌胆汁受阻,或胆道系统阻塞,血红素会进入血液,导致皮肤和巩膜黄染,称为黄疸。黄疸可由循环的红细胞遭到破坏引起,如溶血性输血反应。当 ABO 血型不合输血,大量输入的红细胞溶血导致全身性并发症如低血压、肾功能衰竭甚至死亡。

黄疸以各种溶血性贫血为特征,溶血性贫血由红细胞遗传缺陷(如遗传性球形红细胞增多症)或外部因素(如病原微生物感染、动物毒素、化学因素、药物等)引起。新生儿黄疸(生理性黄疸)由于新生儿肝脏功能不成熟,使胆红素代谢受限制,造成新生儿在一段时间出现黄疸现象。

二、白细胞

白细胞(leukocyte, white blood cell)是有核的球形细胞,它们从骨髓入血后一般于24 h 内以变形运动方式穿过微血管壁,进入结缔组织或淋巴组织,发挥防御和免疫功能。

1. 中性粒细胞(neutrophilic granulocyte, neutrophil)　直径 10～12 μm,是数量最多的白细胞。核呈杆状或分叶状,常见分 2～5 叶,以 3 叶核居多,叶间由纤细的缩窄部相连。细胞核呈杆状表示细胞幼稚,细胞核分叶数目较多表示细胞衰老。当机体受严重细菌感染时,大量新生细胞从骨髓进入血液,杆状核与 2 叶核细胞增多,称核左移;4～5 叶核的细胞增多,称核右移,表明骨髓造血功能发生障碍。

中性粒细胞胞质呈极浅的粉红色,含许多细小颗粒。电镜下,胞质颗粒可分为特殊颗粒和嗜天青颗粒。特殊颗粒占颗粒总数的 80%,颗粒较小,呈哑铃形或椭圆形,直径 0.3～0.4 μm,内含吞噬素(phagocytin)和溶菌酶等,吞噬素也称防御素(defensin),具有杀菌作用。嗜天青颗粒占颗粒总数的 20%,体积较大,呈圆形或椭圆形(图 5-3),直径 0.6～0.7 μm,内含酸性磷酸酶、髓过氧化物酶和其他水解酶,是一种溶酶体,能消化吞噬的细菌和异物。

中性粒细胞具有较强的趋化作用和吞噬功能,主要吞噬细菌,也吞噬异物。中性粒细胞吞噬、处理了大量细菌后,自身坏死成为脓细胞。中性粒细胞从骨髓进入血液,停留6~8 h,在组织中存活2~3 d。

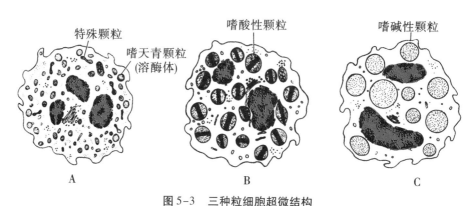

图5-3 三种粒细胞超微结构
A.中性粒细胞　B.嗜酸性粒细胞　C.嗜碱性粒细胞

2.嗜酸性粒细胞(eosinophilic granulocyte, eosinophil)　直径10~15 μm,核常分2叶。胞质内充满粗大的鲜红颗粒。电镜下,颗粒多呈椭圆形,有膜包被,内含颗粒状基质和方形或长方形结晶体。嗜酸性颗粒是一种特殊的溶酶体,除含一般溶酶体酶外,还含有阳离子蛋白、组胺酶、芳基硫酸酯酶。嗜酸性粒细胞能做变形运动,并具有趋化性,可受嗜酸性粒细胞趋化因子的作用,移行至有病原体或发生过敏反应的部位。其释放的组胺酶能分解组胺,芳基硫酸酯酶能灭活白三烯,从而减轻过敏反应。嗜酸性粒细胞释放的阳离子蛋白对寄生虫有很强的杀灭作用。因此,在患过敏性疾病或寄生虫病时,血液中嗜酸性粒细胞增多。嗜酸性粒细胞在血液中一般停留6~8 h后进入结缔组织,在此可存活10~15 d。

3.嗜碱性粒细胞(basophilic granulocyte, basophil)　直径10~12 μm,胞核不规则,呈分叶状或S形,常被胞质颗粒掩盖。胞质含有嗜碱性颗粒,大小不等,分布不均,染成蓝紫色。颗粒属于分泌颗粒,内含肝素、组胺、嗜酸性粒细胞趋化因子等;细胞也可合成白三烯。显然,嗜碱性粒细胞与肥大细胞的分泌物相同,也参与过敏反应。这两种细胞来源于骨髓的同种造血祖细胞,部分祖细胞在骨髓中分化为嗜碱性粒细胞后进入血液,部分祖细胞在幼稚阶段进入血液,然后进入结缔组织分化为肥大细胞。嗜碱性粒细胞在血液中停留6~8 h后进入结缔组织,在此可存活10~15 d。

4.单核细胞(monocyte)　直径为14~20 μm,是体积最大的白细胞。核呈肾形、马蹄形或扭曲折叠的不规则形。染色质呈细网状,着色较浅。胞质较丰富,因弱嗜碱性而呈浅灰蓝色,胞质含有散在细小的嗜天青颗粒,即溶酶体。单核细胞在血液中停留12~48 h后进入组织,分化为巨噬细胞。

5.淋巴细胞(lymphocyte)　血液中的淋巴细胞大部分为直径6~8 μm的小淋巴细胞,小部分为直径9~12 μm的中淋巴细胞。直径13~20 μm的大淋巴细胞存在于淋巴组织中。小淋巴细胞的核为圆形,一侧常有浅凹,染色质浓密呈块状,着色深。中淋巴细胞核染色质略稀疏,着色略浅。淋巴细胞的胞质嗜碱性,呈蔚蓝色。小淋巴细胞的胞质很少,在核周形成很薄的一圈,中淋巴细胞胞质较多。

一般根据淋巴细胞发生来源、形态特点及免疫功能等方面不同,可分为三类:

(1)胸腺依赖淋巴细胞(thymus dependent lymphocyte):简称 T 细胞,产生于胸腺,占血液淋巴细胞总数的 75%;体积小,胞质内含少量溶酶体。

(2)骨髓依赖淋巴细胞(bone marrow dependent lymphocyte):简称 B 细胞,产生于骨髓,占 10%~15%;体积略大,一般不含溶酶体;B 细胞受抗原刺激后增殖分化为浆细胞,产生抗体,参与体液免疫应答。

(3)自然杀伤细胞(nature killer cell):简称 NK 细胞,产生于骨髓,约占 10%;为中淋巴细胞,含较多溶酶体。

临床应用

白血病

白血病是造血系统的恶性疾病,俗称血癌,是一类造血干细胞异常的克隆性恶性疾病。克隆中的白血病细胞失去进一步分化成熟的能力,而停滞在细胞发育的不同阶段。在骨髓和其他造血组织中,白血病细胞大量增生积聚,并浸润其他器官和组织,同时使正常造血受到抑制。主要临床表现和体征为发热、出血、贫血、感染,以及肝、脾、淋巴结肿大。白血病主要病因为感染因素、电离辐射、化学因素、遗传因素及免疫功能异常等。

三、血小板

血小板(blood platelet)直径 2~4 μm,呈双凸圆盘状,为骨髓中巨核细胞脱落下来的胞质小块,并非严格意义上的细胞。当受到机械或化学刺激时,则伸出突起,呈不规则形,在血涂片上,常聚集成群。无细胞核,但有细胞器,表面有完整的细胞膜。血小板中央部分含有蓝紫色颗粒,称颗粒区(granulomere);周边部分呈均质浅蓝色,称透明区(hyalomere)。电镜下,血小板的膜表面有糖衣,细胞内有开放小管系统和致密小管系统、线粒体、微丝和微管等细胞器,还含有血小板颗粒和糖原颗粒等(图5-4)。血小板表面吸附有血浆蛋白,其中有多种凝血因子。

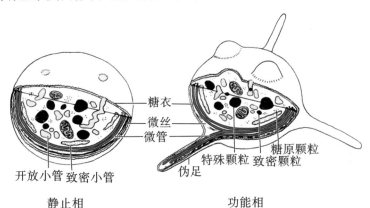

图 5-4　血小板超微结构

血小板参与机体的止血和凝血过程,当血管内皮破裂,血小板迅速黏附、聚集于破损处,形成血栓、堵塞破口,甚至小血管管腔。血小板寿命为 7~14 d。

四、骨髓和血细胞发生

人的原始血细胞起源于胚胎第 3 周卵黄囊壁中胚层形成的血岛;造血干细胞第 6 周迁入肝、脾内开始增殖分化产生各种血细胞;第 4 个月以后,肝、脾的造血活动逐渐减少,从胚胎后期至出生后骨髓成为主要的造血器官。

(一)骨髓的结构

骨髓(bone marrow)位于骨髓腔中,分为红骨髓和黄骨髓,胎儿及婴幼儿的骨髓均为红骨髓,大约从 5 岁开始,长骨骨干的骨髓腔内开始出现脂肪,并随年龄而增多,为黄骨髓。红骨髓主要分布在扁骨、不规则骨和长骨骺端的骨松质中,由造血组织和血窦构成,造血功能活跃。黄骨髓内尚保留少量的幼稚血细胞,仍有造血潜能,当机体需要时可转变为红骨髓进行造血。

1. 造血组织　由网状组织、造血细胞和基质细胞组成。网状细胞和网状纤维构成造血组织的网架。网孔中充满不同发育阶段的各种血细胞,以及少量骨髓基质干细胞、巨噬细胞、脂肪细胞及间充质细胞等。

造血细胞赖以生长发育的内环境称造血诱导微环境(hemopoietic inductive microenvironment, HIM)。造血微环境中的核心成分是基质细胞(stromal cell),包括网状细胞、成纤维细胞、血窦内皮细胞、骨髓基质干细胞、巨噬细胞等。基质细胞不仅起造血支架作用,而且分泌多种造血生长因子,调节造血细胞的增殖与分化。

发育中的各种血细胞在造血组织中的分布有一定的规律,幼稚红细胞通常位于血窦附近,成群镶嵌在巨噬细胞表面,构成红细胞岛(erythroblastic islet);随着细胞的发育成熟逐渐贴近并穿过血窦内皮,脱去胞核形成网织红细胞。幼稚粒细胞大多远离血窦,当发育至晚幼粒细胞时,细胞具有运动能力,通过变形运动接近并穿入血窦。巨核细胞常紧靠血窦内皮间隙,将胞质突起伸入血窦腔,脱落形成血小板。这种分布状况表明了造血组织不同部位具有不同造血诱导作用。

造血干细胞的存在是用小鼠脾集落生成实验证实的(图 5-5)。脾是小鼠重要的造血器官,受致死剂量放射线照射的小鼠输入同系小鼠骨髓细胞 9~11 d 后,接受骨髓的小鼠脾内出现许多结节状造血灶,称为脾集落(spleen colony),同时接受骨髓的小鼠因重获造血能力而免于死亡。将单个脾集落细胞分离后,再输给其他用致死剂量射线照射的同系小鼠,仍能发生多个脾集落,并重建造血功能。为确定一个脾集落的细胞是否来源于同一个原始血细胞,将移植细胞用射线照射,诱发出现畸变染色体,以此作为辨认血细胞发生来源的标志,将此种带标志的细胞输给受照射的小鼠,结果每个脾集落中的所有细胞均具有某种相同的畸变染色体,表明每个集落的细胞来自同一个原始血细胞。

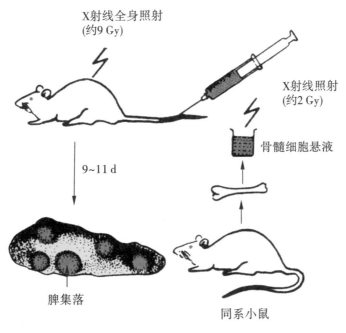

图 5-5　小鼠脾集落实验

人造血干细胞的存在也有一些间接证据。如慢性粒细胞性白血病患者的红细胞系、粒细胞系和巨核细胞系均具有 Ph[1] 畸变染色体,由此推测这三种细胞来自共同的干细胞。

2. 血窦　为管腔大、形状不规则的毛细血管,内皮细胞间隙较大,内皮基膜不完整,呈断续状,有利于成熟血细胞进入血液。血窦周围和血窦腔内单核细胞和巨噬细胞可吞噬清除血流中的异物、细菌和衰老死亡的血细胞。

(二)造血干细胞和造血祖细胞

血细胞发生是造血干细胞在一定的微环境和某些因素的调节下,先增殖分化为各类血细胞的祖细胞,然后祖细胞定向增殖、分化成为各种成熟血细胞的过程。

1. 造血干细胞(hemopoietic stem cell)　是生成各种血细胞的最原始细胞,又称多能干细胞(multipotential stem cell),起源于人胚卵黄囊血岛。出生后,造血干细胞主要存在于红骨髓,约占红骨髓有核细胞的 0.5%,其次为脾和淋巴结,外周血也有少量造血干细胞。一般认为造血干细胞类似小淋巴细胞,直径 7~9 μm,核相对较大,胞质内含大量游离核糖体和少量线粒体。

造血干细胞的基本特性是:①具有很强的增殖潜能,在一定条件下能反复分裂,大量增殖,但在一般生理状态下,多数细胞处于 G_0 期静止状态;②多向分化能力,在一定的因素作用下,能分化形成不同的祖细胞;③自我复制能力,即分裂后的子细胞仍具原有特性。所以它们是有效骨髓移植后重建造血与免疫功能的最佳细胞,也是基因治疗用作基因转染的理想靶细胞。

2. 造血祖细胞(hemopoietic progenitor)　是由造血干细胞分化而来的分化方向确定的干细胞,它失去了多向分化的能力,只能向一个方向分化形成某一系的血细胞,故也称定向干细胞(committed stem cell)。它们在不同的集落刺激因子(colony stimulating factor,CSF)作用下,分别分化为形态可辨认的各种血细胞。红细胞系造血祖细胞在红细胞生成素(erythropoietin,EPO)作用下生成红细胞;粒细胞单核细胞系造血祖细胞,是中性粒细胞和单核细胞共同的祖细胞,其集落刺激因子由巨噬细胞等细胞分泌,包括 GM-CSF 等;巨核细胞系造血祖细胞需在血小板生成素(thrombopoietin,TPO)作用下形成巨核细胞集落,最终产生血小板。

(三)血细胞发生过程的形态演变

血细胞的分化发育是一连续过程,大致可分为 3 个阶段,即原始阶段、幼稚阶段(又分早、中、晚三期)和成熟阶段(图5-6)。原始及幼稚阶段在造血组织内完成,成熟后进入外周血液。各系血细胞生成过程中形态演变有一定规律:①胞体由大变小(巨核细胞则由小变大)。②胞核由大变小,红细胞的核最后消失,粒细胞核由圆形逐渐变成杆状乃至分叶,染色质由细疏变粗密,核仁明显渐至消失;核的着色由浅变深。③胞质由少变多,嗜碱性由强变弱,但单核细胞和淋巴细胞仍保持嗜碱性;胞质内特殊结构从无到有,如血红蛋白、特殊颗粒。④细胞分裂能力从有到无,但淋巴细胞仍有很强的潜在分裂能力。

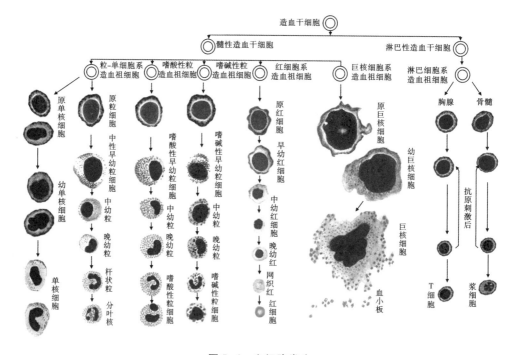

图5-6 血细胞发生

1. 红细胞系的发生 历经原红细胞、早幼红细胞、中幼红细胞、晚幼红细胞,后者脱去胞核成为网织红细胞,入血后成为成熟红细胞(表5-2)。从原红细胞发育至晚幼红细胞需3~4 d。巨噬细胞可吞噬晚幼红细胞脱出的胞核和其他代谢产物,并为红细胞的发育提供铁质等营养物质。

表5-2 红细胞发生过程的形态演变

发育阶段名称	胞体		胞核				胞质			分裂能力
	大小（μm）	形状	形状	染色质	核仁	核质比	嗜碱性	着色	血红蛋白	
原始阶段 原红细胞	14～22	圆	圆	细粒状	2～3	>3/4	强	墨水蓝	无	有
幼稚 早幼红细胞	11～19	圆	圆	粗粒状	偶见	>1/2	很强	墨水蓝	开始出现	有
中幼红细胞	10～14	圆	圆	粗块状	消失	约1/2	减弱	嗜多染性	增多	弱
阶段 晚幼红细胞	9～12	圆	圆	致密块	消失	更小	弱	红	大量	无
成熟 网织红细胞	7～9	圆盘状	无				微	红	大量	无
阶段 红细胞	7	圆盘状	无				无	红	大量	无

2. 粒细胞系的发生 嗜酸、嗜碱和中性粒细胞虽有各自的造血祖细胞，但它们的发育过程基本相同，都历经原粒细胞、早幼粒细胞、中幼粒细胞、晚幼粒细胞，进而分化为成熟的杆状核和分叶核粒细胞（表5-3）。从原粒细胞发育为晚幼粒细胞需要4～6 d。骨髓可贮存大量的杆状核和分叶核粒细胞，停留4～5 d后释放入血。在某些病理状态，如急性细菌感染，骨髓加速释放，外周血中的粒细胞可骤然增多。

表5-3 粒细胞发生过程的形态演变

发育阶段	胞体		胞核				胞质				分裂能力
	大小（μm）	形状	形状	染色质	核仁	核质比	嗜碱性	着色	嗜天青颗粒	特殊颗粒	
原始阶段 原粒细胞	11～18	圆	圆	细网状	2～6	>3/4	强	天蓝	无	无	有
幼稚 早幼粒细胞	13～20	圆	圆	粗网状	偶见	>1/2	减弱	淡蓝	大量	少量	有
中幼粒细胞	11～16	圆	半圆	网块状	消失	约1/2	弱	浅蓝	少	增多	有
阶段 晚幼粒细胞	10～15	圆	肾形	网块状	消失	<1/2	极弱	淡红	少	明显	无
成熟 杆状核粒细胞	10～15	圆	带状	粗块状	消失	<1/3	消失	淡红	少	大量	无
阶段 分叶核粒细胞	10～15	圆	分叶	粗块状	消失	更小	消失	淡红	少	大量	无

3. 单核细胞系的发生 单核细胞和中性粒细胞具有共同的造血祖细胞，经过原单核细胞和幼单核细胞，变为单核细胞。幼单核细胞具有很强的增殖能力，约38%的幼单核细胞处于增殖状态。骨髓中单核细胞的贮存量不如粒细胞多，当机体出现炎症或免疫功能活跃时，幼单核细胞分裂增殖加速，提供充足的单核细胞。单核细胞在血流

中停留 12~48 h 后,穿出毛细血管进入结缔组织或其他组织分化成具有吞噬功能的各巨噬细胞类型。

4.淋巴细胞系的发生 一部分淋巴性造血干细胞经血流进入胸腺皮质,分化为 T 细胞,一部分在骨髓内发育为 B 细胞和 NK 细胞。

5.巨核细胞-血小板系的发生 巨核细胞系造血祖细胞经原巨核细胞、幼巨核胞发育为巨核细胞。巨核细胞的胞质小块脱落成为血小板。原巨核细胞分化为幼巨核细胞时,体积增大,核呈肾形,胞质内出现血小板颗粒。幼巨核细胞的核经过数次 DNA 复制,使细胞成为 8~32 倍体,但核不分裂,形成巨核细胞。巨核细胞形状不规则,直径 50~100 μm,核巨大呈分叶状。胞质内有大量血小板颗粒,还有许多由滑面内质网形成的小管,将胞质分隔成许多小区,每个小区即是一个未来的内含颗粒的血小板。巨核细胞伸出细长的胞质突起入血窦腔内,其胞质末端膨大脱落即成为血小板。每个巨核细胞可生成 2 000~8 000 个血小板。

思考题

1.比较三种粒细胞的形态结构及功能。

2.比较淋巴细胞和单核细胞的形态结构及功能。

(郑州大学　王丽萍)

第六章

软骨和骨

软骨与骨是构成身体支架的器官,分别以软骨组织和骨组织为主要结构成分。在人的一生中,这两种组织尤其是骨组织能不断更新和改建,从而适应机体的生长发育和功能需要。

一、软骨

软骨(cartilage)由软骨组织及其周围的软骨膜构成。软骨组织是固态的结缔组织,主要由软骨细胞和软骨基质组成。软骨组织内无血管、淋巴管和神经,但软骨基质渗透性强,从软骨膜血管渗出的营养物质可达软骨深部,营养软骨细胞。根据软骨组织所含纤维的不同,可将软骨分为透明软骨、纤维软骨和弹性软骨三种。

(一)透明软骨

透明软骨(hyaline cartilage)分布较广,包括关节软骨、肋软骨及呼吸道软骨。新鲜时呈半透明状而得名,较脆,易折断,但具有较强的抗压性。透明软骨基质中的纤维为胶原原纤维,含量较少,基质较丰富。

1.透明软骨组织

(1)软骨细胞(chondrocyte):包埋在软骨基质内,所在的腔隙称软骨陷窝(cartilage lacuna)。软骨细胞在软骨组织内的分布有一定规律,靠近软骨膜的软骨细胞较幼稚,体积小,单个分布,呈扁圆形,长轴与软骨表面平行;靠近软骨中部的软骨细胞呈圆形或椭圆形,较成熟,成群分布,每群有2~8个细胞,它们是由一个幼稚软骨细胞分裂增生而成,故称同源细胞群(isogenous group)。成熟软骨细胞的核圆形,1~2个核仁,细胞质弱嗜碱性(图6-1)。电镜下可见胞质内有丰富的粗面内质网和发达的高尔基复合体,线粒体较少。

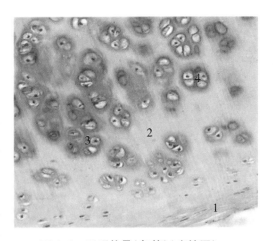

图6-1　透明软骨(气管)(光镜图)
1.软骨膜　2.软骨基质　3.软骨细胞与软骨囊
4.同源细胞群

（2）软骨基质（cartilage matrix）：即软骨细胞分泌的细胞外基质。由纤维和无定形基质组成。基质的化学成分与疏松结缔组织的相似，也构成分子筛结构，但软骨中蛋白聚糖含量较高，使软骨基质呈坚固的凝胶状。软骨陷窝周围基质含硫酸软骨素更多，呈强嗜碱性，形似囊状包围软骨细胞，故称软骨囊（cartilage capsule）（图6-1）。软骨组织内无血管，但软骨基质富含水分（约占软骨基质的75%），通透性强，故软骨深层的软骨细胞仍能获得必需的营养。纤维为Ⅱ型胶原蛋白组成的胶原原纤维，直径10~20 nm，交织排列成网格状，其折光率与基质相近，故在光镜下不易分辨。

2. 软骨膜　除关节软骨外，软骨表面均覆有致密结缔组织，即软骨膜（perichondrium）。软骨膜内含有血管、淋巴管和神经。其血管为软骨组织提供营养。软骨膜深部有少量的梭形小细胞，可增殖分裂并向软骨细胞或骨细胞方向分化（分化方向取决于所处位置和所受刺激），称骨祖细胞。

（二）纤维软骨

纤维软骨（fibrous cartilage）分布于椎间盘、关节盘及耻骨联合等处。呈不透明的乳白色。结构特点是有大量呈平行或交错排列的胶原纤维束，故韧性较强。软骨细胞较小而少，常成行分布于纤维束之间。基质很少，呈弱嗜碱性，软骨囊强嗜碱性（图6-2）。

（三）弹性软骨

弹性软骨（elastic cartilage）分布于耳郭及会厌等处。因有较强弹性而得名，新鲜时呈黄色。组织结构与透明软骨相似，但所含纤维是大量交织排列的弹性纤维。基质弱嗜碱性（图6-3）。

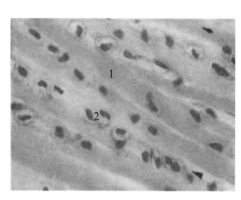

图6-2　纤维软骨（椎间盘）（光镜图）
1. 胶原纤维束　2. 软骨细胞与软骨囊

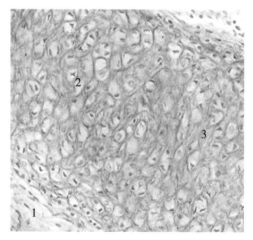

图6-3　弹性软骨（耳郭）（光镜图）（醛复红染色）
1. 软骨膜　2. 软骨细胞　3. 弹性纤维

（四）软骨的生长方式

出生后软骨随身体发育而继续生长，软骨有两种并存的生长方式：①间质性生长（interstitial growth），或称软骨内生长，通过软骨内软骨细胞的增殖分裂，进而不断地产生基质和纤维，使软骨从内部生长增大。②外加性生长（appositional growth），或称软骨膜下生长,通过软骨膜深部的骨祖细胞向软骨表面不断添加新的软骨细胞,产生基质和纤维,使软骨从表面向外扩大。

临床应用

软骨组织工程

软骨组织工程是将软骨种子种植于可生物降解、组织相容性好的生物材料形成复合物,然后再把该复合物植入软骨缺损处,生物材料自行降解的过程中,种植的细胞形成新的软骨来填充缺损。1997年曹谊林等以一个3岁儿童耳郭做模型,用涂有PLA的PGA无纺网制成人耳形状的支架,接种软骨细胞,体外培养1周后植入裸鼠皮下,12周后取出的标本呈人耳状软骨,组织形态学检查证实为软骨组织。这一实验的成功,标志着预制人工软骨的组织工程技术正在走向成熟。目前已研制出支气管软骨、半月板软骨、关节软骨等,但植入人体后,维持时间较短,距离有效的临床应用尚有艰巨的道路要走。

二、骨

骨是由骨组织、骨膜及骨髓等构成的坚硬器官。骨组织是坚硬而有一定韧性的结缔组织,是骨的结构主体。

(一)骨组织

骨组织(osseous tissue)由大量钙化的细胞外基质及多种细胞组成。由于大量骨盐沉积,骨组织非常坚硬。钙化的细胞外基质称为骨基质(bone matrix)。细胞有骨祖细胞、成骨细胞、骨细胞及破骨细胞四种。骨细胞最多,位于骨基质内,其余三种细胞均位于骨组织的边缘(图6-4,图6-5)。

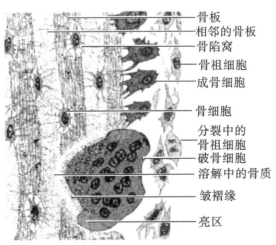

图6-4 骨组织结构(模式图)

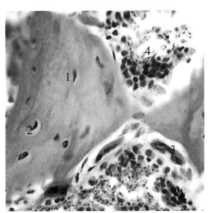

图6-5 骨组织的细胞(骺板成骨区)
1.过渡性骨小梁 2.骨细胞与骨陷窝
3.破骨细胞 4.骨髓

1. 骨基质　简称骨质,由有机成分和无机成分构成,含水极少。有机成分由成骨细胞分泌形成,包括大量胶原纤维(占有机成分的90%)及少量无定形基质,约占骨干重的35%,使骨质具有韧性。无定形基质为凝胶状,主要成分为蛋白聚糖,有黏合纤维的作用。基质中还有骨钙蛋白、骨桥蛋白和骨粘连蛋白等,与骨质的钙化、钙的运输与平衡、细胞与骨质的黏附等有关。无机成分又称骨盐(bone mineral),约占骨干重的65%,主要为磷酸钙和少量碳酸钙,使骨质十分坚硬。骨盐是呈细针状的羟磷灰石结晶,长10~20 nm,沿胶原原纤维长轴规则排列并与之结合。有机成分与无机成分的紧密结合使骨十分坚硬。

骨基质结构呈板层状,称为骨板(bone lamella),成层排列的骨板犹如多层木质胶合板。同一骨板内的胶原纤维相互平行,相邻骨板的纤维则相互垂直,这种结构形式有效地增强了骨的支持力。

临床应用

佝偻病

佝偻病,别名骨软化病、软骨病,婴儿期较为常见。是由于维生素 D 缺乏引起体内钙、磷代谢紊乱,使骨骼钙化不良的一种疾病。主要表现有多汗、枕秃、颅骨软化、方颅、前囟闭合晚、鸡胸、肋骨串珠、"O"形腿等。佝偻病发病缓慢,不容易引起重视,容易合并肺炎及腹泻等疾病,影响小儿生长发育。因此,必须积极防治。

2. 骨组织的细胞

(1)骨细胞(osteocyte):单个分散于骨板内或骨板间。骨细胞是有许多细长突起的细胞,胞体较小,呈扁椭圆形,其所在空隙称骨陷窝(bone lacuna),突起所在的空隙称骨小管(bone canaliculi)。相邻骨细胞的突起以缝隙连接相连,骨小管则彼此连通(图6-6)。骨陷窝和骨小管内含组织液,可营养骨细胞和输送代谢产物。骨陷窝周围的薄层骨基质钙化程度较低,并可不断更新,在机体需要时,骨细胞的溶骨作用可溶解此层骨基质,使 Ca^{2+} 释放入骨陷窝的组织液中,继而进入血液,对维持血钙的平衡水平有一定作用。

(2)骨祖细胞(osteoprogenitor cell):是骨组织的干细胞,位于骨外膜及骨内膜贴近骨组织处。形态与骨膜中的纤维细胞相似,难以分辨,故也常说它们分布在骨膜深处。当骨生长或改建时,骨祖细胞能分裂分化为成骨细胞。

(3)成骨细胞(osteoblast):分布在骨组织表面,常排成一层。呈矮柱状,分泌功能活跃的细胞,其基底面和侧面多有突起,与相邻的成骨细胞和骨细胞的突起形成连接。胞核圆形,多位于细胞质远离骨表面的一侧。胞质嗜碱性,电镜下可见大量粗面内质网和发达的高尔基复合体。成骨细胞合成和分泌骨基质的有机成分,称为类骨质(osteoid),类骨质钙化后称骨基质。同时向类骨质中释放基质小泡(matrix vesicle)。小泡直径0.1 μm 左右,内含细小的钙盐结晶,膜上有碱性磷酸酶和钙结合蛋白,一般认为,基质小泡是使类骨质钙化的重要结构。近年发现,骨基质中的钙结合蛋白均由成骨细胞分泌产生。当成骨细胞产生类骨质并包埋其中,其分泌能力逐渐下降,胞体变小,突起延长,最终转变为骨细胞。

（4）破骨细胞（osteoclast）：散在分布于骨组织表面,数量较少。破骨细胞是一种多核大细胞,直径可达100 μm,含有6~50个核。目前认为它由多个单核细胞融合而成。胞质强嗜酸性,细胞器丰富,尤其是溶酶体和线粒体。电镜下可见其贴近骨基质一侧有许多大小不等、长短不一的突起,构成光镜下的皱褶缘（ruffled border）。皱褶缘周围的胞质富含微丝,而无其他细胞器,电镜下电子密度低,故称亮区（clear zone）。亮区的细胞膜略隆起并紧贴于骨基质表面,像一道环形围墙包围皱褶缘,故也称封闭区。皱褶缘与骨组织之间封闭形成的腔隙,称吸收陷窝。破骨细胞功能活跃时,向此区释放多种水解酶和有机酸,溶解骨基质。皱褶缘可增大吸收面积,电镜下可见皱褶缘基部有大量吞饮泡和吞噬泡,泡内含细小的骨盐晶体及解体的有机成分（图6-7）。破骨细胞具有很强的溶解和吸收骨基质能力,和成骨细胞相辅相成,共同参与骨的生长和改建。

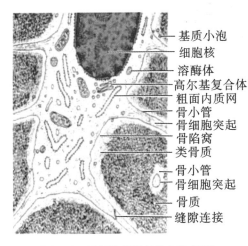

图6-6　骨细胞超微结构（模式图）

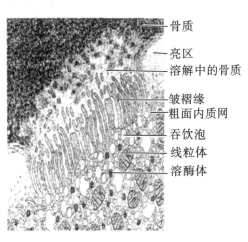

图6-7　破骨细胞（骨组织一侧）超微结构

临床应用

骨质疏松症

骨质疏松症是以骨组织显微结构受损,骨盐成分和骨基质比例不断减少,单位体积内骨组织量减少,骨小梁稀疏萎缩等为特点的代谢性骨病变。以骨骼疼痛、易于骨折为特征性临床表现。其危害性还在于多数人无明显症状。导致骨质疏松的原因很多,钙的缺乏是大家公认的因素,降钙素以及维生素D的不足也很重要,近年研究发现酸性体质是钙质流失、骨质疏松的重要原因。因此,改善饮食、生活习惯,改变酸性体质,可有效预防骨质疏松。

（二）长骨的结构

长骨包括骨干和骨骺两部分,主要由松质骨、密质骨、骨膜、关节软骨及血管、神经等构成。

1. 松质骨（spongy bone） 分布于长骨骨骺和骨干内表面，是大量针状或片状骨小梁相互连接而成的多孔隙网格样结构，网孔即骨髓腔，其中充满骨髓。骨小梁由数层平行排列的骨板和骨细胞构成。骨小管穿行表层骨板开口于骨髓腔，骨细胞从中获得营养并排出代谢产物。

2. 密质骨（compact bone） 分布于长骨骨干和骨骺表面。密质骨内的骨板排列很有规律，按骨板的排列方式可分为环骨板、骨单位和间骨板（图6-8）。

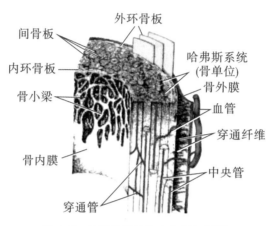

图6-8 长骨骨干结构立体（模式图）

（1）环骨板（circumferential lamella）：分布于长骨骨干的内、外表面，分别称为内环骨板和外环骨板。外环骨板较厚，有10~40层，较整齐地环绕骨干排列。内环骨板较薄，仅由数层骨板组成，排列不甚规则。外环骨板及内环骨板均有横向穿越的小管，统称穿通管（perforating canal），又称Volkmann管。穿通管与纵行排列的骨单位中央管相通连，它们都是小血管、神经及骨膜成分的通道，并含有组织液。

（2）骨单位（osteon）：又称哈弗斯系统（Haversian system），是长骨中起支持作用的主要结构。位于内、外环骨板之间，数量多，长筒状，与骨干长轴一致。骨单位粗细不一，由4~20层同心圆排列的骨板（哈弗斯骨板）围绕中央管（central canal）而成。中央管内含血管、神经和骨祖细胞等，来自与其相通的穿通管（图6-9）。

（3）间骨板（interstitial lamella）：填充在骨单位之间或骨单位与环骨板之间的一些大小不等、形状不规则的平行骨板，它们是原有的骨单位或内外环骨板未被吸收的残留部分，其中除骨陷窝及骨小管外，无其他管道。

环骨板、骨单位与间骨板之间以及所有骨单位表面都有一层厚约2 μm的黏合质，是一层含骨盐多而胶原纤维少的骨质，在长骨横磨片上呈折光较强的轮廓线，称黏合线（cement line）。骨单位周边部的骨小管都在黏合线以内返折，不与相邻单位表面的骨小管通连。骨单位最内层的骨小管均开口于中央管，故同一骨单位内的骨细胞的营养供应均来自自身的中央管。

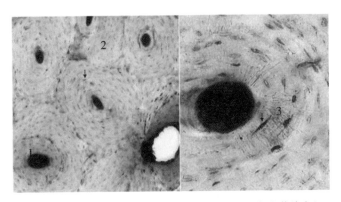

图6-9　哈弗斯系统(长骨横磨片)(光镜图)(大力紫染色)
1.中央管　2.间骨板　3.骨小管　↓:骨陷窝

3.骨膜　除关节面以外,骨的内、外表面均覆以骨膜,分别称骨内膜(endosteum)和骨外膜(periosteum)。通常所说骨膜指骨外膜,为致密结缔组织,胶原纤维束粗大,交织成网,有的纤维束横向穿入外环骨板,称穿通纤维(perforating fiber),起固定骨膜和韧带的作用。骨膜内含血管和神经,深部有骨祖细胞。骨内膜分布在骨髓腔面、骨小梁表面、中央管及穿通管内表面。纤维细而少,主要含一层骨祖细胞。

(三)骨发生

骨来源于胚胎时期的间充质。间充质细胞首先分化为骨祖细胞,进而分化为成骨细胞,成骨细胞合成并分泌类骨质,自身包埋其中之后变为骨细胞。类骨质钙盐沉积后形成骨质。骨组织形成的同时,破骨细胞溶解并吸收骨组织的某些部位,参与骨的改建。骨的生长过程中,骨组织的形成和吸收同时存在,处于动态平衡,使得骨的生长与个体发育相适应。

骨的发生有两种方式:膜内成骨(intramembranous ossification)与软骨内成骨(endochondral ossification)。膜内成骨即先由间充质分化为原始结缔组织膜,然后在此膜内成骨,人的顶骨、额骨和锁骨等扁骨和不规则骨即以此种方式发生。软骨内成骨即由间充质预先形成软骨雏形,之后在软骨雏形的基础上逐渐替换为骨,人的大多数骨,如四肢骨、躯干骨及部分颅底骨等,均以此种方式发生。

思考题

1.简述透明软骨组织的结构。
2.简述长骨骨干密质骨的排列方式。
3.简述骨单位的结构与功能。

(郑州大学　刘国红)

第七章

肌组织

肌组织(muscle tissue)主要由肌细胞构成,主要功能是收缩。肌细胞间有少量的结缔组织、血管、淋巴管和神经。肌细胞呈纤维形,故又称肌纤维(muscle fiber),其细胞膜称肌膜(sarcolemma),细胞质称肌浆(sarcoplasm)。肌组织分骨骼肌、心肌和平滑肌三种(表7-1)。骨骼肌和心肌属横纹肌(striated muscle)。骨骼肌的收缩受人的意识支配,称随意肌。心肌和平滑肌的收缩不受人的意识支配,称不随意肌。

表 7-1　三种肌组织比较

内容	骨骼肌	心肌	平滑肌
细胞形态	长圆柱形	短圆柱形,有分支	细长梭形
细胞核	椭圆形,多位于细胞边缘	椭圆形,1个,偶见双核,位于细胞中央	长椭圆形,1个,位于细胞中央
横纹	有,明显	有,不明显	无
闰盘	无	有	无
肌原纤维	明显	不明显	无
横小管	有,位于A、I带交界处	有,位Z线水平	无
肌浆网	发达,三联体	不发达,二联体	发育较差

一、骨骼肌

骨骼肌(skeletal muscle)多数借肌腱附着在骨骼上。包在每条肌纤维外面的薄层结缔组织称肌内膜(endomysium),多条肌纤维组成肌束,肌束外面的薄层结缔组织称肌束膜(perimysium)。由许多肌束组成一块骨骼肌,骨骼肌外面包绕有较厚的结缔组织膜,称肌外模(epimysium)(图7-1)。结缔组织对骨骼肌起支持、连接、营养和功能调整的作用。在骨骼肌中,除骨骼肌纤维外,还有一种扁平、多突起的肌卫星细胞(muscle satellite cell),附着在肌纤维表面;肌卫星细胞是骨骼肌组织中的生肌干细胞,在肌纤维受损伤时参与肌纤维的修复。

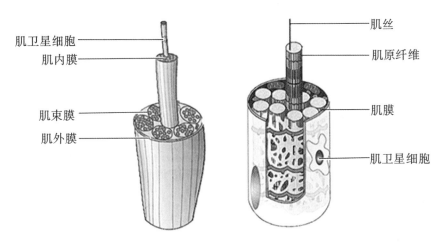

肌卫星细胞
肌内膜

肌束膜
肌外膜

肌丝
肌原纤维

肌膜

肌卫星细胞

图7-1　骨骼肌结构(模式图)

（一）骨骼肌纤维的光镜结构

骨骼肌纤维呈长圆柱状,直径为10~100 μm,长1~40 mm,最长可达10 cm以上。除舌肌等少数肌纤维外,极少有分支。骨骼肌纤维为多核细胞,一条骨骼肌纤维内有几十个至几百个细胞核,染色较浅,核呈扁椭圆形,位于肌膜下方(图7-2)。肌浆内有大量与细胞长轴平行排列的肌原纤维(myofibri)。

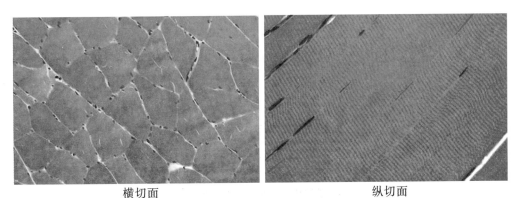

横切面　　　　　　　　　　　纵切面

图7-2　骨骼肌(光镜图)(高倍)

肌原纤维呈细丝状,直径1~2 μm,贯穿肌纤维全长。每条肌原纤维上都有明暗相间排列的带,即周期性横纹(cross striation)(图7-3)。由于肌原纤维紧密聚集,各条肌原纤维的明带和暗带排列在同一平面上,使骨骼肌纤维具有明暗相间的周期性横纹。明带(light band)又称I带,暗带(dark band)又称A带。电镜下,暗带中央有一条较明的带,称H带,H带中央有一条深色的M线,暗带宽约1.5 μm;明带中央有一条深色的Z线,明带宽随骨骼肌的收缩状态而变化,最长可达2 μm,相邻两条Z线之间的肌原纤维称肌节(sarcomere)。每个肌节由1/2 I带+A带+1/2 I带组成,长度介于1.5~3.5 μm,在一般安静状态下约为2 μm。肌节是骨骼肌结构和功能的基本单位。

（二）骨骼肌纤维的超微结构

1.肌原纤维　由粗细两种肌丝规律地沿肌原纤维长轴平行排列而成（图7-4）。明带和暗带就是这两种肌丝规律排列的结果。粗肌丝（thick myofilament）位于肌节 A 带,中央固定于 M 线上,两端游离。细肌丝（thin myofilament）的一端附着在 Z 线上,另一端伸到粗肌丝之间,达 H 带外缘;故明带中只有细肌丝,H 带只有粗肌丝,H 带以外的暗带由粗细两种肌丝组成。在横断面上观察,可见一根粗肌丝周围规律排列 6 根细肌丝,而一条细肌丝周围有 3 条粗肌丝（图7-5）。

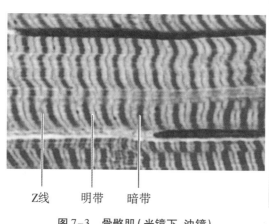

图7-3　骨骼肌（光镜下,油镜）

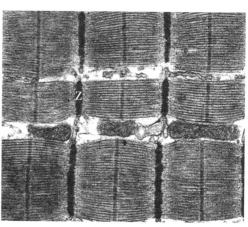

图7-4　骨骼肌纤维（电镜下）

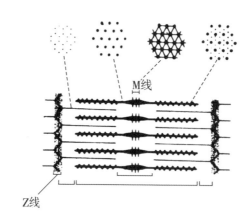

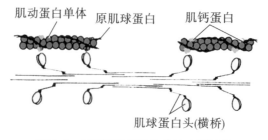

图7-5　肌原纤维超微结构和分子结构

（1）粗肌丝：长约 1.5 μm，直径 15 nm，由肌球蛋白（myosin）聚集而成，许多肌球蛋白分子平行排列成束而形成一条粗肌丝。肌球蛋白分子形似豆芽，分头和杆两部分，在头杆连接点及杆上有两处类似关节的结构，可以活动。肌球蛋白杆朝向 M 线，头朝向 Z 线且突出于粗肌丝表面形成横桥（cross bridge）（图 7-5）。粗肌丝中段部分（对应于 H 带部分）没有肌球蛋白头，故该段表面光滑。肌球蛋白分子头（即横桥）具有 ATP 酶活性，当其与细肌丝的肌动蛋白接触时，ATP 酶才被激活，于是 ATP 释放出能量，促使横桥发生屈伸运动。

（2）细肌丝：长约 1 μm，直径 5 nm，有肌动蛋白（actin）、原肌球蛋白（tropomyosin）和肌钙蛋白（troponin）三中蛋白分子组成（图 7-5）。球形肌动蛋白单体互相连接形成肌动蛋白链。两条肌动蛋白链螺旋状缠绕构成细肌丝的主要部分。每个肌动蛋白单体都有一个与肌球蛋白横桥结合的位点。原肌球蛋白是由两条细丝状多肽链相互缠绕形成的双股螺旋状分子，首尾相连，嵌于肌动蛋白双股螺旋的浅沟内；肌纤维静息状态下，原肌球蛋白遮盖肌动蛋白上与肌球蛋白结合的位点。每个原肌球蛋白上结合有一个肌钙蛋白。肌钙蛋白是 3 个球形亚单位组成：①肌钙蛋白 C 亚单位（TnC），是 Ca^{2+} 受体蛋白，能与钙结合；②肌钙蛋白 T 亚单位（TnT），能与原肌球蛋白结合的亚单位；③肌钙蛋白 I 亚单位（TnI），能抑制肌动蛋白与肌球蛋白结合的亚单位。

2. 横小管（transverse tubule）　又称 T 小管，肌膜垂直于肌原纤维向肌浆内凹陷形成的小管（图 7-6）。人与哺乳动物的横小管位于 I 带和 A 带交界处，同一水平的横小管分支相互吻合环绕在每条肌原纤维的周围。横小管可将肌膜的兴奋快速传递至每个肌节。

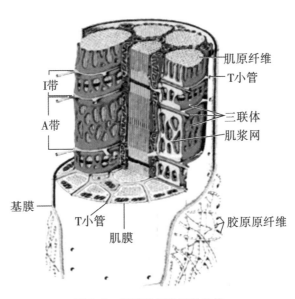

图 7-6　骨骼肌纤维超微结构

3. 肌浆网（sarcoplasmic reticulum）　是肌纤维中特化的内质网，位于相邻横小管之间。其中部呈纵行环绕在肌原纤维周围，称纵小管（longitudinal tubule）。纵小管两端扩大、吻合成环形不规则扁囊，称终池（terminal cistern）。每条横小管与其两边的终池组成三联体（triad）（图 7-6）。在此部位，兴奋可从肌膜传递到肌浆网。肌浆网膜上有钙泵和钙通道。钙泵能逆浓度梯度把肌浆中的 Ca^{2+} 泵入肌浆网内贮存,可使其内的 Ca^{2+} 浓度升高至肌浆 Ca^{2+} 的上千倍。肌浆网兴奋后,钙通道开放,大量 Ca^{2+} 又涌入肌浆。肌纤维收缩时,肌浆网变短变宽,松弛时伸长变细。

4. 线粒体(mitochondria) 在肌膜下和细胞核附近以及肌原纤维之间有丰富的线粒体,这些线粒体产生的 ATP 为骨骼肌收缩提供能量。

(三)骨骼肌纤维的收缩机制

目前认为,骨骼肌纤维的收缩机制是肌丝滑动原理(sliding filament model)。具体收缩过程概括为:①神经冲动经运动终板传给肌膜;②肌膜兴奋经横小管传给终池;③肌浆网膜上的钙通道开启,Ca^{2+} 迅速进入肌浆;④肌钙蛋白的 TnC 与 Ca^{2+} 结合而引发肌钙蛋白构象改变,进而使原肌球蛋白位置改变;⑤肌动蛋白上与横桥结合的位点暴露,并迅速与横桥结合;⑥横桥 ATP 酶被激活,水解 ATP 并释放能量;⑦横桥发生屈曲运动,将肌动蛋白丝拉向 M 线(图7-7);⑧细肌丝向粗肌丝之间滑入,I 带和 H 带缩窄,A 带长度不变,肌节缩短,肌纤维收缩;⑨收缩完毕,肌浆网膜的钙泵将肌浆内的 Ca^{2+} 又泵回肌浆网内,肌浆内的浓度降低,肌钙蛋白构象复原,原肌球蛋白重回原位并掩盖肌动蛋白上的位点,横桥与肌动蛋白脱离,肌肉松弛。

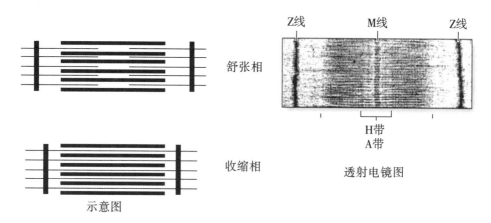

图7-7 骨骼肌纤维收缩时的肌节变化

二、心肌

心肌(cardiac muscle)分布在心脏和临近心脏的大血管壁上。心肌收缩具有自动节律性,缓慢而持久。

(一)心肌纤维的光镜结构

心肌纤维是短圆柱状,有分支。心肌纤维通过其分支互相连接成网。心肌纤维的核呈卵圆形,1~2 个,位于心肌纤维中央;核周围肌浆较丰富,内含较多线粒体、糖原及少量的脂滴和脂褐素,脂褐素为三级溶酶体的残余体,随年龄增长而增多。肌原纤维较骨骼肌少,主要分布在肌纤维周边。故在横切面上,核周围染色浅;在纵切面上,心肌纤维也有明暗相间的横纹,但不如骨骼肌的横纹明显。心肌纤维分支之间连接处称闰盘(intercalated disk),在 H-E 染色中呈深染横行或阶梯状的粗线(图7-8,图7-

10）。心肌纤维之间有丰富的毛细血管。

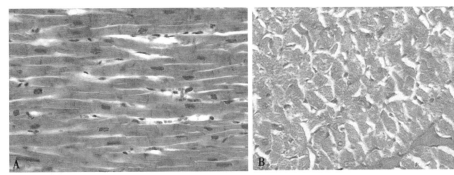

图 7-8　心肌
A.纵切面(高倍)　B.横切面(高倍)

（二）心肌纤维的超微结构

心肌纤维超微结构与骨骼肌相似(图 7-9,图 7-10)：①粗细肌丝构成的肌丝束没有形成分隔明显的肌原纤维；肌丝束之间含有大量纵行排列的线粒体。②横小管较粗,位于 Z 线水平。③肌浆网较稀疏,纵小管不发达,终池少而小,横小管多与一侧终池组成二联体(diad),故心肌纤维的肌浆网贮存 Ca^{2+} 的能力较差,收缩前尚需从细胞外摄取 Ca^{2+}。④闰盘位于 Z 线平面,呈阶梯状,在横向连接的部分有中间连接和桥粒,以加强心肌纤维之间的连接,传导张力；在纵向连接部分有缝隙连接,便于细胞间信息传导,保证心肌的同步收缩。⑤心房肌纤维肌浆内含有心房分泌颗粒,其中含有心房钠尿肽(atrial natriuretic peptide, ANP)；ANP 具有排钠、利尿、扩张血管和降低血压的功能。

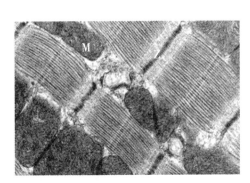

图 7-9　心肌透射(电镜图)
↖:闰盘　M:线粒体　Z:Z线

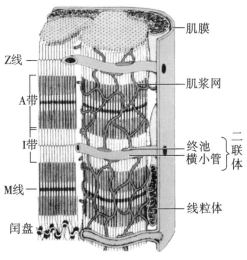

图 7-10　心肌纤维超微结构(模式图)

肌膜
Z线
肌浆网
A带
I带
终池
横小管
二联体
M线
线粒体
闰盘

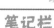

临床应用

骨骼肌的损伤与修复

骨骼肌的运动损伤是体育锻炼常常出现的。骨骼肌纤维是永久性细胞，再生能力较差。损伤修复过程分三期：①损伤变性期，损伤处形成血肿，肌纤维膜受损，进一步会坏死、退化，巨噬细胞吞噬坏死组织；②修复期，卫星细胞活化形成纹状肌；③组织塑形期，再生骨骼肌成熟，瘢痕组织机化。损伤修复往往不能完全恢复到未损伤前的状态。正常情况下，肌卫星细胞处于静止期，一旦肌肉损伤，肌卫星细胞被激活，增生、分化，并能分泌一些肌肉生长的调节因子，实现骨骼肌修复。

三、平滑肌

平滑肌（smooth muscle）广泛分布于内脏器官和血管壁等中控性器官的管壁内。

（一）平滑肌的光镜结构

平滑肌纤维呈长梭形，收缩时可扭曲呈螺旋形，一般长 200 μm，直径 2~8 μm，妊娠子宫平滑肌长度可达 500~600 μm，而小血管平滑肌短至 20 μm；平滑肌纤维中央有一个杆状或椭圆形细胞核，有 1~2 个核仁，核两端肌浆丰富（图 7-11）；平滑肌纤维胞质嗜酸性，无横纹。

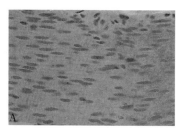
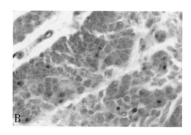

图 7-11 平滑肌（光镜图）
A. 纵切面（高倍） B. 横切面（高倍）

（二）平滑肌纤维的超微结构

平滑肌纤维的肌膜向肌浆内凹陷成小凹（caveola），相当于横纹肌的横小管。肌浆网不发达，呈稀疏的小管状，邻近小凹。平滑肌纤维两端肌浆较多，含线粒体、高尔基复合体、粗面内质网、游离核糖体、糖原和脂滴。平滑肌纤维内有没有肌原纤维，不形成肌节。平滑肌纤维内可见大量的密斑（dense patch）、密体（dense body）、中间丝（intermediate filament）、细肌丝和粗肌丝（图 7-12）。密斑和密体的电子密度较高，前者位于肌膜下，后者位于肌浆中，二者之间有中间丝相连。细肌丝一端固定于密斑或密体上，另一端游离。粗肌丝均匀地分布在细肌丝之间。若干条粗肌丝和细肌丝聚集形成收缩单位。相邻的平滑肌之间有缝隙连接，便于细胞间信息传递，使平滑肌收缩具有整体性。

平滑肌的收缩是收缩单位中的粗、细肌丝之间的滑动完成的。由于肌丝单位的两端在肌膜内侧呈螺旋形分布;收缩单位中的粗细肌丝可以全长滑动;由于菱形的细胞骨架存在,使平滑肌收缩时变短、增粗或呈螺旋形扭曲(图7-13,图7-14)。

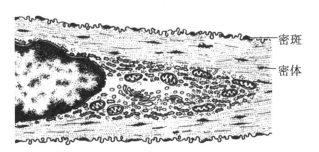

密斑

密体

图7-12　平滑肌电镜结构(模式图)

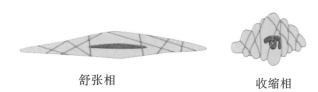

舒张相　　　　　　　收缩相

图7-13　平滑肌舒缩相(模式图)

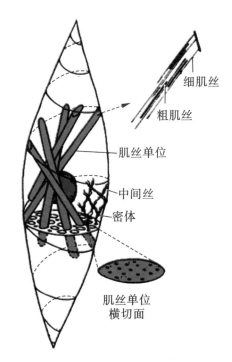

细肌丝

粗肌丝

肌丝单位

中间丝

密体

肌丝单位
横切面

图7-14　平滑肌超微结构(模式图)

笔记栏

思考题

1. 简述三种肌组织的光镜结构与功能。
2. 简述骨骼肌和心肌的超微结构及其收缩机制。
3. 简述肌原纤维、肌丝、三联体、闰盘的概念。

（郑州大学　黄　忻）

神经组织

神经组织(nerve tissue)是由神经细胞(nerve cell)和神经胶质细胞(neuroglia cell)组成,是神经系统最主要的组织成分。神经细胞是高度分化的细胞,是神经组织的结构和功能单位,也称神经元(neuron),约有10^{12}个。每个神经元都有接受刺激、整合信息和传导冲动的能力;通过神经元之间的联系,把接受的信息加以分析或贮存,并可传递给各种肌细胞、腺细胞等效应细胞,以产生效应;此外,它们也是意识、记忆、思维和行为调节的基础。神经胶质细胞的数量为神经元的10～50倍,对神经元起支持、保护、营养和绝缘等作用,也参与神经递质和活性物质的代谢。

一、神经元

神经元的形态多样,大小不一,但都可分为胞体、突起两部分,胞体包括细胞膜、细胞质和细胞核,突起分树突(dendrite)和轴突(axon)(图8-1)。

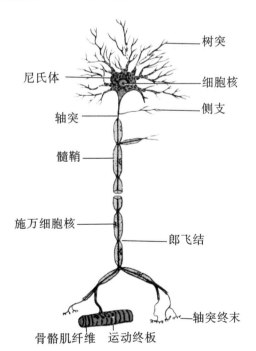

图8-1　运动神经元(模式图)

（一）神经元的结构

1.胞体 为神经元的营养和代谢中心,位于中枢神经系统的灰质和周围神经系统的神经节内。形状多样,有圆形、锥形、梭形和星形等;大小不等,小的直径仅 4 ~ 5 μm,大的直径达 150 μm。

（1）细胞膜:神经元的细胞膜属可兴奋膜（excitable membrane）,可接受刺激、产生并传导冲动。膜的性质取决于膜蛋白,膜蛋白中有些是离子通道（ion channel）,如 Na^+ 通道、K^+ 通道、Ca^{2+} 通道等;有些是特异的化学信息（如神经递质或调质）的受体（receptor）。离子通道受电刺激而开放的,成为电压门控通道（voltage-gated channel）;当受体与相应的神经递质结合后才开放的,成为化学门控通道（chemically-gated channel）。

（2）细胞质:除含一般细胞器外,还含有大量尼氏体（Nissl body）、神经原纤维（neurofibril）、发达的高尔基复合体和一些脂褐素（lipofuscin）等（图8-2,图8-3）。

（3）尼氏体:又称嗜染质（chromophilic substance）,在光镜下呈嗜碱性的团块或颗粒,均匀分布。在大神经元中,如运动神经元,称粗大斑块状,在小神经元中,如神经节内神经元,呈细颗粒状。电镜下,尼氏体由大量平行排列的粗面内质网和游离的核糖体组成（图8-3）,表示神经元具有旺盛的蛋白质合成功能;这些蛋白质包括细胞器更新所需要的结构蛋白、合成神经递质（neurotransmitter）、所需要的酶类以及肽类的神经调质（neuromodulator）。神经递质是神经元向其他神经元或效应细胞传递信息的化学载体,一般为小分子物质,主要在胞体合成后以小泡的形式贮存于神经元的轴突终末。神经调质一般为肽类,能增强或减弱神经元对神经递质的反应。在不同功能状态下,一个神经元尼氏体的数量是不同的,因此,尼氏体的形态结构可作为判定神经元功能状态的标志。

神经原纤维:在 H-E 染色的切片中呈棕黑色细丝状,交织成网,并伸入树突和轴突（图8-2）。电镜下神经原纤维由神经丝（neurofilament）和微管聚集而成。神经丝是一种细长管状的中间丝。神经原纤维构成神经元的细胞骨架（cytoskeleton）。

（4）脂褐素:呈棕黄色颗粒状,随年龄增长而增多,为溶酶体消化后的残留物,有异物、脂滴及退变的细胞器。

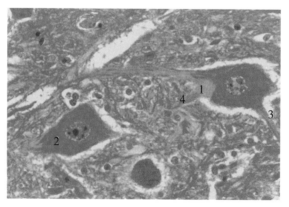

图8-2 神经元光镜结构（高倍）
1.轴丘 2.神经元胞体 3.树突 4.轴突

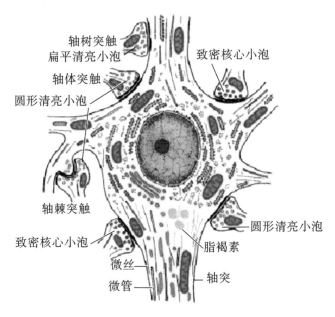

轴树突触
扁平清亮小泡

致密核心小泡

轴体突触

圆形清亮小泡

轴棘突触

致密核心小泡

圆形清亮小泡

脂褐素

微丝

微管

轴突

图8-3 神经元及其突触超微结构(模式图)

2. 突起

(1)树突:每个神经元都有一个或多个树突,内部结构与核周质相似。树突为树枝状分支,分支上可见大量短小突起,称树突棘(dendritic spine)(图8-4)。电镜下,树突棘内有2~3层滑面内质网形成的板层,板层之间有少量致密物质,称棘器(spine apparatus)。树突的功能主要是接受刺激并将神经冲动传递给胞体。树突和树突棘极大地扩展了神经元接受刺激的表面积。神经元接受信息和整合信息的能力与树突的分支程度及树突棘的数量密切相关。

(2)轴突:每个神经元只有一个轴突,一般为胞体发出。轴突粗细均匀,表面光滑,长短不一,短者仅数微米,长可达1 m以上。轴突末端有较多的纤细分支,侧支常呈直角分出。光镜下,胞体发出轴突的部位常呈圆锥状,称轴丘(axon hillock),此部位无尼氏体,故染色淡。轴突表面的胞膜称轴膜(axolemma),其内的胞质称轴质(axoplasm)。轴质内有大量的神经丝、微管、微丝、线粒体、滑面内质网和一些小泡等。轴突内无粗面内质网和游离核糖体,故不能合成蛋白质。

轴突的主要功能是将神经冲动从细胞体传递至轴突终末。轴丘处的轴膜较厚,膜下有电子密度高的致密层,此部位轴膜易引起电兴奋,是神经元产生神经冲动的起始部位。神经冲动的传导是在轴膜上进行的。

轴突内的物质转运称轴突运输(axonal transport),由胞体向轴突终末的运输过程称顺向轴突运输(anterograde axonal transport),反之称逆向轴突运输(retrograde axonal transport)。胞体内新形成的微丝、微管和神经丝缓慢地向轴突终末移动,为慢速轴突运输,也称轴质流动。轴膜更新所需的蛋白质、含神经递质或神经调质的小泡及合成递质所需要的酶等,快速由胞体向轴突终末运动,称快速轴突运输。轴突终末的代谢产物或摄取的物质(蛋白质、小分子物质或临近细胞产生的神经营养因子等)逆向运输到胞体,称快速逆向轴突运输。某些病毒或毒素(如狂犬病毒、脊髓灰质炎病毒和破伤风毒素等),也可经逆向运输侵入神经元胞体。微管在轴突运输中起重要作用。

(二)神经元的分类

神经元的分类方法有多种,常以神经元突起的数目、长短、神经元的功能及所释放的神经递质或调质进行分类。

1. 根据突起的数量分类(图8-4)

(1)假单极神经元(pseudounipolar neuron):从胞体发出一个突起,距胞体不远处呈"T"形分支,一支分不到外周的其他组织器官,称周围突(peripheral process),另一支进入中枢神经系统,称中枢突(central process),如神经节内的感觉神经元。

(2)双极神经元(bipolar neuron):胞体只发出一个树突和一个轴突,如视网膜的双极神经元和耳蜗神经节的双极神经元。

(3)多极神经元(multipolar neuron):为体内数量最多的神经元,有一个轴突、多个树突。

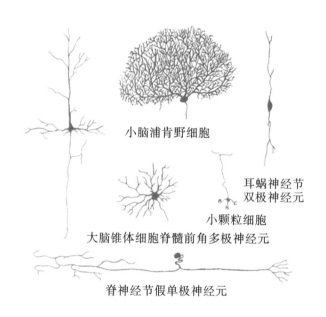

小脑浦肯野细胞

耳蜗神经节双极神经元

小颗粒细胞

大脑锥体细胞 脊髓前角多极神经元

脊神经节假单极神经元

图8-4 神经元几种主要形态(模式图)

2. 按神经元的功能分类(图8-5)

(1)感觉神经元(sensory neuron):又称传入神经元(afferent neuron),为假单极神经元。胞体位于脑脊神经节内,接受体内外的化学或物理刺激,并将刺激信息传向中枢。

(2)运动神经元(motor neuron):又称传出神经元(efferent neuron),一般为多极神经元。胞体位于中枢神经系统的灰质和自主神经节内,突起参与白质和周围神经的组成,将神经冲动传递至肌细胞或腺细胞,如脊髓前角运动神经元。

(3)中间神经元(interneuron):又称联络神经元(association neuron),起联络前两种神经元的作用,一般为多级神经元。动物进化度越高,中间神经元数量越多。中间神经元在神经系统内构建成复杂的神经元网络。人类的中间神经元占神经元总数的99%以上,构成中枢神经系统内复杂的神经元网络。如大脑皮质的小椎体细胞、小脑皮质的篮状细胞等。

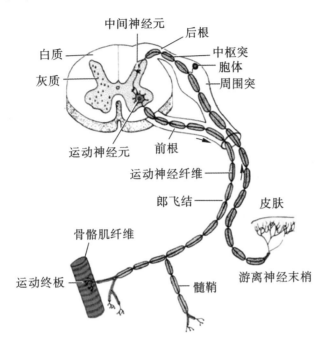

图8-5 脊髓及脊神经(模式图)
(示三种神经元的关系)

3. 根据轴突长短分类

(1)高尔基Ⅰ型神经元(Golgi type Ⅰ neuron):胞体大,轴突长(可达1 m以上),如脊髓前角运动神经元。

(2)高尔基Ⅱ型神经元(Golgi type Ⅱ neuron):胞体小,轴突短(仅数微米),如大脑皮质内的联络神经元。

4. 根据神经元释放的神经递质和神经调质分类

(1)胆碱能神经元(cholinergic neuron):释放乙酰胆碱,如脊髓前角运动神经元。

(2)胺能神经元(aminergic neuron):释放多巴胺、5-羟色胺等单胺类神经递质,如交感神经节内的神经元。

(3)去甲肾上腺素能神经元(noradrenergic neuron):释放去甲肾上腺素。

(4)氨基酸能神经元(amino acidergic neuron):释放谷氨酸、甘氨酸和 γ-氨基丁酸等。

(5)肽能神经元(peptidergic neuron):释放脑啡肽、P物质、神经降压素等,常统称神经肽。通常每个神经元只释放一种神经递质,同时还可释放一种神经调质。

另外,根据神经元胞体形态,还可分为锥体细胞、星形细胞和梭形细胞等。根据神经元效应细胞的作用,神经元可分为兴奋性神经元和抑制性神经元。

不同的分类方法对一种神经元是可以叠加的,如脊髓前角的神经元,可以归为多极神经元、星形神经元、运动神经元、胆碱能神经元及兴奋性神经元等。

临床应用

神经干细胞移植

坐在轮椅上的张海迪,高位截瘫的桑兰……是因为神经元损伤或病变而造成的疾病。如果能通过神经干细胞移植技术使这类病人神经功能恢复该是多么令人振奋的事啊。神经干细胞移植是将神经干细胞(neural stem cells)移植到宿主体内,使神经干细胞向神经系统病变部位趋行、聚集,并存活、增殖、分化为神经元和(或)神经胶质细胞,从而促进宿主缺失的功能全部或部分恢复的一种技术。人的神经干细胞有聚集倾向,在侧脑室的室管膜下区、海马齿状回颗粒下区以及整个中枢神经系统室管膜区域存在丰富的神经干细胞。提取这些部位的神经干细胞,进行体外培养,再通过注射等方式将神经干细胞移植到发病区,并使该干细胞分化为功能神经元,从而治疗相关神经组织损伤的疾病。目前,神经干细胞移植在治疗帕金森病、脑中风、脑梗死、亨廷顿病、老年性痴呆及脑外伤等疾病已显示初步效果。

二、突触

突触(synapse)是神经元和神经元之间,或神经元和效应器之间传递信息的结构,是一种细胞连接方式。最常见的是一个神经元的轴突终末与另一个神经元的树突、树突棘或胞体构成突触,分别可形成轴-树突触(axo-dendritic synapse)、轴-棘突触(axo-spinous synapse)或轴-体突触(axo-somatic synapse)。此外还有少量存在的轴-轴突触(axo-axonal synapse)和树-树突触(dendro-dendritic synapse)等。神经系统通过突触连接形成庞大而复杂的神经网络。根据传导信息的方式不同,突触可分为化学突触(chemical synapse)和电突触(electrical synapse)两大类。

(一)化学突触

1. 化学突触的结构　化学突触以神经递质作为传递信息的媒介,一般所说的突触均是化学突触。化学突触可分突触前成分(presynaptic element)、突触间隙(synaptic cleft)和突触后成分(postsynaptic element)三部分。突触前、后成分彼此相对的细胞膜分别称突触前膜(prisynaptic membrane)和突触后膜(postsynaptic membrane),两者之间相隔15~30 nm的间隙称为突触间隙。

突触前成分通常是呈囊状膨大的轴突终末,银染标本中可见棕黑色的圆形颗粒,附着在另一个神经元的胞体或树突上,称突触小体(synapse knob)(图8-3),电镜下,突触前成分(突触小体)内含许多突触小泡(synaptic vesicle),还有少量的线粒体、滑面内质网、微管和微丝等(图8-6,图8-7)。突触小泡多为圆形,部分呈扁平形,直径40~60 nm。突触小泡内含神经递质或神经调质。含乙酰胆碱的突触小泡多是圆形清亮小泡,含氨基酸类神经递质的多为扁平清亮小泡,含单胺类神经递质的突触小泡是小颗粒型小泡(含致密核心),含神经肽的通常为有致密核心的大颗粒型小泡(图8-

3）。突触小泡表面附有一种蛋白质，称突触素（synapsin），它将小泡连接于细胞骨架。突触前膜和后膜的胞质面附有致密物质，故比一般细胞膜厚。突触前膜胞质面还附着有排列规则的锥形致密突起（dense projection），突起间容纳突触小泡。突触前膜上富含电压门控通道，如 Ga^{2+} 通道。突触后膜上有特异性的神经递质和调质的受体及离子通道。

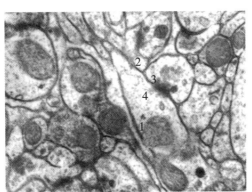

1.树突；2.轴突；3.突触前成分；4.突触后成分

图 8-6　化学突触（电镜图）

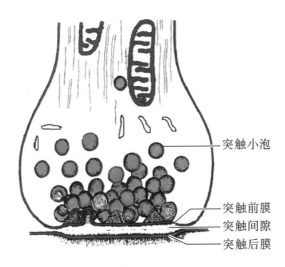

突触小泡

突触前膜
突触间隙
突触后膜

图 8-7　化学突触超微结构（模式图）

　　2.化学突触的功能　当神经冲动沿轴膜传至轴突终末时，触发突触前膜上电压门控 Ca^{2+} 通道开放，Ca^{2+} 由细胞外进入突触前成分，在 ATP 参与下，突触素发生磷酸化。磷酸化的突触素与突触小泡亲和力降低，使突触小泡与细胞骨架脱离，移至突触前膜并与之融合，通过出胞作用将小泡内的神经递质释放到突触间隙。神经递质与突触后膜上的相应受体结合后，引起与受体偶联的化学门控通道开放，突触后膜内外离子分布发生改变，突触后神经元（或效应细胞）产生兴奋或抑制性变化。使突触后膜产生兴奋作用的突触称兴奋性突触，使突触后膜产生抑制作用的突触称抑制性突触。突触的兴奋或抑制,取决于神经递质及其受体的种类。神经冲动通过化学突触的传递是单向性的。一个神经元可以把单个信息传递给许多其他神经元或效应器细胞,如一个运动神经元的轴突可同时支配上千条骨骼肌纤维。一个神经元也可以通过突触接受许多其他神经元的信息,这些突触的传来信息既有兴奋的,也有抑制的。如果兴奋性信息超过抑制性信息,并足以引起该神经元轴丘处的轴膜产生神经冲动,该神经元则表现为兴奋;反之,表现为抑制。化学性突触对体内、外环境变化十分敏感,如茶碱类物质、碱中毒等可提高其兴奋性;而缺氧、疲劳、酸中毒和麻醉等情况下可使其兴奋性减低。

(二)电突触

电突触实际是缝隙连接,以电流作为信息载体,传导过程中不需要神经递质。冲动的传导是双向的。在中枢神经系统和视网膜内的同类神经元之间,促进神经元活动的同步性。

三、神经胶质细胞

神经胶质细胞(neuroglia cell)简称胶质细胞(glial cell),是神经组织中另一类细胞,广泛分布于中枢神经系统和周围神经系统,数量比神经元大得多,胶质细胞与神经元数量比为(10~50):1。胶质细胞也具有突起,但不分树突和轴突,对神经元起支持、营养、保护、绝缘等作用。

(一)中枢神经系统的神经胶质细胞

1. 星形胶质细胞(astrocyte) 是体积最大的一种神经胶质细胞,呈星形,核较大、圆形或椭圆形、染色浅。胞质内含有胶质丝(glial filament),由胶原纤维酸性蛋白构成的一种中间丝,参与细胞骨架的组成。从胞体发出的突起充填在神经元胞体及其突起之间,起支持和绝缘作用。有些突起末端膨大呈脚板(end feet),附在毛细血管壁上构成血脑屏障的神经胶质膜或附在脑和脊髓表面形成角质界膜(glial limitans),星形胶质细胞能分泌神经营养因子(neurotrophic factor),维持神经元的生存及其功能(图8-8)。中枢神经系统受损伤部位常由星形胶质细胞增生形成胶质瘢痕修复。星形胶质细胞约占中枢神经胶质细胞的20%,可分为两种:①原浆性星形胶质细胞(protoplasmic astrocyte),多分布在脑和脊髓的灰质内。细胞突起短粗,分支多,胞质内胶质丝较少;②纤维性星形胶质细胞(fibrous astrocyte)多分布在脑和脊髓的白质内,突起较长,分支少,胞质内胶质丝丰富(图8-9)。

2. 少突胶质细胞(oligodendrocyte) 数量较多,约占中枢神经胶质细胞的75%,分布于中枢神经系统的灰质和白质内。胞体较星形胶质细胞小,细胞核也较小,呈圆形或椭圆形,着色深;突起较少,分支也少。电镜下,可见细胞突起末端扩展成扁平薄膜缠绕在轴突表面,形成中枢神经系统的神经纤维的髓鞘(图8-9)。

3. 小胶质细胞(microglial) 数量较少,约占全部中枢神经胶质细胞的5%,分布于中枢神经的灰质和白质中,也是体积最小的中枢神经胶质细胞,呈细长或椭圆形,核扁平、卵圆形或三角形,染色深,突起细长有分支,表面有许多棘突。小胶质细胞来源于血液的单核细胞,当神经系统损伤时,可转变为巨噬细胞吞噬死亡细胞及其碎屑(图8-10)。

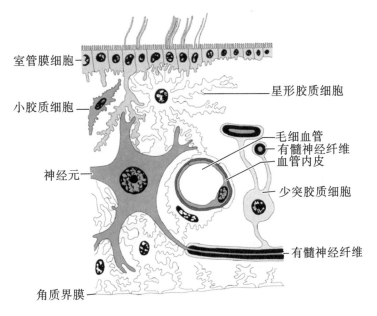

室管膜细胞

星形胶质细胞

小胶质细胞

毛细血管
有髓神经纤维
血管内皮

神经元

少突胶质细胞

有髓神经纤维

角质界膜

图8-8 中枢神经系统神经胶质细胞与神经元和毛细血管的关系

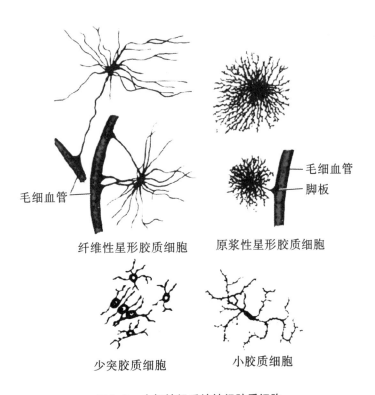

毛细血管

毛细血管
脚板

纤维性星形胶质细胞

原浆性星形胶质细胞

少突胶质细胞

小胶质细胞

图8-9 中枢神经系统神经胶质细胞

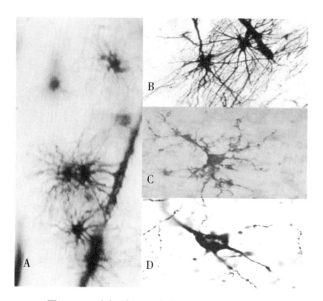

图 8-10　中枢神经系统神经胶质细胞(银染)
A.原浆性星形胶质细胞　B.纤维性星形胶质细胞　C.小胶质
细胞　D.少突胶质细胞

4.室管膜细胞(ependymal cell)　为衬附于脑室和脊髓中央管腔面的单层立方或柱状细胞。室管膜细胞表面有许多微绒毛,有些细胞表面有纤毛,纤毛的摆动有利于脑脊液的流动。一些室管膜细胞基底面有长的突起伸向深部。脉络丛的室管膜细胞还参与脑脊液的形成。

(二)周围神经系统的神经胶质细胞

1.施万细胞(Schwann cell)　也称雪旺细胞或神经膜细胞(neurolemmal cell),包裹着周围神经系统的突起,构成髓鞘。有保护和绝缘功能,还可分泌神经营养因子,在受损神经元的存活及轴突的再生过程中起诱导作用。

2.卫星细胞(satellite cell)　是神经节内围绕神经元的一层方形或扁平细胞,又称被囊细胞(capsular cell)。细胞核圆形,染色深。卫星细胞具有营养和保护神经节细胞的功能。

四、神经纤维和神经

(一)神经纤维

神经纤维(nerve fiber)由轴突和包在其外面的神经胶质细胞构成。根据包裹轴突的神经胶质细胞是否形成髓鞘,将其分为有髓神经纤维和无髓神经纤维两种。

1.有髓神经纤维

(1)周围神经系统的有髓神经纤维:由施万细胞包绕神经元的轴突构成。施万细胞呈长卷筒状,最长可达 1 500 μm,它们一个接一个地套在轴突外面,相邻的施万细胞不完全相连而形成缩窄,称郎飞结(Ranvier node),相邻郎飞结之间的一段神经纤维称结间体(internode)(图 8-11,图 8-12)。有髓神经纤维(myelinated nerve fiber)的轴突,除起始段、终末及郎飞结外均包有髓鞘(myelin sheath)。电镜下,每一个结间体的髓鞘是由一个施万细胞的双层膜呈同心圆状反复环绕轴突而成。在横切面上,施万细胞可分为三层:中层是约50层的细胞膜卷绕形成的髓鞘。以髓鞘为界,施万细胞胞质被分为内侧胞质和外侧胞质。内侧胞质量极少,光镜下难以分辨,外侧胞质略厚含施万细胞的细胞核(图8-13)。髓鞘的化学成分主要是类脂和蛋白质,称为髓磷脂(myelin)。在H-E染色组织切片中,由于髓鞘中类脂被溶解,仅见少量残留的网状蛋白质(图8-12)。施万细胞的核呈长椭圆形,与轴突平行,施万细胞外面有一层基膜。

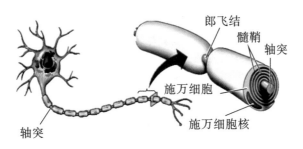

图8-11　周围有髓神经纤维结构

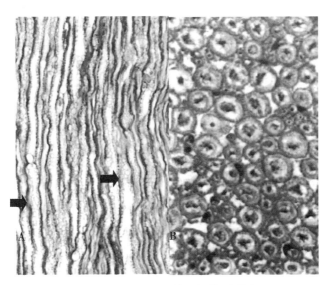

图8-12　周围有髓神经纤维(高倍)
A.纵切面　B.横切面　➡:轴突　▷:郎飞结

在有髓神经纤维的形成过程中,首先是伴随轴突一起生长的施万细胞表面凹陷成一纵沟,轴突位于纵沟内,沟缘的胞膜相贴形成轴突系膜(mesaxon)。随后轴突系膜不断伸长并反复包卷轴突,把胞质挤至细胞内、外侧缘及两端靠近郎飞结处,各层细胞膜相贴而形成许多同心圆排列的板层,即为髓鞘(图8-14)。

(2)中枢神经系统的有髓神经纤维:由少突胶质细胞突起末端的扁平薄膜包卷轴突而成。一个少突胶质细胞有几个突起就可包绕几个轴突形成髓鞘,其胞体位于神经纤维之间。

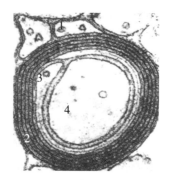

图 8-13　有髓神经纤维(电镜图)

1.施万细胞外侧胞质　2.髓鞘　3.施万细胞内侧胞质　4.轴突

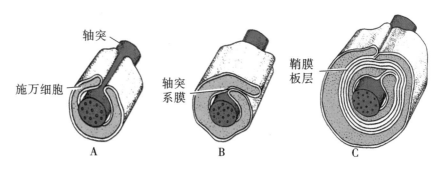

图 8-14　周围有髓神经纤维髓鞘形成

从 A→C 逐渐包卷形成髓鞘

2.无髓神经纤维

(1)周围神经系统的无髓神经纤维:由较细的轴突及其外面的施万细胞构成。施万细胞为不规则柱状,表面有数量不等、深浅不一的纵沟,轴突单独或成束陷于这些纵沟内,施万细胞沿轴突连续排列,但不形成髓鞘,也无郎飞结。施万细胞外也有基膜(图 8-15)。

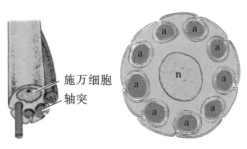

图 8-15　周围无髓神经纤维(1)

(2)中枢神经系统的无髓神经纤维:轴突外面无特异性神经胶质细胞包裹,裸露走行于有髓神经纤维之间。

神经纤维传导神经冲动是在轴膜上进行的。有髓神经纤维是跳跃式传导神经冲动,即从一个郎飞结到下一个郎飞结,故传导速度快。有髓神经纤维的轴突越粗,其髓鞘越厚,结间体也越长,神经冲动跳跃的距离越大,传导速度也越快。无髓神经纤维因无髓鞘和郎飞结,神经冲动只能沿着轴突的轴膜连续传导,故传导速度比有髓神经纤维慢得多。

(二)神经

神经(nerve)是许多神经纤维及周围的结缔组织、血管和淋巴管等一起构成。每条神经纤维周围有薄层结缔组织,称神经内膜(endoneurium)。若干条神经纤维组成神经纤维束,包绕在神经纤维束周围的结缔组织,称神经束膜(perineurium)。神经束膜外层是结缔组织,内层是由多层扁平上皮细胞组成,称神经束上皮(perineural epithelium),细胞间有紧密连接,多进出神经纤维束的物质起屏障作用。许多神经束聚合成一根神经,其外围的结缔组织成为神经外膜(epineurium)(图8-16)。较粗的神经可含数十条神经束,如坐骨神经,细的神经可仅含一条神经束。神经外膜内的血管发出分支进入神经束膜,进一步在神经内膜内形成毛细血管网。它们之中也含有淋巴管。

有的神经只含感觉神经纤维或运动神经纤维,分别称感觉神经或运动神经,但大多数神经同时含有两者,称混合神经。在结构上,神经一般同时含有有髓和无髓两种神经纤维。由于有髓神经纤维含髓磷脂,故肉眼见神经通常是白色的。

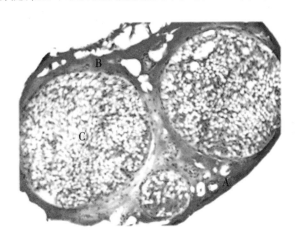

图8-16　周围无髓神经纤维(2)
A.神经外膜　B.神经束膜　C.神经纤维

五、神经末梢

神经末梢(nerve ending)是周围神经纤维的终末部分,遍布全身,形成各种末梢装置,按功能分感觉神经末梢和运动神经末梢两大类。

(一)感觉神经末梢

感觉神经末梢(sensory nerve)是感觉神经元(属假单极神经元)周围突的终末部分,与其他组织共同组成感受器。感觉神经末梢能感受内、外环境的各种刺激,并将刺激转化为神经冲动,传向中枢,产生感觉。感觉神经末梢按结构可分为游离神经末梢和有被囊神经末梢两类。

1. 游离神经末梢(free nerve ending) 结构简单,由较细的有髓神经纤维或无髓神经纤维的终末反复分支而成。在接近末梢处,髓鞘消失,其裸露的细支分布与表皮、角膜和毛囊的上皮细胞之间,或分布在各型结缔组织内,如真皮、骨膜、脑膜、血管外膜、关节囊、肌腱、韧带、筋膜和牙髓等处。此类神经末梢感受冷、热、轻触和痛的刺激(图8-17)。

2. 有被囊神经末梢(encapsulated nerve ending) 感觉神经元周围突的终末外包裹有结缔组织被囊,其种类很多,常见的有如下几种:

(1)触觉小体(tactile corpuscle):分布于皮肤的真皮乳头层,以手指、足趾的掌侧皮肤内最多,其数量随年龄的增长而减少。触觉小体呈卵圆形,长轴与皮肤表面垂直,外面包有结缔组织被囊,小体内有许多横列的扁平细胞。有髓神经纤维进入小体时失去髓鞘,并分成细支盘绕在扁平细胞间(图8-18,图8-19)。触觉小体的功能是感受触觉。

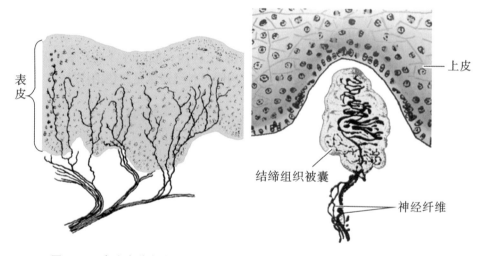

图8-17 表皮内游离神经末梢　　图8-18 触觉小体

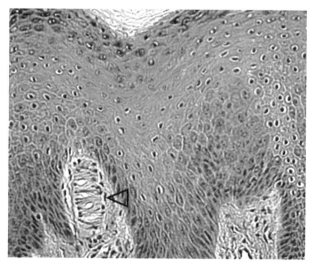

图8-19 触觉小体光镜图(高倍)

◁:触觉小体

（2）环层小体（lamellar corpuscle）：广泛分布在皮下组织、肠系膜、韧带和关节囊等处。环层小体较大，呈球形或卵圆形，被囊由数十层同心圆的扁平细胞构成，中央为一均质的圆柱体。有髓神经纤维进入小体时失去髓鞘，裸露的终末穿行于小体中央的圆柱体内（图8-20，图8-21）。环层小体的功能是压觉和振动觉。

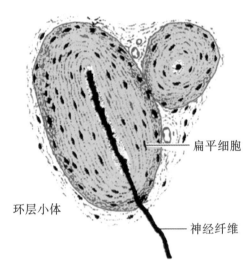

图8-20　环层小体（模式图）

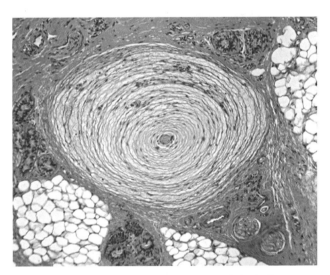

图8-21　环层小体（光镜图）（H-E染色，低倍）

（3）肌梭（muscle spindle）：是分布在骨骼肌内的梭形结构，外有结缔组织被囊，内含若干细小的骨骼肌纤维，称梭内肌纤维。梭内肌纤维的胞核呈串排列或几种在肌纤维中段而使该处膨大，肌原纤维较少。感觉神经纤维进入梭内肌时失去髓鞘，裸露的终末细支环状包绕梭内肌中段，或呈花枝样附着在近中段。梭内肌还有运动神经末梢，分布在梭内肌纤维两端（图8-22，图8-23）。肌梭是一种本体感受器，主要感受肌纤维的伸缩变化，调节骨骼肌的活动。运动神经末梢可分为躯体运动神经末梢和内脏运动神经末梢两类。

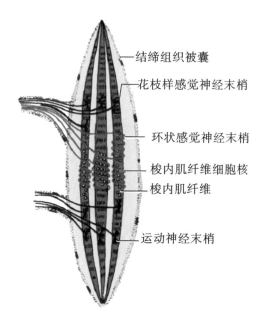

图 8-22　肌梭（模式图）

右侧标注（从上到下）：
- 结缔组织被囊
- 花枝样感觉神经末梢
- 环状感觉神经末梢
- 梭内肌纤维细胞核
- 梭内肌纤维
- 运动神经末梢

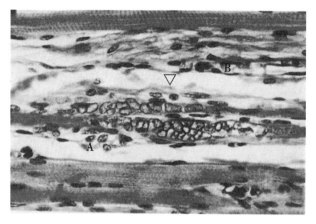

图 8-23　肌梭光镜图（高倍）

A.梭外肌纤维　B.被囊　▽:梭内肌纤维

（二）运动神经末梢

运动神经末梢（motor nerve ending）是运动神经元的轴突分布于肌组织和腺体内的终末部分，支配肌纤维的收缩和腺细胞的分泌，并与其他组织共同组成效应器（effector）。运动神经末梢可分为躯体运动神经末梢和内脏运动神经末梢两类。

1.躯体运动神经末梢（somatic motor nerve ending）　分布于骨骼肌内。脊髓前角或脑干的运动神经元胞体的轴突，到达所支配的骨骼肌时失去髓鞘并发出很多分支，每一分支形成葡萄状终末与骨骼肌纤维建立突触连接，此连接区域呈椭圆形板状隆起，称运动终板（motor end plate）或神经肌连接（neuromuscular junction）（图 8-24，图

8-25)。

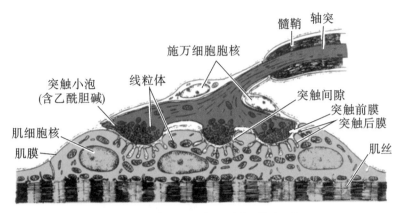

图 8-24　运动终板超微结构(模式图)

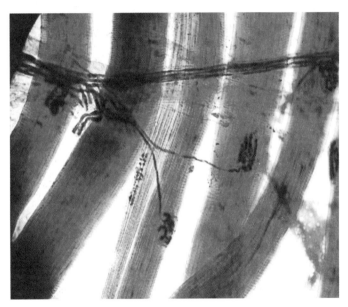

图 8-25　运动终板(银染,高倍)

　　一个神经元可支配多条骨骼肌纤维(一条至上千条),而一条骨骼肌纤维只接受一个轴突分支的支配。一个运动神经元及其支配的全部骨骼肌纤维合称一个运动单位(motor unit),运动单位越小产生的动作越精细。

　　电镜下,运动终板处的肌纤维向内凹陷成浅槽,槽底肌膜即突触后膜有凹陷形成许多深沟和皱褶,使突触后膜的表面积增大。突触终末内有大量含乙酰胆碱的突触小泡,当神经冲动到达运动终板时,突触前膜的电压门控离子通道开放,Ca^{2+}进入轴突终末内,使突触小泡移向突触前膜,通过出胞作用释放其内的乙酰胆碱到突触间隙,与突触后膜的特异性受体结合后,引起两侧离子分布发生变化而产生兴奋,从而引起肌纤维收缩。

　　2.内脏运动神经末梢(visceral motor nerve ending)　分布于内脏及血管的平滑肌、

心肌和腺体等处的自主性神经末梢。这类神经纤维较细,无髓鞘,其轴突终末分支呈"串珠"样膨体(varicosity),贴附于肌纤维表面,或穿行于腺上皮细胞之间。膨体的轴膜是突触前膜,与其相对应的效应细胞膜为突触后膜,两者之间是突触间隙。膨体内有许多圆形或颗粒性突触小泡。圆形清亮突触小泡含乙酰胆碱,颗粒性突触小泡含去甲肾上腺素或肽类神经递质(图8-26)。

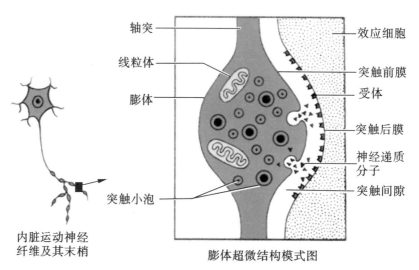

内脏运动神经
纤维及其末梢

膨体超微结构模式图

图8-26　内脏运动神经纤维及其末梢和膨体超微结构

思考题

1.简述神经元的结构和功能。

2.简述神经元的光镜与电镜结构特点(树突、轴突、尼氏体、神经原纤维)、功能及分类。

3.简述突触的结构和功能。

4.简述有髓神经纤维与无髓神经纤维的结构和功能特点。

(郑州大学　黄　忻)

眼和耳

一、眼

眼是视觉器官,主要由眼球构成,还有眼睑、眼外肌和泪器等辅助器官。眼球近似球体,由眼球壁和眼内容物组成(图9-1~图9-3)。

(一)眼球壁

眼球壁从外向内可分为纤维膜、血管膜和视网膜三层。

1.纤维膜 主要由致密结缔组织组成,前1/6为角膜,后5/6为巩膜。两者过渡区域称角膜缘。

(1)角膜(cornea):为略向前凸出的无色透明圆盘状结构,边缘与巩膜相连。角膜从前向后分为五层(图9-4)。

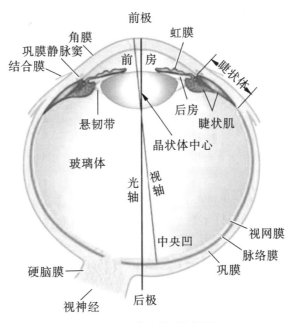

图9-1 眼球结构(模式图)

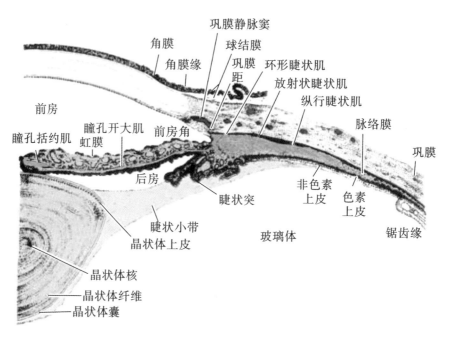

图 9-2　眼球前部(仿真图)

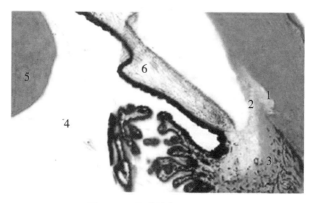

图 9-3　眼球前部(光镜图)

1.巩膜静脉窦　2.小梁网　3.睫状体　4.睫状小带　5.晶状体　6.虹膜

角膜上皮(corneal epithelium):为未角化的复层扁平上皮,由5~6层排列整齐的细胞组成,表层细胞游离面有许多短小的突起,浸浴在泪液膜中。角膜上皮基部平坦,上皮更新较快,有较强的再生能力,基底层细胞常见分裂象。上皮内有丰富的游离神经末梢,感觉十分敏锐。角膜边缘的上皮渐增厚,基部也渐凹凸不平,与球结膜的复层扁平上皮相延续。

前界膜(anterior limiting lamina):为无细胞的匀质层,厚为10~16 μm,含胶原纤维和基质。此层损伤后不能再生,损伤后由上皮或瘢痕组织代替。

角膜基质(corneal stroma):又称固有层,约占角膜全厚的9/10,由大量与表面平行的胶原板层组成。每一板层含大量平行排列的胶原原纤维,纤维粗细均匀,直径约

35 nm。胶原原纤维之间的基质内有硫酸软骨素和硫酸角质素等糖胺多糖与适量的水分。相邻板层的原纤维排列方向相互垂直,板层之间的狭窄间隙有扁平、具有细长分支突起的角膜细胞,属成纤维细胞,可合成角膜的纤维与基质。角膜基质不含血管,其营养由房水和角膜缘的血管供应。

后界膜(posterior limiting lamina):结构与前界膜类似,但更薄。后界膜由角膜内皮分泌形成,随年龄增长而增厚。

角膜内皮(corneal endothelium):为单层扁平上皮。参与后界膜的形成与更新。

角膜是眼球的第一道屈光介质,决定角膜透明的主要因素有:①角膜无血管、无色素;②角膜基质中的胶原原纤维均匀一致,排列整齐,屈光指数相同;③基质中含硫酸软骨素、硫酸角质素及适量的水。这些因素异常均可影响角膜的透明度。

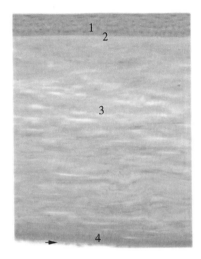

图9-4 角膜(光镜图)
1.角膜上皮 2.前界膜 3.角膜基质
4.后界膜 →:角膜内皮

(2)巩膜(sclera):呈瓷白色,由大量粗大的胶原纤维交织而成,内含少量血管、神经、成纤维细胞及色素细胞,质地坚韧,是眼球壁的重要保护层。巩膜前部的表面覆有球结膜。

(3)角膜缘(corneal limbus):为巩膜与角膜的移行处环绕角膜的带状区域,宽1~2 mm。与角膜和结膜上皮不同的是,角膜缘上皮细胞通常超过10层,细胞小,核深染。基底层细胞为矮柱状,排列成栅栏状。上皮内含有朗格汉斯细胞和黑素细胞,但没有杯状细胞。近年发现,角膜缘基底层的细胞具有干细胞特征,称角膜缘干细胞(limbal stem cell),它们不断增殖,向角膜中央方向迁移,补充角膜基底层细胞。因此,临床上现已开展角膜缘移植术,治疗某些严重的眼表面疾病。

角膜缘内侧部的巩膜静脉窦和小梁网是房水循环的重要结构。巩膜静脉窦(sinus venosus sclerae)是一环形管道,管壁由内皮、不连续的基膜和薄层结缔组织构成,腔内充满房水。小梁网(trabecular meshwork)呈网络状,由小梁和小梁间隙构成,覆盖在巩膜静脉窦的内侧,小梁内部为胶原纤维,表面覆以内皮细胞,小梁间隙与巩膜静脉窦相通。小梁网具有平滑肌样功能,主动参与房水流出与眼内压的调节(图9-5)。

2.血管膜 是含大量血管和色素细

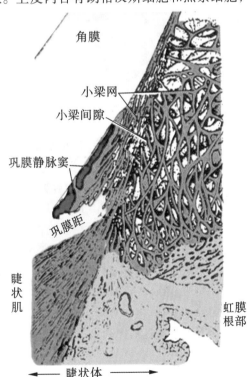

角膜

小梁网

小梁间隙

巩膜静脉窦

巩膜距

睫状肌

虹膜根部

睫状体

图9-5 小梁网与巩膜静脉窦(模式图)

胞的疏松结缔组织,由前向后分为虹膜、睫状体和脉络膜。

(1)虹膜(iris):是位于角膜后方的环状薄膜,中央为瞳孔(pupil)。虹膜将眼房分隔为前房与后房。前、后房内的房水借瞳孔相通。虹膜的根部与睫状体相连,与角膜缘所夹之角称前房角。虹膜自前向后由前缘层、虹膜基质和虹膜上皮组成。

前缘层(anterior border layer):位于虹膜前表面,为一层不连续的成纤维细胞和色素细胞。

虹膜基质(iris stroma):为含有大量色素细胞与血管的疏松结缔组织。基质中的色素细胞呈星形或圆形,胞质中含大量的色素颗粒。不同人种、个体的色素颗粒的形状、密度和分布有一定差异。

虹膜上皮:由前、后两层细胞组成。前层为肌上皮细胞,近瞳孔缘的肌上皮细胞呈环形排列,称瞳孔括约肌,受副交感神经支配,收缩时使瞳孔缩小;瞳孔括约肌外侧的肌上皮细胞呈放射状排列,称瞳孔开大肌,受交感神经支配,收缩时使瞳孔开大。后层细胞为单层立方形色素上皮,体积较大,胞质内充满色素颗粒(图9-6)。

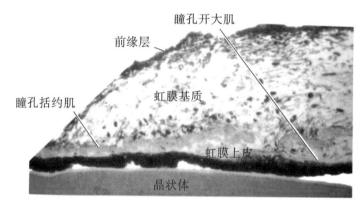

图9-6 巩膜(光镜图)

临床应用

虹膜识别技术

虹膜识别技术是人体生物识别技术的一种。虹膜是环绕瞳孔周围的有色彩部分,它的颜色完全由父母遗传而来,并因人而异。同卵双胞胎的虹膜纹理信息不同,同一个人左右眼的虹膜纹理也不相同。虹膜纹理在胎儿7个月时已经形成,出生6~18个月后终身不变,不随年龄、职业、生活方式的变化而变化,不被污染,不会磨损,不因疾病改变纹理结构。不能人工仿造或手术仿造他人虹膜组织,使用克隆技术也不能复制。因此虹膜是最为理想的身份识别依据之一。虹膜识别技术的过程一般来说分为:虹膜图像获取、图像预处理、特征提取和特征匹配四个步骤。在包括指纹在内的所有生物特征识别技术中,虹膜识别是当前应用最为精确的一种。被广泛认为是21世纪最具有发展前途的生物认证技术,未来的安防、国防、电子商务等多个领域的应用,也必然的会以虹膜识别技术为重点。

（2）睫状体（ciliary body）：位于虹膜与脉络膜之间，前部肥厚并伸出放射状的睫状突，后段渐平坦变薄，终止于锯齿缘。睫状突与晶状体之间通过细丝状的睫状小带（ciliary zonule）相连，睫状小带呈辐射状走形。睫状体由睫状肌、基质与上皮组成。

睫状肌为平滑肌，肌纤维自外向内排列方向为纵行、放射状和环形。起自巩膜距，止于脉络膜或睫状体内。睫状肌收缩可使睫状体前移，同时睫状小带松弛，晶状体凸度增大，有利于观察近物。当睫状肌松弛时，睫状体后移，睫状小带拉紧，晶状体凸度减小，有利于观察远物。

基质为富含血管和色素细胞的结缔组织，主要分布在睫状体内侧部分和睫状突中，睫状肌纤维之间也有少量基质分布。

睫状体上皮由两层细胞组成。外层为立方形的色素细胞，内有粗大的色素颗粒；内层为立方形或矮柱状的非色素细胞，可分泌房水。

（3）脉络膜（choroid）：为血管膜的后2/3部分，填充在巩膜与视网膜之间，是富含血管和色素细胞的疏松结缔组织。脉络膜的最内层为均质透明薄膜称玻璃膜，由纤维和基质组成。

3. 视网膜（retina）　眼球壁的最内层，包括盲部和视部，两者交界处呈锯齿状，称锯齿缘（ora serrata）。盲部包括虹膜上皮和睫状体上皮，无感光作用。通常所说的视网膜指能感光的视网膜视部，它为高度分化的神经组织，自外向内由色素上皮层、视细胞层、双极细胞层和节细胞层组成，后三层为神经细胞，统称神经层（图9-7，图9-8）。

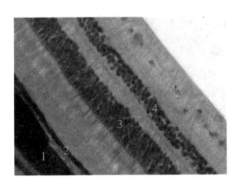

图9-7　视网膜（光镜图）
1.脉络膜　2.色素上皮层　3.视细胞层　4.双极细胞层　5.节细胞层

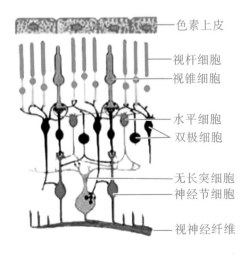

色素上皮

视杆细胞

视锥细胞

水平细胞
双极细胞

无长突细胞
神经节细胞

视神经纤维

图9-8　视网膜细胞（模式图）

（1）色素上皮层（pigment epithelial cell）：是视网膜的最外层，为单层立方上皮，基底部紧附于玻璃膜，核位于基底部，细胞顶部有较多突起伸入视细胞外节之间，包围视细胞外节末端但缺乏细胞连接结构。细胞侧面有紧密连接等。胞质内含大量黑素颗粒和吞噬体。黑素颗粒可防止强光对视细胞的损害，吞噬体内通常为视杆细胞脱落的膜盘，色素上皮细胞还能贮存维生素 A，参与视紫红质的形成。

（2）视细胞层：视细胞（visual cell）是感受光线的感觉神经元，又称感光细胞（photoreceptor cell），由胞体、内突（轴突）和外突（树突）组成。胞体略膨大，含细胞核。外突中段有一缩窄将其分为内节和外节，缩窄处内部为纤毛样结构，称连接纤毛。内节富含线粒体、粗面内质网和高尔基复合体，是合成感光蛋白的部位，感光物质经缩窄处转移到外节。外节为感光部位，含有大量平行层叠的扁平状膜盘，由外节基部一侧的胞膜向胞质内陷形成（图 9-9）。内突末端主要与双极细胞形成突触联系。根据外突形状和感光性质不同，视细胞分视杆细胞和视锥细胞两种。

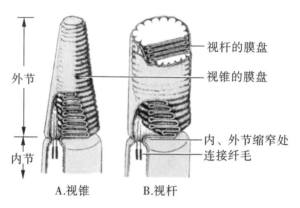

图 9-9　视锥和视杆外节超微结构（模式图）

视杆细胞（rod cell）：视杆细胞主要分布在视网膜周围部，感受弱光，数量远多于视锥细胞。视杆细胞较细长，核较小，染色较深。外突呈杆状（视杆），内突末端膨大呈小球状。膜盘与细胞表面胞膜分离而独立。外节顶部衰老的膜盘不断脱落，并被色素上皮细胞吞噬。膜盘上镶嵌的感光物质称视紫红质（rhodopsin），由 11-顺视黄醛和视蛋白组成，维生素 A 是合成 11-顺视黄醛的原料。当人体维生素 A 不足时，视紫红质缺乏，导致弱光视力减退即为夜盲症。

视锥细胞（cone cell）：视锥细胞主要分布在视网膜中央，感受强光和颜色。比视杆细胞粗大，核较大，染色较浅。外突呈锥形（视锥），内突末端膨大呈足状。外节内的膜盘大多与细胞膜不分离，顶部膜盘也不脱落。其感光物质为视色素，也是由 11-顺视黄醛和视蛋白组成，但视蛋白的结构与视杆细胞的不同。人和绝大多数哺乳动物有 3 种视锥细胞，分别含红敏色素、蓝敏色素和绿敏色素，如缺少感红光（或绿光）的视锥细胞，则不能分辨红（或绿）色，为红（或绿）色盲。

（3）双极细胞层：双极细胞（bipolar cell）是连接视细胞和节细胞的纵向中间神经元，外突与视细胞内突形成突触；内突与节细胞形成突触。大多数双极细胞可与多个视细胞和节细胞形成突触。少数双极细胞只与一个视锥细胞和一个节细胞联系，称侏儒双极细胞，位于视网膜中央凹边缘。

此层除双极细胞外,还有水平细胞(horizontal cell)、无长突细胞(amacrine cell)和网间细胞(interplexiform cell1)等多种中间神经元。它们与其他细胞层之间以及相互之间存在广泛的突触联系,构成局部环路,参与视觉信号的传导和调控。

(4)节细胞层:节细胞(ganglion cell)是有长轴突的多极神经元。胞体较大,多排列成单行。树突主要与双极细胞、无长突细胞和网间细胞形成突触。轴突向眼球后极汇集形成视神经穿出眼球。节细胞也分两类:一类为胞体较小的侏儒节细胞,只接受单一的视锥细胞和双极细胞的信息,这种一对一的通路能精确地传导视觉;另一类为胞体较大的弥散节细胞,与多个双极细胞形成突触联系。

和其他部位神经组织一样,视网膜也有各种神经胶质细胞,如星形胶质细胞、少突胶质细胞和小胶质细胞。此外视网膜还有一特有的放射状胶质细胞(radial neuroglia cell),又称米勒细胞(Müller cell)。细胞狭长而不规则,几乎贯穿神经层。放射状胶质细胞具有营养、支持、绝缘和保护作用。

黄斑和视神经乳头:视网膜后极部有一浅黄色区域,称黄斑(macula lutea),其中央有一小凹称中央凹(central fovea)。中央凹视网膜最薄,此处除色素上皮外,只有视锥细胞且与双极细胞和节细胞形成一对一的通路,此处的双极细胞和节细胞均斜向外周排列,光线直接落在中央凹的视锥细胞上,是视觉最敏感区域。视神经穿出眼球的部分,称视神经乳头(papilla of optic nerve),此处缺乏视细胞,故又称盲点。视神经乳头位于黄斑的鼻侧,直径约1.5 mm,视网膜中央动脉和静脉由此进出眼球(图9-10,图9-11)。

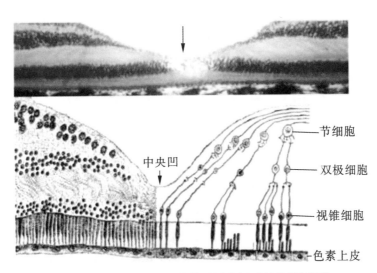

图9-10　黄斑与中央凹(光镜图)(上)与(示意图)(下)

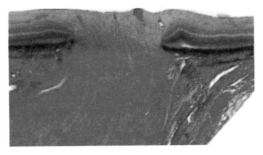

图9-11　视神经乳头与视神经(光镜图)

笔记栏

（二）眼球内容物

眼球内容物包括房水、晶状体和玻璃体，均无色透明，与角膜共同构成眼的屈光系统。

1. 房水（aqueous humor） 充盈于眼房内，为含少量蛋白质的透明液体。房水是由睫状体血管内的血液渗透及非色素上皮细胞分泌而成的。房水从后房经瞳孔至前房，继而沿前房角经小梁网间隙输入巩膜静脉窦，最终从静脉导出。房水的产生和排出保持动态平衡，使眼压维持正常，并有营养晶状体和角膜等作用。若房水回流受阻，眼球内压增高，则导致青光眼。

2. 晶状体（lens） 是一个具有弹性的双凸透明体，借睫状小带悬吊于睫状体上。晶状体由晶状体囊、晶状体上皮和晶状体纤维三部分组成。晶状体内无血管和神经，营养由房水供给。老年人晶状体的弹性减弱，透明度降低，甚至混浊，为老年性白内障。出生前晶状体即不透明，为先天性白内障，多为遗传性，也可由于妊娠早期感染风疹病毒而引起。

3. 玻璃体（vitreous body） 为无色透明的胶状物，位于晶状体、睫状体和视网膜之间，占眼球总体积的80%。含99%的水分，其余为胶原原纤维、玻璃蛋白、透明质酸等。受损伤后不能再生，由房水填充。

（三）眼附属器官

眼附属器官包括眼睑、泪腺和眼外肌等，对眼球起保护、运动等作用。

1. 眼睑（eyelid） 俗称眼皮，覆盖于眼球前方，有保护作用。眼睑由前向后分为五层：皮肤、皮下组织、肌层、睑板、睑结膜。皮肤薄而柔软。睑缘有2~3列睫毛，睫毛根部的皮脂腺称睑缘腺，又称Zeis腺。睑缘处还有一种腺腔较大的汗腺称睫腺，又称Moll腺，开口于睫毛毛囊或睑缘。皮下组织为薄层疏松结缔组织，易水肿和瘀血。肌层主要为骨骼肌。

睑板由致密结缔组织构成，质如软骨，是眼睑的支架。睑板内有许多平行排列的分支管泡状皮脂腺，称睑板腺（tarsal gland），导管开口于睑缘，分泌物可润滑睑缘和保护角膜。睑结膜为薄层黏膜，上皮为复层柱状，夹有少量杯状细胞，固有层为薄层结缔组织。睑结膜在穹窿结膜处反折覆盖于巩膜表面称球结膜。

2. 泪腺（lacrimal gland） 是浆液性复管状腺，被结缔组织分隔成腺小叶。腺上皮为单层立方或柱状，分泌泪液，有润滑和清洁角膜的作用。

二、耳

耳是感受听觉和位觉的器官，由外耳、中耳和内耳三部分组成。外耳和中耳负责收集传导声波，内耳有位觉和听觉感受器。

（一）外耳

外耳包括耳郭、外耳道和鼓膜（图9-12）。耳郭由一不规则形的弹性软骨外包薄层皮肤组成。外耳道略呈"S"形弯曲，其皮肤内有耵聍腺，分泌耵聍。鼓膜（tympanic membrane）为半透明的薄膜，分隔外耳道与中耳鼓室。鼓膜分为三层：外层为角化的复层扁平上皮，与外耳道表皮相延续；内层为单层扁平上皮，与鼓室黏膜上皮相延续；中间是薄层结缔组织。

（二）中耳

中耳包括鼓室与咽鼓管。鼓室腔面和听小骨表面均覆盖有薄层黏膜。咽鼓管近鼓室段的黏膜上皮为单层柱状；近鼻咽段的上皮为假复层纤毛柱状上皮，纤毛向咽部摆动。固有层结缔组织内含有混合腺。咽鼓管使鼓室空气与外界相通，维持鼓膜内、外气压的平衡。

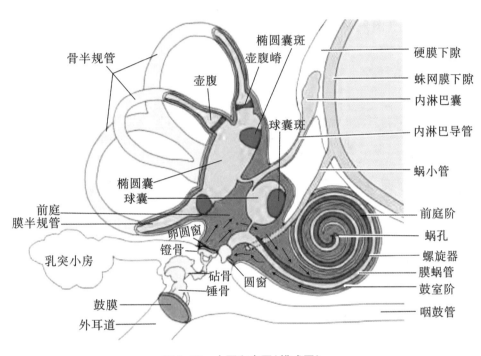

图9-12　中耳和内耳（模式图）

（三）内耳

内耳位于颞骨岩部内，由相互通连、复杂盘曲的管道组成，故称迷路。包括骨迷路和膜迷路两部分。骨迷路为骨性管道，由前向后分耳蜗、前庭和骨半规管三部分，其腔面均覆以骨膜。膜迷路为膜性囊管，悬吊在骨迷路内，基本形态与骨迷路相似，相应分为膜蜗管、膜前庭、膜半规管3部分，三者也相通。内衬单层上皮，某些部位上皮增厚特化为感受器。膜迷路和骨迷路之间的间隙称外淋巴间隙，充满外淋巴，而膜迷路内所含的液体为内淋巴。内、外淋巴互不相通，成分也不同。淋巴有营养内耳和传递声波的作用。

1. 耳蜗、膜蜗管与螺旋器

（1）耳蜗（cochlea）：外形如蜗牛壳，人的骨蜗管和悬吊其内的膜蜗管围绕锥形的蜗轴盘旋两周半（图9-13）。蜗轴为松质骨，其内有耳蜗神经节。骨蜗管被膜蜗管分隔成上下两部分，上方称前庭阶，起自前庭窗；下方称鼓室阶，起自圆窗。两者在蜗顶处经蜗孔沟通。膜蜗管顶部为盲端。

（2）膜蜗管：横切面呈三角形。顶壁为前庭膜，由两层扁平上皮夹一层基板组成。外侧壁为复层柱状上皮，因含有毛细血管，故称血管纹（stria vascularis）。内淋巴即由此分泌而来。血管纹下方为增厚的骨膜,称螺旋韧带(spiral ligament)。底壁由内侧的骨螺旋板(osseous spiral lamina)和外侧的膜螺旋板(membranous spiral lamina)构成。膜螺旋板又称基底膜,由两层上皮夹一层基板组成。内侧与骨螺旋板相连,外侧与螺旋韧带相连。基底膜鼓室阶侧为单层扁平上皮,膜蜗管侧为单层柱状上皮,局部增厚形成螺旋器(spiral organ)。骨螺旋板是蜗轴骨组织向外侧延伸而成,其起始部骨膜增厚并突入膜蜗管形成螺旋缘。螺旋缘向膜蜗管内伸出一末端游离的薄板状胶质盖膜,覆盖在螺旋器上(图9-14,图9-15)。

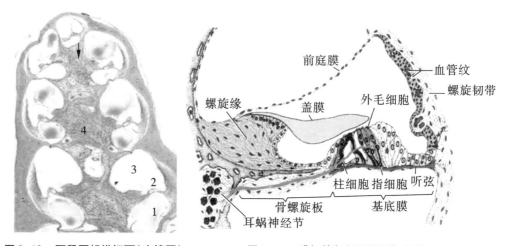

图9-13　豚鼠耳蜗纵切面(光镜图)

1.鼓室阶　2.膜蜗管　3.前庭阶

4.耳蜗神经节　↓:蜗轴

图9-14　膜蜗管与螺旋器(模式图)

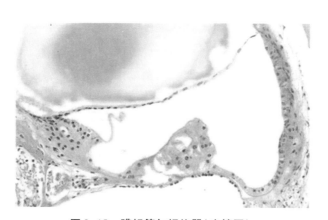

图9-15　膜蜗管与螺旋器(光镜图)

(3)螺旋器:又称科蒂器(organ of Corti),是螺旋状走行在基底膜上的听觉感受器。由支持细胞和毛细胞组成(图9-16)。

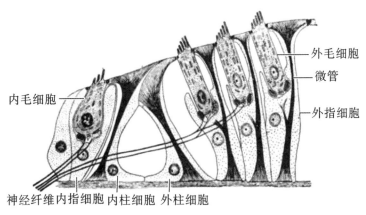

图 9-16　螺旋器(模式图)

支持细胞有柱细胞(pillar cell)和指细胞(phalangeal cell)。柱细胞排列为内、外两行,分别称为内柱细胞和外柱细胞,细胞基部较宽并相互接触,顶部彼此嵌合,中部细长而彼此分离,从而围成一个三角形的内隧道(inner tunnel);指细胞也分内指细胞和外指细胞。内指细胞有 1 列,外指细胞有 3~5 列,分别位于内、外柱细胞的内侧和外侧。指细胞呈高柱形,顶部凹陷内坐落一个毛细胞,顶部一侧伸出一个指状突起抵达螺旋器游离面,扩展形成薄板状结构,并与邻近指细胞和柱细胞等形成的薄板连接。指细胞有支托毛细胞的作用。

毛细胞(hair cell)是感受听觉刺激的上皮细胞,分内毛细胞和外毛细胞,分别坐落在内、外指细胞顶部的凹陷内。内毛细胞 1 列,烧瓶状,游离面有数十至上百根粗长的微绒毛,称静纤毛,呈"U"形或弧形排列。外毛细胞 3~4 列,高柱状,静纤毛呈"V"形或"W"形排列。毛细胞基底部与螺旋神经节的双极神经元的树突末梢形成突触。

基底膜的基膜中含大量胶原样细丝,称听弦。听弦从内向外呈放射状排列,从蜗底至蜗顶,基底膜由窄变宽,听弦由短变长,所以蜗底的基底膜与高频振动发生共振,蜗顶基底膜与低频振动发生共振。因此蜗底受损导致高音感受障碍,蜗顶受损则低音感受障碍。

声波由外耳道传入引起鼓膜振动,并经听小骨传至前庭窗,引起前庭阶外淋巴振动,使前庭膜和膜蜗管的内淋巴也发生振动。前庭阶外淋巴的振动也经蜗孔传到鼓室阶,使一定部位的基底膜听弦发生共振。基底膜的振动使盖膜与毛细胞的静纤毛接触,使毛细胞兴奋,神经冲动经耳蜗神经传至中枢,产生听觉。

2. 前庭、膜前庭与位觉斑前庭　为一不规则的椭圆形腔隙,后方与 3 个半规管相通连。膜前庭包括椭圆囊和球囊,椭圆囊与 3 个膜性半规管相通连,球囊、连合管、蜗管三者相通。椭圆囊和球囊又以倒"Y"字形的椭圆囊-球囊管相通连,并向上延为内淋巴导管,止于内淋巴囊。椭圆囊的外侧壁和球囊的前壁各有一黏膜增厚区,呈斑块状,分别称椭圆囊斑(macula utriculi)和球囊斑(macula sacculi),统称位觉斑。椭圆囊斑长轴水平位,球囊斑长轴垂直位,两斑互相垂直(图 9-12)。

位觉斑表面平坦,上皮高柱状,亦由支持细胞和毛细胞组成。支持细胞呈高柱状,分泌胶状的糖蛋白覆盖于位觉斑表面,称位砂膜。其内有细小的碳酸钙结晶,称位砂。

笔记栏

毛细胞亦分烧瓶状和柱状两型,顶部有 40~80 根静纤毛和一根动纤毛,均伸入位砂膜。毛细胞基底面与前庭神经末梢形成突触联系(图 9-17,图 9-18)。

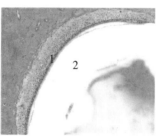 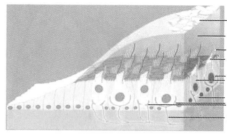

位砂
位砂膜
动纤毛
静纤毛
毛细胞
支持细胞
突触
神经纤维

图 9-17 位觉斑(光镜图)

1. 椭圆囊斑 2. 椭圆囊

图 9-18 位觉斑(模式图)

位觉斑能感受直线变速运动以及头部处于静止状态的位置觉。位砂比重大于内淋巴,在直线变速运动及重力作用下,由于两斑的位置互相垂直,故无论头处于任何位置,位砂膜都将不同程度地与毛细胞发生相对位移,使纤毛弯曲,毛细胞产生兴奋,经前庭神经将位置觉信息传向中枢。

临床应用

耳石症

耳石症又称为良性阵发性位置性眩晕,指位砂膜上的位砂(俗称耳石)因致病因素而脱落,在内耳内淋巴的液体里游动,当人体头位变化时,这些半规管亦随之发生位置变化,沉伏的耳石就会随着液体的流动而运动,从而刺激半规管毛细胞,导致机体眩晕。眩晕的时间一般较短,往往小于 1 min。这种症状的出现常与位置变化有关。如确诊耳石症可接受手法复位治疗。但由于目前许多神经内科医生对该病认识不足,极容易被当作"椎-基底动脉供血不足""颈椎病""梅尼埃病"。其实耳石症能占到日常门诊眩晕病人的30%~50%,而误诊率很高,因此目前医学界尤其是神经内科医生应当加强耳石症的教育。

3. 半规管、膜半规管与壶腹嵴　3 个半规管位于骨迷路的后外侧,相互间呈三维垂直关系,每个半规管与前庭相连处各形成一个膨大的壶腹。膜性半规管壶腹部一侧黏膜局部增厚呈山嵴状隆起,突入壶腹内,称为壶腹嵴(crista ampullaris)(图 9-19)。其表面覆以高柱状上皮,由支持细胞和毛细胞组成。支持细胞游离面有微绒毛,核位于基底部,胞质顶部有分泌颗粒,支持细胞分泌的糖蛋白形成胶状物,成为壶腹帽。毛细胞(hair cell)呈烧瓶状或柱状,位于支持细胞之间。每个毛细胞的顶部有一根动纤毛(kinocilium)和 50~110 根静纤毛(stereocilium)。纤毛伸入圆顶状的壶腹帽(cupula)内。毛细胞的基部与前庭神经纤维末梢形成突触(图 9-20)。

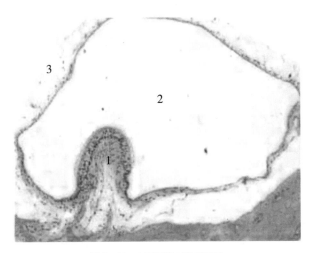

图 9-19　壶腹嵴（光镜图）

1.壶腹嵴　2.膜半规管壶腹部　3.半规管

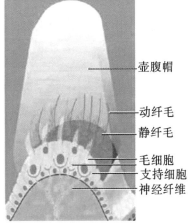

壶腹帽
动纤毛
静纤毛
毛细胞
支持细胞
神经纤维

图 9-20　壶腹嵴（模式图）

　　壶腹嵴感受头部和身体的旋转变速运动刺激。由于 3 个半规管互相垂直排列，不管头部和身体做何种方向的旋转，在其开始和停止时均能导致半规管内淋巴的流动，发生壶腹帽倾倒，引起毛细胞纤毛弯曲，刺激毛细胞产生神经冲动，通过前庭神经传入脑。

思考题

　　1.角膜分为哪几层？角膜透明的原因是什么？

　　2.视网膜分为哪几层细胞？什么是视网膜剥脱？

　　3.内耳感受器有哪些？有什么功能？晕车晕船是什么原因？

（郑州大学　刘国红）

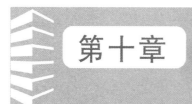

第十章

循环系统

循环系统(circulatory system)是连续而封闭的管道系统,包括心血管系统和淋巴管系统,前者由心脏、动脉、毛细血管和静脉组成,后者由毛细淋巴管、淋巴管和淋巴导管组成。

一、心脏

(一)心壁的结构

心壁由内而外分为三层:心内膜、心肌膜和心外膜(图10-1,图10-2)。

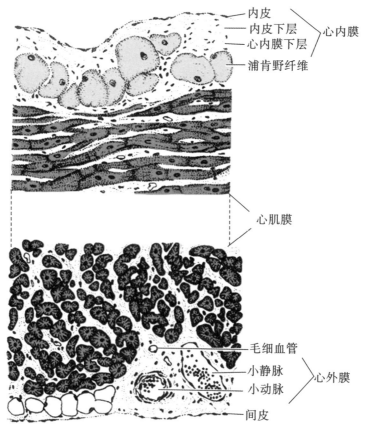

图10-1　心壁结构(仿真图)

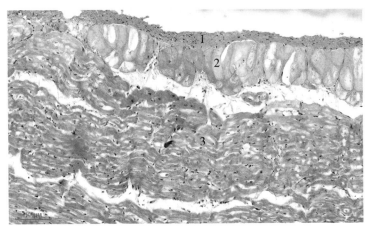

图 10-2　心壁(光镜图)
1.心内膜　2.浦肯野纤维　3.心肌膜

1. **心内膜(endocardium)**　由内皮和内皮下层构成(图 10-3)。内皮与血管内皮相连续。内皮下层由结缔组织构成,可分内、外两层:内层薄,为细密结缔组织,含少量平滑肌纤维;外层与心肌膜相延续,又称心内膜下层(subendocardial layer),在心室的心内膜下层有心脏传导系统的分支分布(图 10-3)。

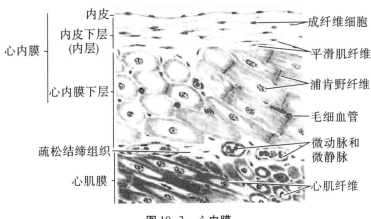

内皮
心内膜 ─ 内皮下层(内层)
心内膜下层
疏松结缔组织
心肌膜

成纤维细胞
平滑肌纤维
浦肯野纤维
毛细血管
微动脉和微静脉
心肌纤维

图 10-3　心内膜

2. **心肌膜(myocardium)**　是心壁中最厚的一层,主要由心肌纤维构成。心肌纤维集合成束,螺旋状排列。心肌纤维之间有少量结缔组织和丰富的毛细血管。

心房肌较薄,心室肌较厚,左心室最厚。心房肌和心室肌不相连续,它们分别附着于心骨骼(cardiac skeleton)。心骨骼位于心房肌和心室肌之间,是由致密结缔组织构成的坚实的支架结构,为心肌纤维附着处。

3. **心外膜(epicardium)**　即心包脏层,为浆膜。表面为间皮,间皮下为疏松结缔组织,含血管和神经,常有脂肪组织。心包的脏、壁两层之间为心包腔,内有少量浆液,可减少心脏摩擦,利于心脏搏动。

4. **心瓣膜(cardiac valve)**　是心内膜向心腔突出形成的薄片状结构。瓣膜表面被覆内皮,内部为致密结缔组织,其基部含平滑肌和弹性纤维。其功能是防止血液逆流。患风湿性心脏病时,心瓣膜内胶原纤维增生,使瓣膜变硬、变短或变形,瓣膜还可发生粘连,以致瓣膜不能正常的关闭和开放。

（二）心脏传导系统

心脏传导系统由心脏内特殊的心肌纤维组成,其功能是产生冲动并传导到心脏各部,使心房肌和心室肌按一定的节律收缩。该系统包括窦房结、房室结、房室束及其左右束支(图10-4)。窦房结位于上腔静脉与右心耳交界处的心外膜深面,其余分布于心内膜下层。组成心脏传导系统的细胞有三种,即起搏细胞、移行细胞和浦肯野纤维。

心

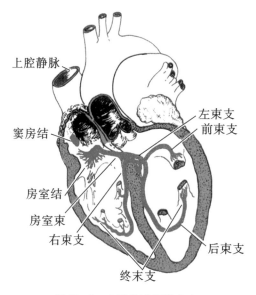

图 10-4　心脏传导系统分布

1.起搏细胞(pacemaker cell)　简称 P 细胞。位于窦房结和房室结中央部位的结缔组织中,细胞较小,呈梭形或多边形。胞质内细胞器较少,有少量分散的肌丝和吞饮小泡,含较多糖原。是心肌兴奋的起搏点。

2.移行细胞(transitonal cell)　主要位于窦房结和房室结的周边及房室束内,起传导冲动的作用,其结构介于起搏细胞和心肌纤维之间,较普通心肌纤维细而短,胞质内含肌原纤维比起搏细胞略多。

3.浦肯野纤维(Purkinje fiber)　又称束细胞,组成房室束及其分支。位于心室的心内膜下层和心肌膜。该细胞比心肌纤维短而宽,染色浅,1~2 个细胞核,胞质中有丰富的线粒体和糖原,肌原纤维较少,细胞间有发达的闰盘。该细胞也穿入心肌膜与普通心肌纤维相连,通过缝隙连接将冲动快速传递到心室各处。

二、动脉

根据管径大小、管壁的厚度和主要成分,将动脉分为大动脉、中动脉、小动脉和微动脉。管壁从内向外分为内膜、中膜和外膜三层。

1.大动脉(large artery)　包括主动脉、肺动脉、无名动脉、颈总动脉、锁骨下动脉、髂总动脉等。大动脉中膜主要由多层弹性膜和大量弹性纤维构成,故又称弹性动脉(elastic artery)(图10-5)。

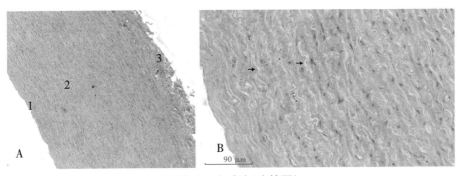

图10-5 大动脉(光镜图)
A.低倍 B.高倍 1.内膜 2.中膜 3.外膜 →:弹性膜

(1)内膜(tunica intima):由内皮和内皮下层构成。内皮下层为疏松结缔组织,内皮下层之外为多层弹性膜组成的内弹性膜,由于内弹性膜与中膜的弹性膜相连,故内膜与中膜的分界不清。内膜一般无血管分布,其营养由大动脉管腔内血液渗透供给。

(2)中膜(tunica media):大动脉有40~70层弹性膜,各层弹性膜由弹性纤维相连,弹性膜之间有环形平滑肌和少量胶原纤维及弹性纤维。中膜的基质成分主要为硫酸软骨素。

(3)外膜(tunica adventitia):较薄,由结缔组织构成,外弹性膜不明显。

临床应用

动脉粥样硬化

动脉粥样硬化是最常见的和最具有危害性的疾病之一,大中动脉内膜出现含胆固醇、类脂等的黄色物质,多由脂肪代谢紊乱、神经血管功能失调引起。内膜受损的因素有低密度脂蛋白高脂血症、高血糖症(糖尿病)、高血压、吸烟引起的毒素水平增高、肺炎衣原体和巨细胞病毒感染等。动脉粥样硬化多见于40岁以上的男性和绝经期后的女性。脑力劳动者较多见,对人民健康危害甚大,为老年人主要病死原因之一。

2.中动脉 除大动脉外,其余在解剖学中有名称的动脉大多属中动脉(medium-sized artery),中动脉管壁的平滑肌相当丰富,又称肌性动脉(muscular artery)(图10-6,图10-7)。

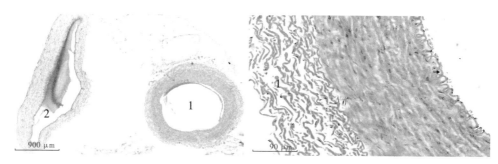

图10-6　中动脉与中静脉(光镜图)　　　　图10-7　中动脉(光镜图)
1.中动脉　2.中静脉　　　　　　　　→:内弹性膜　1.外弹性膜

（1）内膜:内皮下层较薄,内弹性膜明显。

（2）中膜:中膜较厚,由10~40层环形排列的平滑肌组成,肌间有一些弹性纤维和胶原纤维。

（3）外膜:厚度接近中膜,多数中动脉的中膜和外膜交界处有明显的外弹性膜。

3. 小动脉(small artery)　管径为0.3~1 mm,小动脉包括粗细不等的几级分支,也属肌性动脉。较大的小动脉有明显的内弹性膜,但随管径变细而逐渐变得不明显,中膜有3~9层平滑肌,外膜厚度与中膜相近,一般没有外弹性膜(图10-8)。

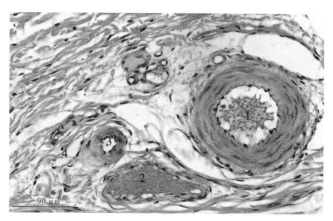

图10-8　小血管(光镜图)
1.小动脉　2.小静脉　3.微动脉　4.微静脉

4. 微动脉(arteriole)　管径一般小于0.3 mm。各层均薄,无内、外弹性膜,中膜含1~2层平滑肌(图10-8)。

5. 动脉管壁结构与功能的关系　大动脉管壁富于弹性,当心室收缩射血时管壁扩张,同时管壁积累了强大的能量;心室舒张时管壁反弹回缩,释放能量,使血液继续向前流动,从而保持了血流的平稳和连续。中动脉中膜平滑肌发达,其收缩和舒张,可调节分配到身体各部和各器官的血流量。小动脉和微动脉管壁的平滑肌收缩,可使管径缩小,增加血流阻力,对血流量和血压的调节起重要作用,故小动脉和微动脉又称阻力血管。

临床应用

高血压

高血压是以体循环动脉血压〔(收缩压 ≥ 140 mmHg,舒张压 ≥ 90 mmHg)〕增高为主要特征的临床综合征,可伴有心、脑、肾等器官的功能或器质性损害。高血压持续进展可引起全身小动脉玻璃样变、中层平滑肌细胞增殖、管壁增厚、管腔狭窄。高血压可促进动脉粥样硬化的形成和发展。

三、毛细血管

毛细血管(capillary)为管径最细、分布最广的血管,彼此吻合成网。毛细血管管壁很薄,是血液与周围组织进行物质交换的主要部位。不同组织和器官的毛细血管网的密度各不相同,在代谢旺盛的器官,如骨骼肌、心、肺、肝、肾和许多腺体等,毛细血管网丰富而稠密;在代谢较低的组织和器官,如平滑肌、骨、肌腱和韧带等,毛细血管网则较稀疏。而上皮、软骨和角膜则无毛细血管。

1.毛细血管的结构　毛细血管的管径一般为 7~9 μm,可容许 1 个红细胞通过,横切面由 1~3 个内皮细胞围成,管壁由一层内皮及基膜构成。在内皮与基膜之间散在分布一种扁平而有突起的周细胞(pericyte)。周细胞的主要功能是起机械性支持作用,并有收缩功能,在毛细血管损伤时,周细胞可增殖、分化为内皮细胞和成纤维细胞,参与组织再生。

2.毛细血管的分类　电镜下,根据内皮细胞的结构特点,将毛细血管分为三类(图10-9)。

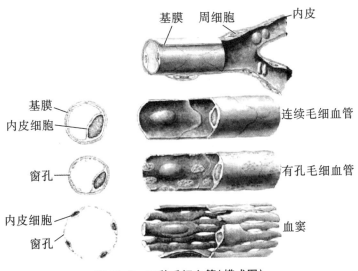

图 10-9　三种毛细血管(模式图)

（1）连续毛细血管（continuous capillary）：管壁有一层连续的内皮，内皮细胞间有紧密连接，基膜完整，胞质内有大量质膜小泡。质膜小泡由细胞游离面或基底面的细胞膜内凹形成，然后转运到对侧，以胞吐方式释放内容物。连续毛细血管主要以质膜小泡的方式在血液与组织之间进行物质交换。连续毛细血管主要分布于肌组织、结缔组织、神经系统、胸腺和肺等处，参与了各种屏障性结构的构成。

（2）有孔毛细血管（fenestrated capillary）：内皮细胞的基膜完整，内皮细胞不含核的部分很薄，有许多贯穿胞质的内皮窗孔，直径为 60~80 nm，一般有 4~6 nm 的隔膜封闭。有孔毛细血管分布于胃肠黏膜、某些内分泌腺和肾血管球等处。

（3）血窦（sinusoid）：也称窦状毛细血管（sinusoid capillary），管腔大，形状不规则，内皮细胞间有较大的间隙，有利于大分子物质甚至血细胞出入血管。血窦主要分布于肝、脾、骨髓和某些内分泌腺。不同器官内血窦的结构常有较大差别。

四、静脉

根据管径的大小，静脉分为大静脉、中静脉、小静脉和微静脉。中、小静脉常与相应的动脉伴行，静脉具有以下特点：①数量多，管径粗，管壁薄，管腔不规则，常塌陷变扁；②无明显的内、外弹性膜，故三层膜的分界不清；③中膜薄，外膜厚，中膜平滑肌纤维和弹性组织较少，结缔组织成分较多，故静脉常呈塌陷状；④管壁结构变异大，同等大小的静脉，由于所在部位不同，结构上常不一致，甚至同一条静脉的不同部位也可有很大差异；⑤管径大于 2 mm 的静脉常有静脉瓣，防止血液倒流。

1. 微静脉（venule）　管腔不规则，管径一般小于 200 μm，中膜可有散在的平滑肌纤维，外膜薄。紧接毛细血管的微静脉称毛细血管后微静脉（postcapillary venule），其管壁结构与毛细血管相似，但管径略粗，内皮细胞间隙较大，有物质交换功能。

2. 小静脉（small vein）　管径 200 μm 以上，内皮外渐有一层较完整的平滑肌。较大的小静脉的中膜有一至数层平滑肌，外膜逐渐增厚。

3. 中静脉（medium-sized vein）　除大静脉以外，凡有解剖学名称的静脉均属中静脉。中静脉管径 2~9 mm，内膜薄，内弹性膜不明显。中膜较其相伴行的动脉薄，外膜厚，由结缔组织组成，无外弹性膜（图 10-10）。

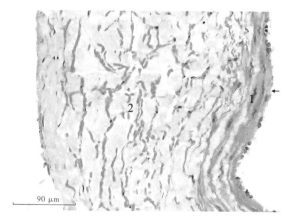

图 10-10　中静脉（光镜图）

←：内膜　1. 中膜　2. 外膜

4.大静脉(large vein)　管径在 10 mm 以上,上腔静脉、下腔静脉、无名静脉和颈静脉等均属大静脉。内膜较薄,中膜很不发达,由几层排列疏松的环行平滑肌组成。外膜较厚,结缔组织内常含有较多的纵行平滑肌纤维束。

5.静脉瓣　管径 2 mm 以上的静脉常有瓣膜。其瓣膜由内膜凸入管腔折叠而成,内部为含弹性纤维的结缔组织,表面覆以内皮,游离缘与血流方向一致,可防止血液逆流。

五、微循环

微循环(microcirculation)指从微动脉到微静脉之间的血液循环,是血液循环的基本功能单位。它是血液与组织细胞之间进行物质交换的场所。微循环一般由以下部分组成(图 10-11)。

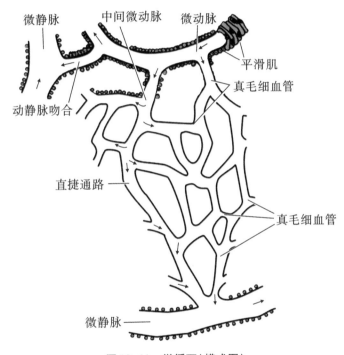

图 10-11　微循环(模式图)

1.微动脉　平滑肌的收缩,可调节进入微循环的血流量。微动脉为控制微循环的总闸门。

2.中间微动脉　微动脉的终末分支,主要由内皮和一层不连续的平滑肌纤维构成,平滑肌纤维收缩调节毛细血管的血流量。

3.真毛细血管　指中间微动脉分支形成相互吻合的毛细血管网,即通称的毛细血管。在真毛细血管的起始部有少许环行排列的平滑肌称毛细血管前括约肌(precapillary sphincter),是调节微循环的分闸门。

4.直捷通路　是中间微动脉与微静脉直接相通、距离最短的毛细血管。

5.动静脉吻合　由微动脉发出的侧支直接与微静脉相通的血管。动静脉吻合管壁较厚,有发达的纵行平滑肌。当其收缩时,血液由微动脉入毛细血管;而当其松弛时,血液由此直接回流入微静脉。动静脉吻合是调节局部组织血流量的重要结构。

六、淋巴管系统

人体内除中枢神经系统、软骨、骨髓、胸腺和牙等处无淋巴管分布外,其余各处大多有淋巴管,其功能主要是将组织液中的水、电解质和大分子物质等输送入血。

1. 毛细淋巴管(lymphatic capillary) 以盲端起始于组织内,互相吻合成网后汇入淋巴管。毛细淋巴管管腔大,管壁薄,仅由一层内皮和不完整的基膜构成,无周细胞。内皮细胞间隙大,故通透性大,大分子物质易于通过。

2. 淋巴管(lymphatic vessel) 包括粗细不等的几级分支,结构与静脉相似,瓣膜较多。

3. 淋巴导管(lymphatic duct) 包括胸导管和右淋巴导管,结构与大静脉相似,但管壁薄,3 层膜分界不清。

思考题

1. 比较三种毛细血管的结构和功能异同。

2. 比较大动脉、中动脉、小动脉和微动脉的管壁结构的异同。

(郑州大学　王丽萍)

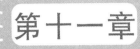

免疫系统

免疫系统(immune system)是机体保护自身的防御性结构,主要由淋巴器官、淋巴组织和免疫细胞组成。淋巴器官包括中枢淋巴器官(胸腺和骨髓)及外周淋巴器官(淋巴结、脾和扁桃体)。淋巴组织不但是构成淋巴结、脾和扁桃体等淋巴器官的主要成分,也分布在消化管和呼吸道等非淋巴器官内。免疫细胞包括淋巴细胞、抗原呈递细胞、浆细胞和肥大细胞等,它们可存在于淋巴组织、血液和淋巴及其他组织内,通过血液循环和淋巴循环相互联系和流通,使分散于全身各处的免疫细胞成为一个统一的整体。

免疫系统的功能主要有三方面:①免疫防御,识别和清除侵入机体的微生物、异体细胞或大分子物质(抗原);②免疫监视,识别和清除表面抗原发生变化的细胞(肿瘤细胞和病毒感染的细胞等);③免疫稳定,识别和清除体内衰老死亡的细胞,维护机体内环境的稳定。

一、主要免疫细胞

(一)淋巴细胞

淋巴细胞是免疫系统的核心成分,它使免疫系统具备识别能力和记忆能力。根据淋巴细胞的发生来源、表面标志、形态特点及功能等表现的不同,可分为 T 细胞、B 细胞、NK 细胞三类。

1.T 细胞　是淋巴细胞中数量最多、功能最复杂的一类。来自骨髓的定向造血干细胞进入胸腺后,分化发育为 T 细胞。胸腺内发育成熟的 T 细胞,在没有接触特异性抗原分子前,保持静息状态,称为初始 T 淋巴细胞,它们通过血流进入外周淋巴器官和淋巴组织。每个分化成熟的 T 细胞表面都携带一种特异性抗原受体。当 T 细胞遇到能与其抗原受体匹配的抗原肽时,便转化为代谢活跃的大淋巴细胞并增殖分化,产生的子细胞体积较小,大部分分化为效应 T 细胞,小部分形成记忆 T 细胞。效应 T 细胞能够迅速清除抗原,但其寿命仅有 1 周左右;记忆 T 细胞寿命长达数年,甚至终身,当它们再次遇到同样抗原时,迅速转化增殖,形成效应 T 细胞,启动更强大的免疫应答。由于效应 T 细胞可直接杀灭靶细胞,故 T 细胞参与的免疫应答称为细胞免疫。

根据功能不同,T 细胞可分为三个亚群:

(1)辅助性 T 细胞(helper T cell):简称 Th 细胞。Th 细胞能识别抗原,分泌多种细胞因子,可参与细胞免疫应答,也可辅助 B 细胞产生体液免疫应答,是扩大免疫应答的主要成分。艾滋病病毒可破坏 Th 细胞,导致患者的免疫系统瘫痪。

(2)细胞毒性 T 细胞(cytotoxic T cell):简称 Tc 细胞。能直接攻击进入机体的异体细胞、带有变异抗原的肿瘤细胞和病毒感染的细胞等,并通过释放穿孔素和(或)分泌颗粒酶特异性杀伤靶细胞(图 11-1)。

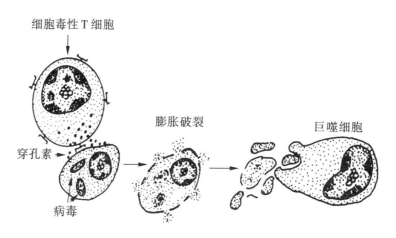

图 11-1　细胞毒性 T 细胞杀伤靶细胞

(3)调节性 T 细胞(regulatory T cell):简称 Tr 细胞。数量较少,对机体免疫应答具有负调节功能。

2. B 细胞　由多能造血干细胞分化的 B 淋巴干细胞在骨髓内发育成熟而来。骨髓发育成熟的 B 细胞,保持静息状态,称为初始 B 细胞,它们经血流不断地播散到外周淋巴器官和淋巴组织中。成熟 B 细胞表面表达特异性抗原受体(膜抗体),如果遇到与其抗原受体匹配的抗原,在抗原呈递细胞和 Th 细胞的协助下,可转化为大淋巴细胞并增殖分化,大部分子细胞成为效应 B 细胞,即浆细胞,分泌抗体,清除相应的抗原。小部分子细胞成为记忆 B 细胞。由于 B 细胞是以分泌抗体这一可溶性蛋白分子进入体液而执行免疫功能,故 B 细胞参与的免疫称为体液免疫。

3. NK 细胞　成熟 NK 细胞表面无特异性抗原受体,无须抗原呈递细胞中介,能直接杀伤肿瘤细胞和某些病毒感染的细胞。

(二)巨噬细胞及单核吞噬细胞系统

巨噬细胞是血液单核细胞穿出血管壁进入结缔组织后分化形成的,广泛分布于机体。单核细胞和由其分化而来的具有吞噬功能的细胞统称为单核吞噬细胞系统,包括结缔组织和淋巴组织的巨噬细胞、骨组织的破骨细胞、神经组织的小胶质细胞、肝巨噬细胞(库普弗细胞)、肺巨噬细胞(尘细胞)等。

(三)抗原呈递细胞

抗原呈递细胞是指能捕获和处理抗原,形成抗原肽-MHC 分子复合物,并将抗原呈递给 T 细胞,激发后者活化、增殖的一类免疫细胞,是免疫应答起始阶段的重要辅佐细胞。专职的抗原呈递细胞有巨噬细胞、树突状细胞和 B 细胞。

二、淋巴组织

淋巴组织(lymphoid tissue)是以网状组织为支架,网孔内充满大量淋巴细胞和其他免疫细胞如浆细胞、巨噬细胞、肥大细胞等的组织,是免疫应答的场所。根据形态、细胞成分和功能的不同,可将其分为弥散淋巴组织和淋巴小结。

1.弥散淋巴组织(diffuse lymphoid tissue) 与周围组织无明确的界限。组织中既有一般的毛细血管和毛细淋巴管,还可常见高内皮的毛细血管后微静脉,它是淋巴细胞从血液进入淋巴组织的重要通道。抗原刺激可使弥散淋巴组织扩大,并出现淋巴小结。

2.淋巴小结(lymphoid nodule) 又称淋巴滤泡,为直径 1~2 mm 的球形小体,有较明确的界限,含大量的 B 细胞。淋巴小结受到抗原刺激后增大,并产生生发中心。无生发中心的淋巴小结较小,称初级淋巴小结;有生发中心的淋巴小结称次级淋巴小结。次级淋巴小结的形成需要 Th 细胞的参与,故新生去胸腺动物或艾滋病患者均不能形成次级淋巴小结。

生发中心可分为深部的暗区和浅部的明区。暗区较小,细胞嗜碱性较强故着色深;明区较大,着色较浅。生发中心的周边有一层密集的小淋巴细胞,着色较深,形似新月,以顶部最厚,称为小结帽(图 11-2)。

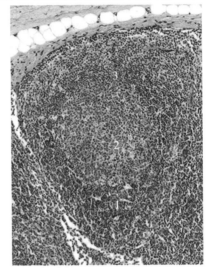

图 11-2　淋巴小结(光镜图)
1.暗区　2.明区　3.小结帽

三、淋巴器官

淋巴器官依据结构和功能的不同,可分为中枢淋巴器官和外周淋巴器官。中枢淋巴器官包括胸腺和骨髓,它们是淋巴细胞早期分化的场所。淋巴性造血干细胞在胸腺发育为初始 T 细胞,在骨髓发育为初始 B 细胞。中枢淋巴器官发生较早,出生前已发育完善,出生前连续不断地向外周淋巴器官及淋巴组织输送初始淋巴细胞。中枢淋巴器官不受抗原刺激的直接影响。

外周淋巴器官包括淋巴结、脾和扁桃体,它们在胚胎期已开始生长,但在机体出生后数月才逐渐发育完善。外周淋巴器官是进行免疫应答的主要场所,无抗原刺激时其体积相对较小,受抗原刺激后则迅速增大,形态和结构也发生变化,抗原被清除以后又逐渐恢复原状。

(一)胸腺

1.胸腺的组织结构 胸腺分左右两叶,表面有薄层结缔组织被膜。被膜结缔组织成片状伸入胸腺实质内形成小叶间隔,将胸腺分隔成许多不完全分离的小叶。每个胸腺小叶均由皮质和髓质两部分组成,所有小叶的髓质在胸腺深部相互连接。皮质内胸腺细胞密集,故着色较深;髓质内上皮细胞较多,故着色较浅(图 11-3)。胸腺为 T 细胞发育提供了独特的微环境,这一微环境的主要细胞有胸腺细胞、胸腺上皮细胞、胸腺树突状细胞、巨噬细胞、嗜酸性粒细胞、肥大细胞、成纤维细胞等。除胸腺细胞外的其他细胞统称为胸腺基质细胞。

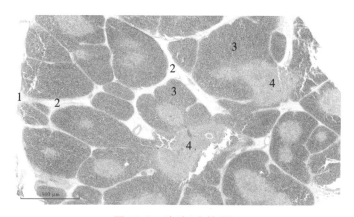

图 11-3 胸腺（光镜图）

1. 被膜 2. 小叶间隔 3. 皮质 4. 髓质

（1）皮质（cortex）：以胸腺上皮细胞为支架，间隙内含有大量胸腺细胞和少量其他基质细胞（图 11-4）。

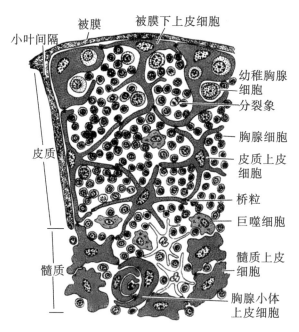

图 11-4 胸腺内的细胞分布（模式图）

胸腺上皮细胞：又称上皮性网状细胞。皮质的上皮细胞位于被膜下和胸腺细胞之间，多呈星形，有分支状突起，相邻上皮细胞突起间以桥粒相互连接成网。被膜下上皮细胞与结缔组织相邻的一侧平坦无突起，相邻细胞间有许多桥粒连接；细胞的另一侧则有一些突起。有些被膜下上皮细胞胞质较丰富，包绕胸腺细胞，称哺育细胞。胸腺上皮细胞表面表达大量的主要组织相容性复合体（major histocompatibility complex，

MHC)分子,分泌胸腺素和胸腺生成素,为胸腺细胞发育所必需。

胸腺细胞(thymocyte):即处于不同分化发育阶段的 T 细胞,它们密集存在于皮质内,占胸腺皮质细胞总数的85%~90%。胸腺细胞在发育成熟过程中,在胸腺上皮细胞、胸腺树突状细胞和巨噬细胞参与下,经历阳性选择和阴性选择,淘汰不能识别自身MHC 分子的以及能与机体自身抗原反应的 T 细胞,最终只有 5% 左右的胸腺细胞发育成熟,成为初始 T 细胞,具有免疫应答潜能。被淘汰的胸腺细胞发生凋亡,被巨噬细胞吞噬清除。

(2)髓质(medulla):含大量胸腺上皮细胞、少量初始 T 细胞、巨噬细胞等。上皮细胞有两种:①髓质上皮细胞,胞体较大,呈多边形,细胞间以桥粒相连,间隙内有少量胸腺细胞。能分泌胸腺激素。②胸腺小体上皮细胞,构成胸腺小体(thymic corpuscle)。

胸腺小体是胸腺髓质的特征性结构,直径 30~150 μm,散在分布于髓质内,由胸腺上皮细胞呈同心圆状包绕排列而成。胸腺小体最外层的上皮细胞可分裂,核明显;近小体中心的上皮细胞,核逐渐退化,胞质中含较多角蛋白;小体中心的上皮细胞已完全角质化,呈强嗜酸性染色,有的已破碎,呈均质透明(图 11-5)。小体中还常见巨噬细胞、嗜酸性粒细胞、淋巴细胞。但胸腺小体的功能不甚清楚。

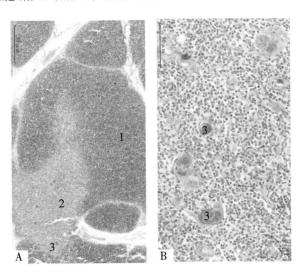

图 11-5　胸腺及胸腺小体(光镜图)
A. 低倍　B. 高倍　1. 皮质　2. 髓质　3. 胸腺小体

(3)血-胸腺屏障(blood-thymus barrier):实验显示,血液内的大分子物质如抗体、细胞色素 C、铁蛋白等不能进入胸腺皮质,表明皮质的毛细血管及其周围结构具有屏障作用,称为血-胸腺屏障,其对维持胸腺内环境稳定,保证胸腺细胞正常发育起重要作用。血-胸腺屏障由数层结构组成:①连续性毛细血管,其内皮细胞间有完整的紧密连接;②内皮基膜;③血管周隙,其中含有巨噬细胞;④上皮基膜;⑤一层连续的胸腺上皮细胞(图 11-6)。

2. 胸腺的功能　胸腺是培育和形成初始 T 细胞的场所。若切除新生小鼠的胸腺,该动物即缺乏 T 细胞,不能排斥异体移植物;周围淋巴器官及淋巴组织中无次级淋巴小结出现,机体产生抗体的能力也明显下降。若在动物出生后数周再切除胸腺,此时因已有大量初始 T 细胞迁至周围淋巴器官和淋巴组织内,已能行使一定的免疫功能,故短期内看不出影响,但机体的免疫力仍会逐渐下降。若给切除胸腺的新生动物移植一片胸腺,则能明显改善该去胸腺动物的免疫缺陷状态。

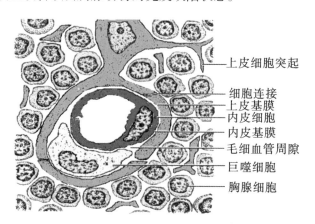

图 11-6　血-胸腺屏障(模式图)

(二)淋巴结

淋巴结是哺乳动物特有的外周淋巴器官。人体的淋巴结共有 500~600 个,呈"蚕豆形",位于淋巴回流的通路上,常成群分布于肺门、腹股沟及腋下等处,是进行免疫应答的主要场所。

1. 淋巴结的组织结构　淋巴结表面有薄层结缔组织构成的被膜,数条输入淋巴管穿过被膜通入被膜下淋巴窦。淋巴结的一侧凹陷称为门部,此处有较疏松的结缔组织、血管和输出淋巴管。被膜和门部的结缔组织伸入淋巴实质形成相互连接的小梁,构成淋巴结的粗支架。小梁之间充填着淋巴组织和淋巴窦。淋巴结实质分为皮质和髓质两部分,但二者无明显界限(图 11-7,图 11-8)。

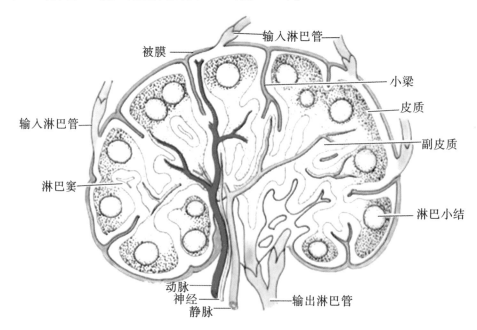

图 11-7　淋巴结(模式图)

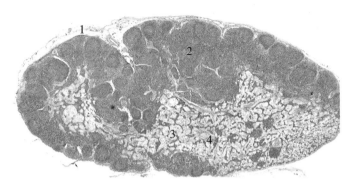

图 11-8　淋巴结（光镜图）
1. 被膜　2. 皮质　3. 髓质　4. 小梁

（1）皮质：位于被膜下方，由浅层皮质、副皮质区及皮质淋巴窦构成（图 11-9）。

浅层皮质（superfacial cortex）：为皮质的 B 细胞区，由淋巴小结及淋巴小结之间的薄层的弥散淋巴组织组成。淋巴小结即在此薄层淋巴组织中发育而成，增大后嵌入深部的副皮质区。

副皮质区（paracortex zone）：位于皮质的深层，为较大片的弥散淋巴组织，主要由 T 细胞聚集而成。新生动物切除胸腺后，此区不发育，故又称为胸腺依赖区。细胞免疫应答时，此区细胞的分裂象增多，并迅速扩大。此区有许多高内皮微静脉，是血液内淋巴细胞进入淋巴组织的重要通道。血液流经此段时，约有 10% 的淋巴细胞穿越内皮细胞进入副皮质区，再迁移到淋巴结的其他部位。

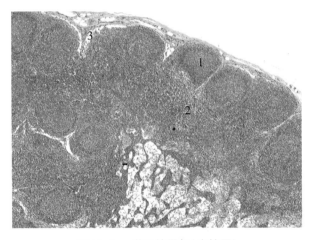

图 11-9　淋巴结局部（光镜图）
1. 淋巴小结　2. 副皮质区　3. 皮质淋巴窦

皮质淋巴窦（cortical sinus）：包括被膜下窦和小梁周窦。被膜下窦指的是位于被膜下方的淋巴窦，是包围整个淋巴结实质的大扁囊，其被膜侧有数条输入淋巴管通入。小梁周窦指的是位于小梁周围淋巴窦，末端常为盲端。淋巴窦壁由扁平内皮细胞衬里，内皮外有薄层基质、少量网状纤维及一层扁平的网状细胞。淋巴窦内还常有一些呈星状的内皮细胞支撑窦腔，有许多巨噬细胞附着于内皮细胞表面（图 11-10，图 11-

11）。淋巴在窦内缓慢流动,有利于巨噬细胞清除异物。若大量抗原进入淋巴窦,巨噬细胞即大量增多,淋巴流动更慢。

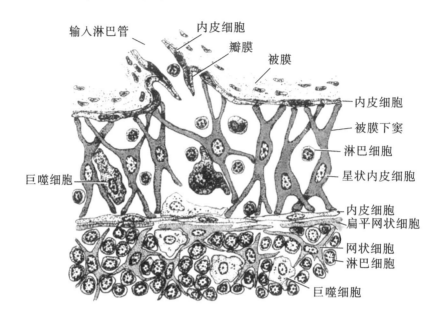

图 11-10　被膜下窦(模式图)

(2)髓质:由髓索及其间的髓窦组成。髓索(medullary cord)是相互连接的条索状淋巴组织,主要含浆细胞、B 细胞及巨噬细胞和一些 T 细胞,其中浆细胞能分泌抗体。髓索中央常有一条扁平内皮的毛细血管后微静脉,是血液内淋巴细胞进入髓索的通道。髓窦(medullary sinus)与皮质淋巴窦的结构相同,但较宽大,腔内的巨噬细胞较多,故有较强的滤过作用(图 11-12)。

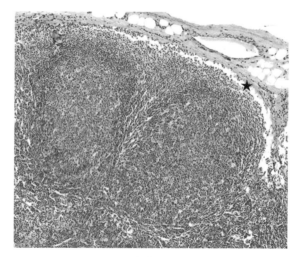

图 11-11　被膜下窦(光镜图)

★:被膜下窦

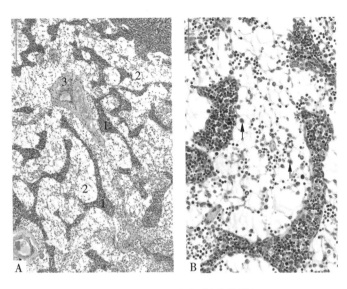

图 11-12　淋巴结髓质(光镜图)
A. 低倍　B. 高倍　1. 髓索　2. 髓窦　3. 小梁　↑: 巨噬细胞

(3)淋巴结内的淋巴通路:淋巴从输入淋巴管进入被膜下窦和小梁周窦,部分淋巴渗入皮质淋巴组织,然后渗入髓窦,继而汇入输出淋巴管。淋巴流经一个淋巴结一般约需数小时,含抗原愈多则流速愈慢。淋巴经滤过后,其中的细菌等异物即被清除,而输出的淋巴中则含有较多的淋巴细胞和抗体。

2. 淋巴细胞再循环　外周淋巴器官和淋巴组织内的淋巴细胞可经淋巴管进入血流循环于全身,它们又可通过毛细血管后微静脉再回到淋巴器官或淋巴组织内,如此周而复始,使淋巴细胞从一个淋巴器官到另一个淋巴器官,从一处淋巴组织至另一处淋巴组织。这种现象称为淋巴细胞再循环。除效应 T 细胞、幼浆细胞和 NK 细胞以外,大部分淋巴细胞均参与再循环,尤以记忆 T 细胞和记忆 B 细胞最为活跃。淋巴细胞再循环有利于识别抗原,促进细胞间的协作,并使分散于全身的淋巴细胞成为一个相互关联的有机统一体。

3. 淋巴结的功能

(1)滤过淋巴液:病原微生物侵入皮下或黏膜后,经毛细淋巴管回流入淋巴,当淋巴缓慢地流经淋巴窦时,巨噬细胞可清除其中的异物,清除率随机体的免疫状态及病原体的毒性而不同,如对细菌的清除率可达 99%,但对病毒及癌细胞的清除率较低。

(2)进行免疫应答:抗原进入淋巴结后,巨噬细胞和交错突细胞可捕获与处理抗原,使具有相应特异性受体的淋巴细胞发生转化。引起体液免疫应答时,淋巴小结增多增大,髓索内浆细胞增多。引起细胞免疫应答时,副皮质区明显扩大,效应 T 细胞输出增多。

临床应用

反应性淋巴结炎

反应性淋巴结炎指的是在继发细菌和其他微生物感染时的淋巴结肿大。

淋巴结增大是由于淋巴小结及其细胞成分的水肿和增生。在严重细菌感染时,淋巴结炎可伴随淋巴管炎,在皮肤淋巴引流的感染部位,炎症的淋巴管可能显示为红色的条纹。急性淋巴结炎的普遍症状是触摸到肿胀的淋巴结、发热、畏寒、食欲减退、心动过速或全身无力。在化脓性坏死的严重情况下,可能会形成瘘管使脓液从增大的淋巴结排到皮肤表面。引起淋巴结炎的最常见微生物是链球菌和葡萄球菌。其次是病毒、原虫、立克次体、霉菌和结核杆菌。源于牙齿的扁桃体炎、细菌性咽炎是颈部淋巴结炎的最常见原因。全身淋巴结肿大是类风湿性关节炎的典型特征,也可作为检测 HIV 感染的一个早期指标。

（三）脾

脾是人体最大的外周淋巴器官,位于血液循环的通路上,有滤过血液和进行免疫应答的功能。

1. 脾的组织结构　在新鲜的脾切片上,大部分深红色的组织,称为红髓;其间分散的灰白色点状区域,称为白髓,二者构成了脾的实质(图11-13,图11-14)。脾内血管丰富,淋巴组织形成各种微细结构沿血管有规律地分布。

（1）被膜与小梁:脾的被膜较厚,由富含弹性纤维和平滑肌纤维的致密结缔组织构成,表面覆有间皮。被膜及门部的结缔组织伸入脾内形成许多分支的小梁,构成脾的粗支架。被膜和小梁内含有许多散在的平滑肌细胞,其收缩可调节脾内的血量,小梁之间的网状组织构成脾淋巴组织的微细支架。脾动脉从脾门部进入,其分支走行于小梁内,称小梁动脉(图11-15)。

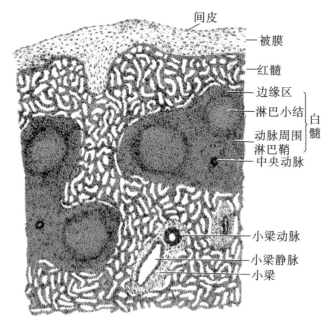

图11-13　脾(仿真图)

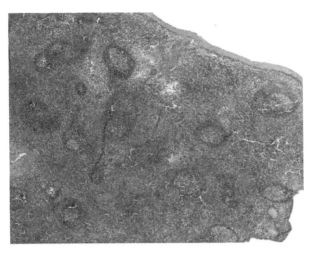

图 11-14　脾(光镜图)

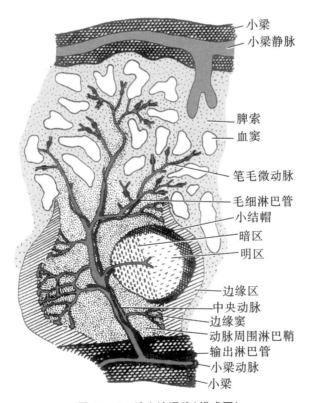

图 11-15　脾血流通路(模式图)

（1）白髓（white pulp）：相当于淋巴结的皮质，由动脉周围淋巴鞘、淋巴小结和边缘区组成（图 11-16）。

动脉周围淋巴鞘（periarterial lymphatic sheath）：是围绕在中央动脉周围的厚层弥散淋巴组织，由大量 T 细胞和少量巨噬细胞与交错突细胞等构成。小梁动脉的分支离开小梁，称中央动脉。此区相当于淋巴结的副皮质区，但无毛细血管后微静脉。中央动脉旁有一条伴行的小淋巴管,它是鞘内 T 细胞经淋巴迁出的重要通道。当发生细胞免疫应答时,动脉周围淋巴鞘内的 T 细胞分裂增殖,淋巴鞘增厚。

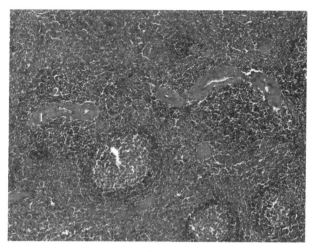

图 11-16　脾白髓(光镜图)
1.中央动脉　2.动脉周围淋巴鞘　3.淋巴小结

淋巴小结:在动脉周围淋巴鞘的一侧,主要由 B 细胞构成。受抗原刺激的初级淋巴小结呈现生发中心,分明区和暗区,小结帽朝向红髓。健康人脾内淋巴小结很少,当抗原侵入脾引起体液免疫应答时,淋巴小结大量增多。

边缘区(marginal zone):位于红髓和白髓交界处的狭窄区域,宽约 100 μm。此区含有 T 细胞及 B 细胞及较多的巨噬细胞。从骨髓或胸腺迁入脾的初始淋巴细胞常先聚集于此区。中央动脉侧支分支末端间膨大形成小血窦,称为边缘窦,它是血液内抗原以及淋巴细胞进入白髓的重要通道。边缘区也是脾内捕获抗原、识别抗原和诱发免疫应答的重要部位,它相当于淋巴结浅层皮质与副皮质区的交界处。

(2)红髓(red pulp):约占脾实质的 2/3,分布在被膜下、小梁周围及白髓边缘区外侧的广大区域,脾红髓由脾索和脾血窦组成(图 11-17)。

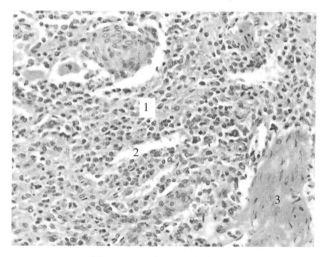

图 11-17　脾红髓(光镜图)
1.脾索　2.脾血窦　3.小梁

脾索(splenic cord):由富含血细胞的索状淋巴组织构成,脾索在血窦之间相互连接成网,网孔即为脾血窦。脾索内含有 B 细胞、浆细胞、巨噬细胞等。中央动脉的主干穿出白髓进入脾索,其分支形成笔毛微动脉,少数直接注入脾血窦,大多数开口于脾索。故大量血液直接进入脾索。

脾血窦(splenic sinus):是一种静脉性血窦,宽 12~40 μm,形态不规则,相互连接成网。纵切面上,窦壁由一层长杆状的内皮细胞平行排列而构成,内皮外由不完整的基膜及环形网状纤维围绕,故血窦壁如同一种多孔隙的栅栏状结构。横切面上,可见杆状内皮细胞沿血窦壁呈点状排列,核突入管腔,内皮细胞之间常见许多 0.2~0.5 μm宽的间隙(图 11-18,图 11-19)。脾索内的血细胞变形后可经此穿越进入血窦。血窦外有较多的巨噬细胞,其突起可通过内皮间隙伸向窦腔。脾血窦汇入小梁静脉,最后在脾门部汇成脾静脉出脾。

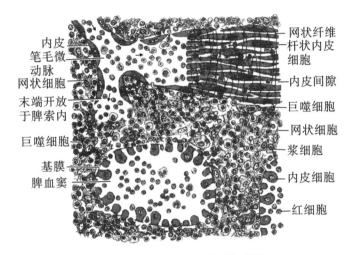

图 11-18　脾索与脾血窦(模式图)

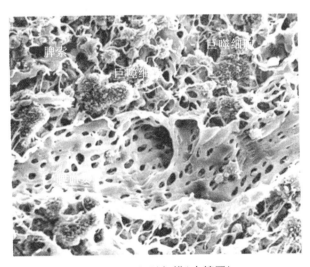

图 11-19　红髓扫描(电镜图)

2.脾的功能

（1）滤血:脾是清除血液中抗原以及清除衰老红细胞的主要器官。脾滤血的主要部位在脾索和边缘区,此处含大量的巨噬细胞,可吞噬清除血液中的病原体和衰老的红细胞。当脾肿大或功能亢进时,红细胞破坏过多,导致贫血。脾切除后,血液中的异形衰老红细胞大量增多。

（2）进行免疫应答:脾是对血源性抗原产生免疫应答的部位。进入血液的病原体如细菌、疟原虫、血吸虫等,可在脾内引起免疫应答。体液免疫应答时,淋巴小结增多增大,脾索内浆细胞增多;细胞免疫应答时,动脉周围淋巴鞘明显增厚。

（3）造血:胚胎早期脾有造血功能,但成体脾内仍有少量造血干细胞,当机体严重缺血或某些病理状态下,脾可以恢复造血功能。

（4）贮血:人脾约可贮血40 mL,主要贮于血窦内。当机体需要时,脾内平滑肌的收缩可将所贮的血排入血循环。

（四）扁桃体

扁桃体位于消化道和呼吸道的交汇处,包括腭扁桃体、咽扁桃体和舌扁桃体。

腭扁桃体呈卵圆形,黏膜一侧表面覆有复层扁平上皮,上皮向固有层内陷入形成10~30个分支的隐窝。隐窝周围的固有层内有大量弥散淋巴组织及淋巴小结(图11-20)。隐窝深部的复层扁平上皮内含有许多T细胞、B细胞、浆细胞和少量巨噬细胞与朗格汉斯细胞等。

咽扁桃体和舌扁桃体较小,结构与腭扁桃体相似。咽扁桃体无隐窝,舌扁桃体有一些较浅的隐窝,故较少引起炎症。但在成人,这两种扁桃体多萎缩退化。

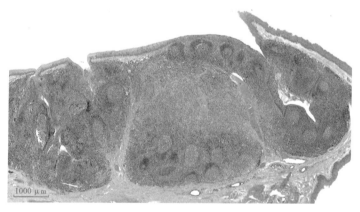

图11-20 腭扁桃体(光镜图)

思考题

1.简述胸腺小体及血-胸腺屏障。

2.简述淋巴结的组织结构及功能。

3.简述脾的组织结构及功能。

（郑州大学 孙 芸）

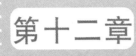

皮　肤

　　皮肤(skin)由表皮和真皮组成,位于皮下结缔组织之上,是人体面积最大的器官。一些部位表皮形成毛发、皮腺和指(趾)甲等表皮衍生物,称为皮肤附属器。皮肤覆盖整个人体外表面,在消化、呼吸、泌尿、生殖管道开口处皮肤直接相延续为黏膜,皮肤还衬覆外耳道内及鼓膜的外面。成人皮肤是人体与外界环境的直接接触面,可接受热、痛、触、压等刺激,保护机体免受伤害;皮肤能防止体内组织液丢失,并能阻挡异物和病原体侵入。此外,皮肤还参与调节体温并有一定的排泄作用。

一、表皮

　　表皮(epidemis)是皮肤的浅层,属于角化的复层扁平上皮组织。表皮由两类细胞组成:一类是角蛋白形成细胞(keratinocyte),占表皮细胞的绝大多数,它们在不断增生分化过程中逐渐合成角蛋白而角化并脱落;另一类细胞为非角蛋白形成细胞,数量少,分散存在于角蛋白形成细胞之间,包括黑(色)素细胞、朗格汉斯细胞和梅克尔细胞。

　　1.表皮角蛋白形成细胞及其演化　手掌和足跖的厚表皮的结构较典型,从基底到表面可分为5层(图12-1,图12-2)。

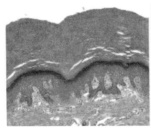
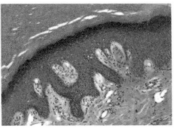

图 12-1　手掌皮肤(光镜图)

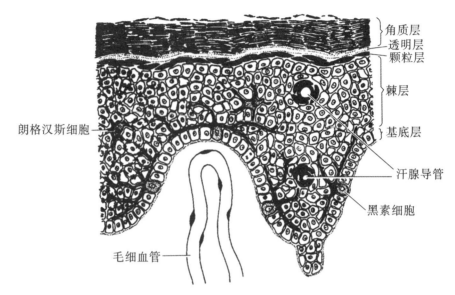

图 12-2　表皮分层和细胞构成(模式图)

（1）基底层(stratum basale)：位于基膜上，由一层矮柱状或立方形基底细胞(basal cell)组成。胞核相对较大，呈圆形，染色较浅。胞质呈强嗜碱性，内含丰富的游离核糖体，并有分散和成束的角蛋白丝(keratin filament)，也称张力丝(tonofilament)。细胞的相邻面有桥粒相连，细胞基底面有半桥粒连于基膜。基底细胞是角质形成细胞的干细胞，有活跃的分裂增生能力。新生的细胞向浅层推移，分化成表皮其余几层的细胞。

（2）棘层(stratum spinosum)：位于基底层上方，一般由 4~10 层细胞组成。细胞较大，呈多边形。细胞向四周伸出的短突起，相邻细胞的突起有桥粒相连，胞质内含许多角蛋白丝，常成束分布。胞质呈嗜碱性，含较多游离核糖体，具有旺盛的合成蛋白功能。合成的外皮蛋白(involucrin)沉积在细胞膜内侧，使胞膜增厚。电镜下，胞质内可见多数膜被板层颗粒(lamellar granule)，内有明暗相间的平行板层。

（3）颗粒层(stratum granulosum)：由 3~5 层较扁的梭形细胞组成，位于棘层上方，胞核和细胞器已退化。细胞的主要特点是胞质内含有许多透明角质颗粒(keratohyalin granule)，在 H-E 染色的切片上显强嗜碱性，形状不规则，大小不等。电镜下，透明角质颗粒没有单位膜包被，呈致密匀质状，主要成分为富有组氨酸的蛋白质，可见角蛋白丝伸入颗粒中。颗粒层细胞亦含较多板层颗粒，板层颗粒常位于细胞周边，其包膜与细胞膜融合、破裂，将其内容物释放到细胞间隙内，在细胞外面形成膜状物，构成阻止物质透过表皮的主要屏障。

（4）透明层(stratum lucidum)：位于颗粒层上方，只在无毛的厚表皮中明显可见。此层由几层更扁的梭形细胞组成，在 H-E 染色的切片上，细胞呈匀质透明状，被伊红染成红色，细胞核和细胞器均已消失，胞质内充满角蛋白丝，细胞界限不清。细胞的超微结构与角质层细胞相似。

（5）角质层(stratum corneum)：为表皮的表层，由多层扁平的角化细胞(horny cell)组成。这些细胞干硬，是已无胞核和细胞器完全角化的死细胞。在 H-E 染色切片上，细胞呈匀质状，轮廓不清，易被伊红着色。在电镜下，可见胞质中充满密集平行的角蛋白丝,浸埋于透明角质颗粒分散形成的匀质状物质之中。浅层的细胞间的桥粒解体,细胞彼此连接不牢,呈片状脱落,即为皮屑。

表皮是皮肤的重要保护层,特别是角质层,细胞干硬,胞质内充满角蛋白,细胞膜增厚,因而角质层的保护作用尤其明显。棘层到角质层的细胞间隙内充满类脂,构成阻止物质出入的屏障。因此表皮对多种物理和化学性刺激有很强的耐受力,能阻挡异物和病原体侵入,并能防止体内组织液丧失。也有证据表明,身体各部表皮的通透性有差异,并且并不完全取决于角化层细胞的层数,表皮中的脂类含量也有重要意义。角化层的通透性与皮肤表面用药的效力和变应原穿透表皮引起过敏性接触皮炎有关。

薄皮肤的表皮较薄,除基底层与厚表皮的相同,棘层的细胞层数少,颗粒层也只有2~3 层细胞,没有透明层,角质层也较薄,常只有数层细胞(图 12-3)。

2. 非角蛋白形成细胞

(1)黑素细胞(melanocyte):是生成黑色素的细胞,它们大多散在于表皮基底细胞之间,真皮中可有少数。黑素细胞具有圆形胞体,从细胞体发出不规则分支长突起伸入表皮基底层细胞及棘层细胞之间。在电镜下,可见胞质内有丰富的核糖体和粗面内质网,发达的高尔基复合体。其特征性结构是胞质内多数长圆形的黑素小体(melanosome),黑素小体由高尔基复合体生成,有界膜包被,内含酪氨酸酶,能将酪氨酸转化为黑色素(melanin)。黑素体充满色素后成为黑素颗粒(melanin granule)。黑素颗粒移入突起末端,然后被输送到邻近的基底细胞内,使基底细胞亦含许多黑素颗粒。

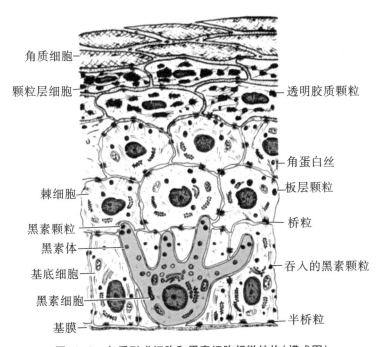

图 12-3 角质形成细胞和黑素细胞超微结构(模式图)

临床应用

黑色素与白化病

　　黑色素为棕黑色物质,是决定皮肤颜色的一个重要因素。由于黑素细胞合成色素的速率不同及表皮细胞中黑素颗粒的数量与大小的差异,决定了不同种族和个体不同部位皮肤颜色的差异。黑色素能吸收和散射紫外线,可保护表皮深层的幼稚细胞不受辐射损伤。日照能增强黑素细胞内酪氨酸酶活性,增加黑色素的合成。遗传性白化病患者缺乏酪氨酸酶,日照也不能增加黑色素的合成。若因先天缺乏形成色素的酪氨酸酶,则全身性的皮肤和毛发色素缺乏,虹膜与视网膜因无色素而呈红色,称为白化病。这是一种常染色体隐性遗传病,近亲结婚可增加其发生率。

　　(2)朗格汉斯细胞(Langerhans cell):分散在表皮的棘细胞之间。朗格汉斯细胞有许多较粗突起,这些突起又分出多个树枝状的细突起,穿插在棘细胞之间。电镜下可见朗格汉斯细胞,胞质内有特殊形状的伯贝克颗粒(Birbeck granule),此种颗粒有膜包裹,呈盘状或扁囊形,长15~30 nm,宽4 nm,颗粒的横切面呈杆状或球拍形(图12-4)。朗格汉斯细胞能识别、结合和处理侵入皮肤的抗原,并把抗原传送给T细胞,是皮肤内重要的抗原呈递细胞,在抵抗侵入皮肤的病毒和监视表皮细胞癌变方面起重要作用,也是在异体组织移植中起免疫排斥作用的主要细胞(图12-4)。

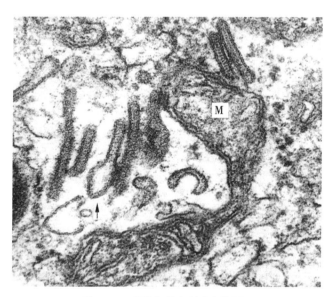

图12-4　朗格汉斯细胞(电镜图)

↑:伯贝克颗粒　M:线粒体

　　(3)梅克尔细胞(Merkel cell):是一种具有短指状突起的细胞,数目很少,大多存在于毛囊附近的表皮基底细胞之间。电镜下可见梅克尔细胞胞核较小而不规则,胞质内有许多膜被含致密芯的小泡,直径约80 nm。常见一些梅克尔细胞的基底面与盘状的感觉神经末梢密切接触,而且胞质中的小泡也多聚集在细胞基底部,形成类似于突触的结构,故认为梅克尔细胞属于感觉细胞,能感受触觉刺激(图12-5)。

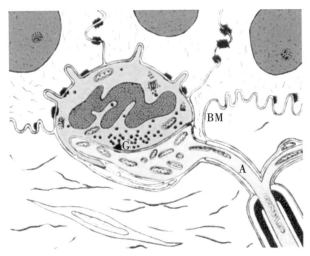

图12-5　梅克尔细胞和神经末梢超微结构(模式图)
A.轴突　G.分泌颗粒　BM.基膜

二、真皮

真皮(dermis)由结缔组织组成,位于表皮下面。真皮深部与皮下组织接连,两者之间没有明显的界线。身体各部位真皮的厚薄不等,一般厚为1~2 mm。真皮分为乳头层和网织层两层。

1. 乳头层(papillary layer)　是真皮的浅层,为紧邻表皮的薄层结缔组织。真皮与表皮交界面凹凸不平,真皮结缔组织向表皮底部突出,形成许多嵴状或乳头状的凸起,称真皮乳头(dermal papillae),使表皮与真皮的连接面扩大,有利于两者牢固连接,并便于表皮从真皮的血管获得营养。乳头层内胶原纤维和弹性纤维较细密,含细胞较多,毛细血管丰富,有许多游离神经末梢,在手指等触觉灵敏的部位的乳头内常有触觉小体。

2. 网织层(reticular layer)　在乳头层下方,较厚,是真皮的主要部分,与乳头层无明显分界。网织层由致密结缔组织组成,粗大的胶原纤维束交织成密网,并有许多弹性纤维,使皮肤有较大的韧性和弹性。此层内有许多血管、淋巴管和神经。毛囊、皮脂腺和汗腺也多见于网织层,其深部常见环层小体。

三、皮肤的附属器

1. 毛(hair)　除手掌和足跖等部位外,人体大部分皮肤都有毛分布。毛的粗细和长短不一。头发、胡须和腋毛等较粗较长,其余部位的毛细软而短。毛囊有丰富的感觉神经末梢,能敏锐地感受触觉等刺激(图12-6)。

毛由排列规则的角化上皮细胞组成,细胞内充满角蛋白并含黑色素,伸在皮肤外面的部分称毛干,埋在皮肤内的部分称毛根。毛根包在毛囊内,毛囊分内外两层。内层为上皮根鞘,紧包毛根,与表皮相延续,其结构也与表皮相似。外层为结缔组织鞘,由致密结缔组织构成。毛根下端细胞和上皮根鞘细胞连成一体,成为膨大的毛球,毛球的上皮细胞为幼稚细胞,称毛母质。这些细胞能增殖和分化为毛根和上皮根鞘的细胞。毛的色素由分布在毛母质细胞间的黑素细胞生成,移入新生的毛根上皮细胞所致。毛球底面向内凹陷,容纳毛乳头。毛乳头是富有血管和神经的结缔组织,对毛的生长起诱导和维持作用。毛根和毛囊斜长在皮肤内,在其与皮肤表面的钝角侧,有一束平滑肌连接毛囊和真皮,称立毛肌。立毛肌受交感神经支配,收缩时使毛竖立(图12-7)。

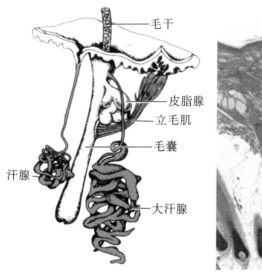

图12-6 皮肤附属器

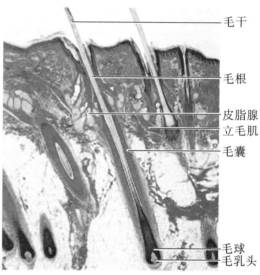

图12-7 头皮结构

2. 皮脂腺(sebaceous gland) 大多位于毛囊和立毛肌之间,为泡状腺,由一个或几个囊状的腺泡与一个共同的短导管构成。导管为复层扁平上皮,大多开口于毛囊上段,也有些直接开口在皮肤表面。腺泡外层是一层较小的幼稚细胞,有活跃的分裂增生能力。新生的腺细胞逐渐向腺泡中心推移,胞质中形成越来越多的小脂滴,细胞变大。腺泡中央细胞更大,呈多边形,胞质内充满脂滴,细胞核固缩,细胞器消失。最后,腺细胞解体,连同脂滴一起排出,即为皮脂。皮脂腺的发育和分泌受性激素的调节,青春期分泌活跃。皮脂是几种脂类的混合物,有润泽皮肤、毛发及杀菌作用。

3. 汗腺(sweat gland) 遍布于全身的皮肤中,但不同部位皮肤内的汗腺数量有明显差异。汗腺是单曲管状腺,分泌部位于真皮深层和皮下组织中,由单层锥体形细胞组成,胞核呈圆形,位于细胞近基底部;胞质着色较浅。导管较细而直,由两层染色较深的立方形细胞组成,由真皮深部上行,穿过表皮,开口于皮肤表面的汗孔。汗腺细胞以胞吐方式分泌。汗液除含大量水分外,还含钠、钾、氯、乳酸盐和尿素。导管能重吸收汗液内部分钠和氯。出汗是机体散热的主要方式,外界温度高时汗腺分泌旺盛,可散发大量的热,对调节机体体温起重要作用。

在腋窝、乳晕和阴部等处有另一种所谓大汗腺。其分泌部为粗管,管腔大,也盘曲成团。腺细胞呈立方形或矮柱状,胞核圆形,胞质内含许多分泌颗粒和溶酶体。大汗腺细胞分泌时,富含分泌颗粒的细胞顶部突向腺腔,从细胞脱落,分解成为分泌物,这种分泌方式称为顶浆分泌。腺细胞与基膜之间也有肌上皮细胞。导管较细而直,也由两层上皮细胞组成,开口于毛囊上段。分泌物为较黏稠的乳状液,含蛋白质、糖类和脂类等,分泌物被细菌分解后产生特别的气味。分泌过盛而致气味过浓时,即谓之狐臭。这种汗腺在性成熟前呈静止状态,青春期后由于受性激素的刺激,分泌活跃。

4.指(趾)甲(nail) 为坚硬透明的长方形角质板,由多层排列紧密连接牢固的角化细胞构成。露在外面的为甲体,埋于皮肤内的为甲根。甲体下面的组织称甲床,由未角化的复层扁平上皮和真皮组成。甲体两侧嵌在皮肤形成的甲襞内。甲根周围为复层扁平上皮,其基底层细胞分裂活跃,称甲母质,是甲体的生长区。甲母质细胞不断增生和角化,并向甲体方向推移,成为甲体细胞,使甲体生长。

思考题

1.从角化的过程,描述表皮各层角质形成细胞形态结构的变化。

2.简述朗格汉斯细胞的结构和功能。

（郑州大学　柴玉荣）

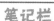

第十三章

内分泌系统

内分泌系统(endocrine system)由内分泌腺、内分泌结构及散在分布于其他器官内的内分泌细胞组成。它与神经系统一起,共同维持机体内环境的稳定。内分泌腺的结构特点是:腺细胞通常排列成索状、网状、团状或围成滤泡状;无导管,又称无管腺;腺细胞周围毛细血管丰富。

内分泌细胞合成和分泌的生物活性物质称为激素(hormone)。大多数内分泌细胞分泌的激素通过血液循环作用于远处的特定器官、组织和细胞,少部分内分泌细胞分泌的激素可直接作用于邻近的细胞,这种现象称为旁分泌(paracrine)。

人体的激素,按其化学性质可分为含氮激素和类固醇激素两大类。每种激素作用的特定器官或特定细胞,称为该激素的靶器官(target organ)或靶细胞(target cell)。靶细胞具有与相应激素相结合的受体,能与相应激素结合而产生效应。含氮激素受体位于靶细胞的质膜上,而类固醇激素受体一般位于靶细胞的胞质内。

一、甲状腺

甲状腺(thyroid gland)位于颈前部,分左右两叶,中间以峡部相连。甲状腺表面包以结缔组织被膜,被膜结缔组织深入腺实质,将实质分成许多大小不等的小叶,每个小叶内含有20~40个滤泡(图13-1)。

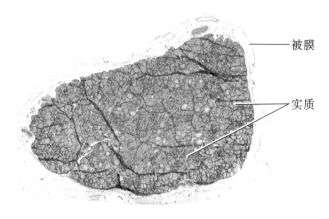

图 13-1　甲状腺(低倍)

被膜

实质

（一）甲状腺滤泡

滤泡（follicle）是甲状腺的结构和功能单位，大小不等，呈圆形或不规则形，直径0.02~0.9 mm。滤泡主要由单层滤泡上皮细胞围成，滤泡腔内充满嗜酸性的胶质（colloid），H-E染色呈红色，为碘化的甲状腺球蛋白。滤泡间有少量的结缔组织、丰富的毛细血管和成群的滤泡旁细胞（图13-2）。

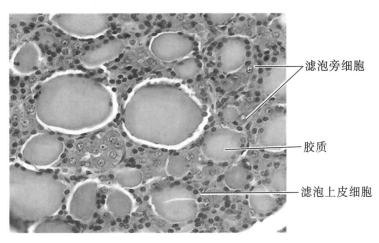

滤泡旁细胞

胶质

滤泡上皮细胞

图13-2　甲状腺（光镜图）（高倍）

滤泡上皮细胞（follicular epithelial cell）是组成滤泡壁的主要细胞，一般为立方形，但可因其功能状态不同而有形态变化。功能活跃时的滤泡上皮细胞呈低柱状，滤泡腔内胶质较少；而功能不活跃的滤泡上皮细胞可呈扁平状，滤泡腔内胶质较多。电镜下，滤泡上皮细胞的游离面有微绒毛，胞质内有发达的粗面内质网、较多的线粒体和溶酶体，高尔基复合体位于核上区。细胞顶部胞质内有电子密度中等、体积较小的分泌颗粒，还有从滤泡腔内摄入的电子密度较低的胶质小泡。

滤泡上皮细胞合成和分泌甲状腺激素（thyroid hormone）。甲状腺激素的生成需经过合成、碘化、储存、重吸收、分解和释放等过程。滤泡上皮细胞从血液中摄取氨基酸（主要是酪氨酸），在粗面内质网上合成甲状腺球蛋白的前体，继而运至高尔基复合体加工并浓缩成分泌颗粒，再以胞吐方式排放到滤泡腔内储存。滤泡上皮细胞基底面的细胞膜上有碘泵，可从血液中摄取碘离子，在细胞内过氧化物酶的催化下活化，也进入滤泡腔与甲状腺球蛋白结合形成碘化的甲状腺球蛋白，以胶质形式储存于滤泡腔内。在腺垂体分泌的促甲状腺素作用下，滤泡上皮细胞以胞吞方式将碘化的甲状腺球蛋白重吸收入胞质，形成胶质小泡。胶质小泡和溶酶体融合，碘化的甲状腺球蛋白被溶酶体内的蛋白水解酶分解为大量的四碘甲腺原氨酸（T_4）和少量的三碘甲腺原氨酸（T_3），前者即甲状腺素（thyroxine）。T_3和T_4经细胞基底部释放，入毛细血管（图13-3）。

T_3和T_4的主要功能是增进机体的新陈代谢，提高神经兴奋性，促进生长发育，尤其对婴幼儿的骨骼和中枢神经系统的发育影响很大。甲状腺功能低下时，甲状腺激素减少，在胎儿和婴幼儿，不仅导致身材矮小，而且脑发育障碍，称呆小症；在成人则引起新陈代谢率降低、毛发稀少、精神呆滞和黏液性水肿。甲状腺功能亢进时，甲状腺素增多,可出现甲状腺功能亢进症。

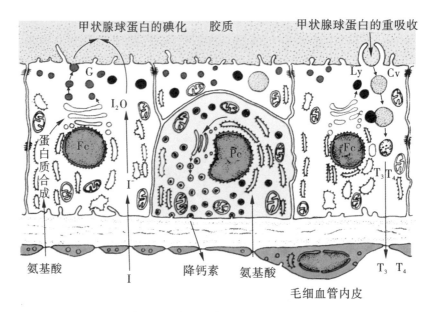

图 13-3　甲状腺上皮细胞(Fc)合成与分泌 T_3、T_4激素(模式图)

临床应用

地方性甲状腺肿

地方性甲状腺肿(endemic goiter)是由于一个地区存在特定的环境致甲状腺肿因素,主要是碘缺乏,使生活在这一地区的人群中有一定比例的人发生了甲状腺肿大。早期无明显临床症状,甲状腺轻、中度弥漫性肿大,质软,无压痛。极少数明显肿大者可出现压迫症状,如呼吸困难、吞咽困难、声音嘶哑、刺激性咳嗽等。患者往往由于甲状腺代偿功能不足,出现甲状腺功能减退,甲状腺激素减少。

(二)滤泡旁细胞

滤泡旁细胞(parafollicular cell)又称亮细胞或 C 细胞,常成群分布于滤泡间的结缔组织内或单个散在于滤泡上皮细胞之间。细胞稍大,在 H-E 染色标本中胞质着色略淡。电镜下,滤泡上皮细胞之间的滤泡旁细胞位于基板上,胞质内含有丰富的粗面内质网、高尔基复合体及许多膜包被的分泌颗粒。细胞以胞吐方式释放颗粒内的降钙素(calcitonin)。降钙素是一种多肽,可促进成骨细胞的活动,使骨盐沉积于类骨质,并抑制肾小管和胃肠道对钙的吸收,从而使血钙降低。

二、甲状旁腺

甲状旁腺(parathyroid gland)位于甲状腺左右两叶的背面,为扁圆形棕黄色小腺体,一般(80%)上下各一对,偶尔可有 3 个、5 个或更多个腺体。

甲状旁腺表面包有结缔组织被膜,少数甲状旁腺埋于甲状腺组织内,其间并无结缔组织分隔。腺细胞排列成索或团状,其间含有少量的结缔组织和丰富的毛细血管。腺细胞有主细胞和嗜酸性细胞两种。

1. 主细胞 主细胞(chief cell)体积较小,呈圆形或多边形,H-E 染色标本中,胞质着色暗,胞核圆,位于细胞中央。电镜下可见粗面内质网、高尔基复合体和膜被分泌颗粒,还有一些糖原和脂滴。主细胞合成和分泌甲状旁腺素(parathyroid hormone),甲状旁腺素是一种单链多肽,它可增强破骨细胞的活性,使骨盐溶解,并能促进肠及肾小管吸收钙,从而使血钙升高。在甲状旁腺素和降钙素的共同调节下,维持机体血钙浓度的稳定。

2. 嗜酸性细胞 嗜酸性细胞(oxyphil cell)随着年龄的增长而增多,细胞体积大,核小染色深,胞质内含有许多嗜酸性颗粒,而糖原很少。电镜下嗜酸性颗粒乃是线粒体和极少量的分泌颗粒。其功能不明。

三、肾上腺

肾上腺(adrenal gland)位于肾的上方,表面包有结缔组织被膜,被膜发出少量结缔组织伴随血管和神经深入实质内。肾上腺实质由周围的皮质和中央的髓质两部分构成(图 13-4)。

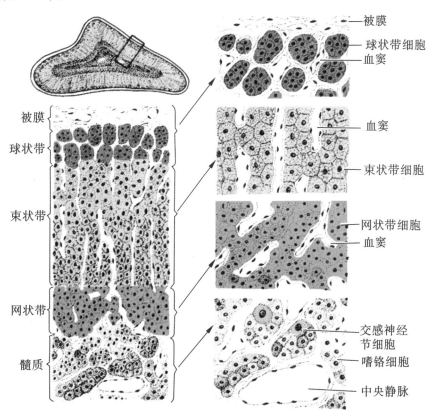

图 13-4 肾上腺(仿真图)

1. 皮质　皮质占肾上腺体积的 80%～90%，根据细胞的形态结构和排列等特征，可将皮质自外向内分为 3 个带，即球状带、束状带和网状带（图 13-5，图 13-6）。

（1）球状带（zona glomerulosa）：紧贴被膜下，较薄，约占皮质总体积的 15%。细胞排列成球状团块，细胞团之间为窦样毛细血管和少量结缔组织。细胞较小，呈矮柱状或多边形，胞核小、染色深，胞质少，含少量细小脂滴。球状带细胞分泌盐皮质激素（mineralocorticoid），如醛固酮（aldosterone），可促进肾远曲小管和集合小管重吸收 Na^+ 及排出 K^+，同时也刺激胃黏膜、唾液腺及汗腺导管吸收 Na^+，使血中 Na^+ 浓度升高，K^+ 浓度降低，维持血容量于正常水平。盐皮质激素的分泌受肾素-血管紧张素系统的调节。

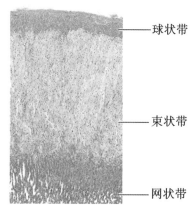

图 13-5　肾上腺皮质光镜图（低倍）

（2）束状带（zona fasiculata）：位于球状带的深部，是皮质中最厚的部分，约占皮质总体积的 78%。腺细胞排列成单行或双行的细胞索，索间为窦样毛细血管。细胞体积大，呈多边形，胞核圆形，着色浅，胞质内富含脂滴。在 H-E 染色标本中，脂滴被溶解，故胞质成泡沫状。束状带细胞分泌糖皮质激素（glucocorticoid），主要为皮质醇（cortisol），可促使蛋白质及脂肪分解并转变为糖，此外，还有抑制免疫应答及抗炎症等作用。束状带细胞受腺垂体分泌的促肾上腺皮质激素的调节。

（3）网状带（zone reticularis）：位于皮质的最内层，紧靠髓质，占皮质总体积的 7%，细胞排列呈索状并相互吻合呈网，其间为窦状毛细血管和少量结缔组织。网状带细胞较小，形态不规则，核小染色深。网状带细胞主要分泌雄激素、少量糖皮质激素和雌激素，也受促肾上腺皮质激素的调节。

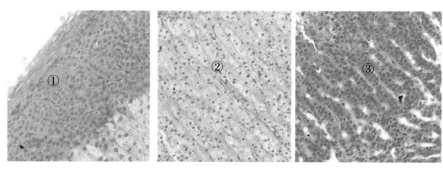

图 13-6　肾上腺皮质（光镜图，高倍）
①球状带　②束状带　③网状带

2. 髓质　髓质位于肾上腺的中央，主要由髓质细胞组成。髓质细胞体积较大，呈多边形，排列呈索状或团状，细胞团索间是窦状毛细血管和少量结缔组织。如用含铬盐的固定液固定标本，胞质内出现黄色的嗜铬颗粒，故髓质细胞又称为嗜铬细胞（chromaffin cell）。另外，髓质内还有少量的交感神经节细胞，胞体较大，散在分布于髓质内（图 13-7）。

电镜下,嗜铬细胞最显著的特征是胞质内含有大量膜包的电子致密颗粒(嗜铬颗粒),根据颗粒内含物的不同,可将髓质细胞分为两种:一种为肾上腺素细胞,颗粒内含肾上腺素(adrenaline),此种细胞数量多,约占髓质细胞的80%以上;另一种为去甲肾上腺素细胞,颗粒内含有去甲肾上腺素(noradrenaline)。肾上腺素和去甲肾上腺素均为儿茶酚胺类物质,它们的分泌受交感神经的调控,当交感神经节前纤维释放乙酰胆碱作用于髓质细胞时,引起激素的释放。肾上腺素可使心率加快,心脏和骨骼肌血管扩张。去甲肾上腺素使血压增高,心脏、脑和骨骼肌内的血流加速。

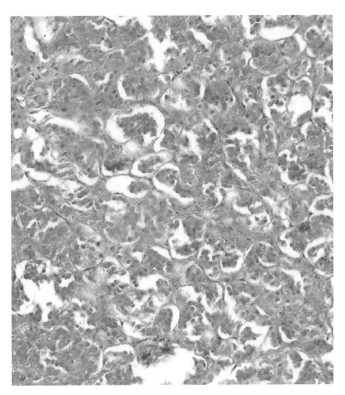

图13-7　肾上腺髓质(光镜下,高倍)

3.肾上腺的血管分布　肾上腺动脉进入被膜后分支进入皮质,形成窦状毛细血管网,经皮质进入髓质,并与髓质毛细血管通连。少数小动脉分支穿越皮质直接进入髓质,形成窦状毛细血管。髓质内的毛细血管汇合成小静脉,多条小静脉再汇合成一条中央静脉,经肾上腺静脉出肾上腺。

四、脑垂体

脑垂体(hypophysis)为一椭圆形小体,重约0.5 g,位于颅底蝶鞍垂体窝内,外包结缔组织被膜。脑垂体由腺垂体(adenohypophysis)和神经垂体(neurohypophysis)两部分组成。腺垂体又分为远侧部、中间部和结节部三部分;神经垂体分为神经部和漏斗两部分,漏斗与下丘脑相连。远侧部又称前叶,神经部和中间部又称后叶(图13-8)。

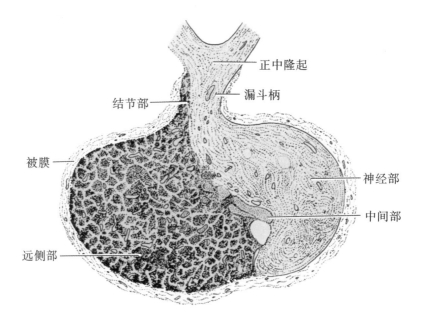

图13-8 垂体(矢状切面)

正中隆起
漏斗柄
结节部
被膜
神经部
中间部
远侧部

(一)脑垂体

1.远侧部(pars distalis) 是构成腺垂体的主要部分,腺细胞排列成团索状,少数围成小滤泡,细胞间有丰富的窦状毛细血管和少量结缔组织。H-E染色标本中,腺细胞分为嗜色细胞(chromophil cell)和嫌色细胞(chromophobe cell)两大类。嗜色细胞又分为嗜酸性细胞和嗜碱性细胞两种。根据分泌的激素不同,可进一步对腺细胞进行分类,并以所分泌的激素来命名(图13-9)。

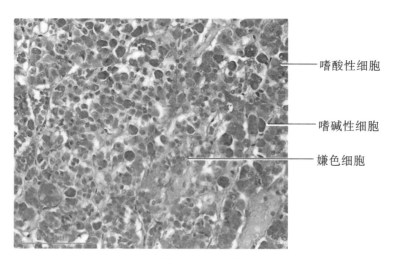

嗜酸性细胞
嗜碱性细胞
嫌色细胞

图13-9 垂体远侧部(光镜下,高倍)

(1)嗜酸性细胞:数量较多,约占远侧部腺细胞总数的40%,细胞呈圆形或椭圆形,胞体较大,直径14~19 μm,胞质内含许多粗大的嗜酸性颗粒。嗜酸性细胞又分生长激素细胞和催乳激素细胞。①生长激素细胞(somatotroph),数量较多,合成和释放生长激素(growth hormone,GH),能促进体内多种代谢过程,尤其刺激骺软骨的生长,使骨增长。幼年时期,该激素分泌不足,可导致垂体侏儒症,分泌过多则引起巨人症;成人时期,该激素分泌过多则发生肢端肥大症。②催乳激素细胞(mammotroph):妊娠和授乳期妇女含有大量催乳激素细胞,而非妊娠和非授乳期的妇女,此细胞数量少,男性更少。催乳激素细胞分泌催乳素(prolactin),促进乳腺发育和乳汁分泌。

临床应用

侏儒症

侏儒症(dwarfism)是由于先天和后天因素引起机体在青春期腺垂体功能减退,生长激素(GH)分泌不足,从而使身体发育迟缓,导致短小的身材和骨骼不成比例地生长。但智力发育一般不受影响。腺垂体在青春期分泌生长激素(GH)过多将导致青少年骨骼发育迅速因而形成巨人症,本病早期(形成期)体格、内脏普遍性肥大,垂体前叶功能亢进;晚期(衰退期),体力衰退,出现继发性垂体前叶功能减退。

(2)嗜碱性细胞:数量较嗜酸性细胞少,约占远侧部腺细胞总数的10%。细胞大小不等,直径15~25 μm,呈椭圆形或多边形,胞质内含有嗜碱性颗粒。嗜碱性细胞又可分为3种:①促甲状腺激素细胞(thyrotroph),分泌促甲状腺激素(thyroid stimulating hormone,TSH),促进甲状腺滤泡的增生和甲状腺激素的合成和释放。②促性腺激素细胞(gonadotroph),分泌卵泡刺激素(follicle stimulating hormone,FSH)和黄体生成素(luteinizing hormone,LH)。在女性卵泡刺激素可促进卵泡发育,在男性则促进精子的发生。黄体生成素在女性促进排卵和黄体的形成及分泌,在男性则刺激睾丸间质细胞分泌雄激素,又称间质细胞刺激素(interstitial cell stimulating hormone,ICSH)。③促肾上腺皮质激素细胞(corticotroph),分泌促肾上腺皮质激素(adrenocorticotropic hormone,ACTH)和促脂素(lipotrophic hormone,LPH),前者主要促进肾上腺皮质束状带分泌糖皮质激素,后者作用于脂肪细胞,使其分解产生脂肪酸。

(3)嫌色细胞:数量多,约占远侧部腺细胞总数的50%,细胞体积小,呈圆形或多角形,胞质少,着色浅,细胞界限不清。电镜下,部分嫌色细胞内含有少量分泌颗粒,因此认为这些细胞可能是嗜色细胞的初期阶段,或是脱颗粒后的嗜色细胞。

2. 中间部(pars intermedia)　不发达,只占垂体的2%左右,是位于远侧部和神经部之间的狭窄部分。由嫌色细胞、嗜碱性细胞和一些大小不等含胶质的滤泡组成。鱼类和两栖类的中间部能分泌黑素细胞刺激素(melanocyte stimulating hormone,MSH),可调节皮肤黑素细胞内的黑素合成(图13-10)。

3. 结节部(pars tuberalis)　包围着神经垂体的漏斗柄,结节部含有丰富的纵行毛细血管,是垂体中高度血管化的部分。腺细胞多呈索状排列于血管之间。细胞较小,主要是嫌色细胞,少量嗜酸性细胞和嗜碱性细胞。

4. 垂体门脉系统及下丘脑与腺垂体的关系　大脑基底动脉环发出垂体上动脉进入结节部的上端,在正中隆起和漏斗处形成襻样的窦状毛细血管网,称为第一级(初级)毛细血管网,这些毛细血管网汇集成数条较大的垂体门微静脉,经漏斗柄和结节部下行进入远侧部,再次形成第二级(次级)毛细血管网。垂体门微静脉及其两端的毛细血管网共同构成垂体门脉系统(hypophyseal portal system)。腺垂体远侧部的毛细血管最后汇集成小静脉注入垂体周围的静脉窦(图13-11)。

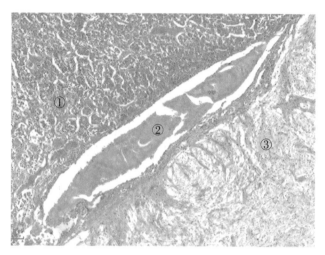

图 13-10　垂体中间部(光镜图)

①远侧部　②中间部　③神经部

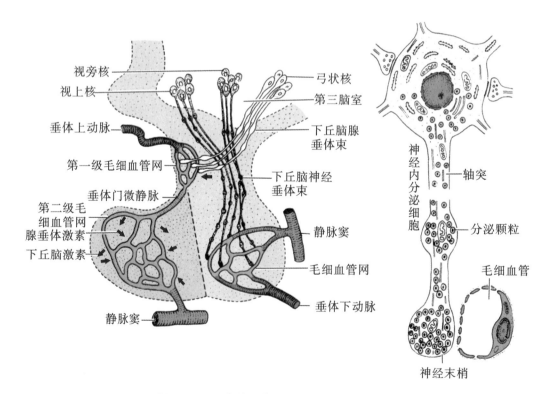

图 13-11　垂体的血管分布及其与下丘脑的关系

　　下丘脑的弓状核等核团内的神经内分泌细胞所分泌的各种激素,经神经细胞的轴突运输、释放入漏斗处的第一级毛细血管网,继而经垂体门微静脉输送至远侧部的第二级毛细血管网,分别调节远侧部各种腺细胞的分泌活动。这些激素可分为两类:一类促进腺细胞的分泌称释放激素(releasing hormone,RH),另一类抑制腺细胞的分泌称释放抑制激素(release inhibiting hormone,RIH)。目前已知的释放激素有:生长激素释放激素(GRH)、催乳激素释放激素(PRH)、促性腺激素释放激素(GnRH)、促甲状腺激素释放激素(TRH)、促肾上腺皮质激素释放激素(CRH)、黑素细胞刺激素释放激素(MSRH)等。释放抑制激素有:生长抑素(SOM)、催乳激素释放抑制激素(PIH)和黑素细胞刺激素释放抑制激素(MSIH)等。由此可见,下丘脑通过所分泌的释放激素和释放抑制激素,经垂体门脉系统进入腺垂体,以促进或抑制腺垂体内各种细胞的分泌活动。腺垂体细胞分泌的各种激素,又可通过短反馈机制调节下丘脑中这些神经内分泌细胞的分泌活动。

(二)神经垂体

神经垂体包括正中隆起、漏斗柄和神经部,主要由大量无髓神经纤维和胶质细胞(垂体细胞)组成,并含有丰富的窦状毛细血管和少量网状纤维。

下丘脑的视上核和室旁核含有大型神经内分泌细胞,其轴突经漏斗直抵神经部,是神经部无髓神经纤维的主要来源。这些神经内分泌细胞除具有一般神经元的结构外,胞体内还含有许多分泌颗粒,分泌颗粒沿轴突运输到神经部,有的轴突沿途或终末分泌颗粒常大量聚集,使轴突呈"串珠"样膨大。在光镜下,神经部内可见大小不等的嗜酸性团块,称赫令体(Herring body),即为轴突内分泌颗粒大量聚集所成的结构。神经部的胶质细胞又称垂体细胞(pituicyte),分布在神经纤维之间,细胞形状、大小不一,通常有数个突起。垂体细胞对神经纤维起支持、营养、保护等作用(图13-12)。

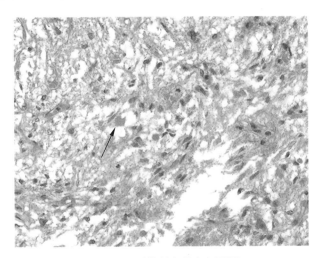

图13-12 垂体神经部(光镜图)
箭头所示为赫令体

视上核和室旁核的神经内分泌细胞合成加压素(vassopressin)和催产素 oxytocin),通过其轴突运至神经部,由此进入窦状毛细血管,再经血流到达靶器官。加压素可使小动脉收缩,升高血压,亦可增强肾远曲小管和集合管重吸收水,使尿量减少,故又称抗利尿激素(antidiuretic hormone,ADH),该激素分泌减少时,可引起尿崩症。催产素使子宫平滑肌收缩,促进分娩过程,并促进乳汁分泌。由上可见,神经垂体和下丘脑是结构和功能的统一体,神经垂体是下丘脑激素的贮存和释放部位。

五、松果体

松果体(pineal body)呈扁圆锥形,位于间脑顶端后上方,以细柄与间脑相连。

松果体表面包以软脑膜,软脑膜结缔组织伴随血管深入实质,将实质分成若干不规则小叶。实质主要由松果体细胞、神经胶质细胞和无髓神经纤维等构成。

松果体细胞(pinealocyte)数量多,约占全部实质细胞总数的90%,H-E染色标本中,胞体呈多边形或圆形,胞核大,核仁明显,胞质弱嗜碱性,常含脂滴。在银浸染的标本中,可见松果体细胞具有两个或多个突起,短突起终止于相邻细胞之间,长突起呈放射状终止于血管周间隙,在血管附近形成膨大的终末。电镜下,松果体细胞内线粒体和核糖体丰富,高尔基复合体发达,常见圆形膜被分泌颗粒,颗粒内含有褪黑素(melatonin)。褪黑素参与调节机体的昼夜节律、睡眠、情绪等生理活动。

成人松果体内常见脑砂(brain sand),脑砂是松果体细胞的分泌物经钙化而成的同心圆板状结构,分布于松果体实质细胞间和间质中,偶见于细胞内。脑砂随年龄的增长而增多,其意义不明(图13-13)。

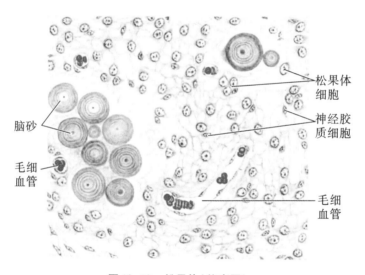

图13-13 松果体(仿真图)

六、弥散神经内分泌系统

除上述内分泌腺外,机体许多其他器官内还存在大量散在的内分泌细胞,这些内分泌细胞都能摄取胺前体并使其脱羧转变为胺类产物,故将这些细胞统称为摄取胺前体脱羧细胞(amine precursor uptake and decarboxylation cell,APUD细胞)。近年来,随着APUD细胞研究的不断深入,发现此类许多细胞不仅产生胺,而且还产生肽,而有的细胞则只产生肽。特别是发现APUD细胞和神经系统有十分密切的关系,几乎所有的神经细胞都具有APUD能力,过去认为只有神经细胞才有的特异性烯醇化酶,现在发现也同时存在于几乎所有的 APUD 细胞内。因此,目前将这些具有内分泌功能的神经细胞和 APUD 细胞统称为弥散神经内分泌系统(diffuse neuroendocrine system,DNES)。DNES 将神经系统和内分泌系统两大调节系统直接联系起来,构成一个整体,共同完成调节和控制机体生理活动的功能。

 思考题

1.试述内分泌系统的构成和结构特点。

2.试述甲状腺滤泡和滤泡旁细胞的结构和功能。

3.试述肾上腺的结构和功能。

4.试述腺垂体远侧部的细胞构成以及分泌激素的生理作用。

5.试述下丘脑与腺垂体、神经垂体的关系。

(郑州大学 杨继要)

第十四章

消化管

消化系统由消化管与消化腺组成,主要功能是对食物进行物理性和化学性消化,将大分子物质分解为小分子的氨基酸、单糖、甘油与脂肪酸等,吸收后供机体生长和代谢的需要。

消化管(digestive tract)包括口腔、咽、食管、胃、小肠、大肠和肛门的连续管道,这些器官的管壁结构具有某些共同的分层规律,又各具与其功能相适应的特点。

一、消化管的一般结构

消化管(除口腔与咽外)自内向外均分为黏膜、黏膜下层、肌层与外膜四层(图14-1)。

(一)黏膜

黏膜(tunica mucosa)由上皮、固有层和黏膜肌层组成,是消化管各段结构差异最大、功能最重要的部分。

1. 上皮　上皮的类型依部位而异。消化管的两端(口腔、咽、食管及肛门)为复层扁平上皮,以保护功能为主;其余部分均为单层柱状上皮,以消化吸收功能为主。上皮与管壁内的腺体相连。

2. 固有层　固有层(lamina propria)为疏松结缔组织,含细胞和纤维较多,并有丰富的血管和淋巴管。胃肠固有层内还富含腺体和淋巴组织。

3. 黏膜肌层　黏膜肌层(muscularis mucosa)为薄层平滑肌,其收缩可使黏膜活动,促进固有层内的腺体分泌物排出和血液运行,利于物质吸收。

(二)黏膜下层

黏膜下层(tunica submucosa)由较致密的结缔组织组成,含小动脉、小静脉与淋巴管。在食管及十二指肠的黏膜下层内分别有食管腺与十二指肠腺。黏膜下层中还有黏膜下神经丛,由多极神经元与无髓神经纤维构成,可调节黏膜肌的收缩和腺体的分泌。在食管、胃和小肠等部位的黏膜与黏膜下层共同向管腔内突起,形成皱襞(plica),具有扩大黏膜表面积的作用。

(三)肌层

除食管上段与肛门处的肌层(muscularis)为骨骼肌外,其余大部均为平滑肌。肌层一般分为内环行、外纵行两层,其间有肌间神经丛,结构与黏膜下神经丛相似,可调节肌层的运动和腺体的活动(图14-2)。

（四）外膜

外膜(adventitia)由薄层结缔组织构成者称纤维膜(fibrosa)，主要分布于食管和大肠末段，与周围组织无明显界限。由薄层结缔组织与间皮共同构成者称浆膜(serosa)，见于腹膜内位的胃、大部分小肠与大肠，其表面光滑，有利于胃肠活动。

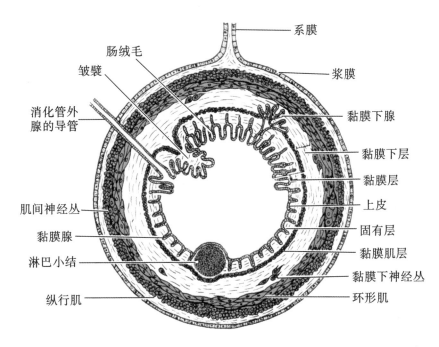

图14-1　消化管一般结构

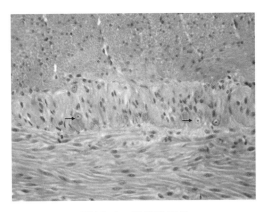

图14-2　肌间神经丛

二、口腔与咽

（一）口腔黏膜的一般结构

口腔黏膜只有上皮和固有层，无黏膜肌。上皮为复层扁平上皮，在硬腭、牙龈和舌背面等咀嚼黏膜为角化上皮,其余被覆黏膜部位均为非角化上皮。固有层结缔组织较致密,各部厚薄不等,突向上皮底面形成乳头,其内富有毛细血管,乳头及上皮内有许多感觉神经末梢。牙龈与硬腭的咀嚼黏膜无黏膜下层,固有层直接连接于骨膜。被覆颊部黏膜的黏膜下层较厚而明显,常有脂肪细胞和黏液性与浆液性的小唾液腺。

(二)舌

1.舌的组织结构　舌由表面的黏膜和深部的舌肌组成。舌肌由纵行、横行及垂直走行的骨骼肌纤维束交织构成。黏膜由复层扁平上皮与固有层组成,舌背面黏膜上皮为角化上皮。舌根部黏膜内有许多淋巴小结,构成舌扁桃体。舌背部黏膜形成许多乳头状隆起,称舌乳头(lingual papillae),主要有三种(图 14-3)。

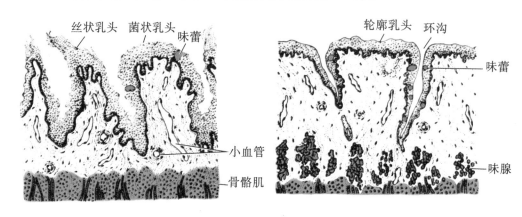

图 14-3　舌乳头

(1)丝状乳头:数目最多,遍布于舌背各处。乳头呈圆锥形,尖端略向咽部倾斜,浅层上皮细胞角化脱落,外观白色,称舌苔。

(2)菌状乳头:数目较少,多位于舌尖与舌缘部,散在于丝状乳头之间。乳头呈蘑菇状,上皮不角化,含有味蕾。固有层中有丰富的毛细血管,使乳头外观呈红色。

(3)轮廓乳头:较大,约有 10 余个,位于舌界沟前方。乳头顶端平坦,周围黏膜凹陷形成环沟,沟两侧的上皮内有较多味蕾。固有层中有较多浆液性味腺,味腺导管开口于沟底。味腺分泌稀薄液体,不断冲洗味蕾表面的食物碎渣,以利味蕾不断接受味觉刺激。

味蕾(taste bud)为卵圆形小体,主要分布于菌状乳头和轮廓乳头,少数散在于软腭、会厌及咽等部上皮内。成人的舌有味蕾 2 000 ~ 3 000 个。味蕾顶端有很小的味孔。味蕾是味觉感受器。舌不同部位的味蕾对不同味觉刺激的感受性不同,舌尖主要感受甜与咸味物质,舌侧面主要感受酸味物质,轮廓乳头处则主要感受苦味物质。

(三)牙

牙分三部分,露在外面的为牙冠,埋在牙槽骨内的为牙根,两者交界部为牙颈。牙中央有牙髓腔和开口于牙根底部的牙根孔,腔内充满牙髓。牙由牙本质、釉质及牙骨质构成。牙根周围的牙周膜、牙槽骨骨膜及牙龈则统称牙周组织。

1.牙的组织结构

(1)牙本质(dentin):包绕牙髓腔,构成牙的主体。牙本质主要由牙本质小管与间质构成。牙本质小管从牙髓腔面向周围呈放射状走行,愈向周边愈细,且有分支吻合。牙本质的内表面有一层成牙本质细胞(odontoblast),其突起伸入牙本质小管,称牙本质纤维。牙本质小管之间为胶原原纤维与钙化的基质,其化学成分与骨质相似,但无机物约占80%,故较骨质坚硬。有机成分由成牙本质细胞产生。牙本质对冷、痛、触觉刺激较敏感,成牙质细胞的突起可能有感受作用,并将信息传给牙髓内的神经末梢。

(2)釉质(enamel):包在牙冠部的牙本质表面,其中无机物约占96%,有机物很少,是体内最坚硬的结构。釉质由釉柱和极少量的间质构成。釉柱呈棱柱状,主要成分为羟基磷灰石结晶。釉柱从与牙本质交界处向牙冠表面呈放射状紧密排列。在牙磨片标本上可见以牙尖为中心呈褐色的弧线,称釉质生长线,是釉柱在生长过程中间歇性的钙化不全而成。

(3)牙骨质(cementum):包在牙根部的牙本质外面,其组成及结构与骨组织相似。近牙颈部的牙骨质较薄,无骨细胞。

(4)牙髓(dental pulp):为疏松结缔组织。血管、淋巴管和神经纤维经牙根孔进入牙髓。牙髓与牙本质间有一层排列整齐的成牙质细胞,感觉神经末梢包绕成牙质细胞并有极少量进入牙本质小管内。

(5)牙周膜(peridental membrane):是位于牙根与牙槽骨间的致密结缔组织,内含较粗的胶原纤维束,其一端埋入牙骨质,另一端伸入牙槽骨,将两者牢固联结。老年人的牙周膜常萎缩引起牙松动或脱落。

(6)牙龈(gingiva):是由复层扁平上皮及固有层组成的黏膜。牙龈包绕着牙颈。老年人的牙龈常萎缩,致使牙颈外露。

(四)咽

咽是消化管和呼吸管道的交叉处,分为鼻咽、口咽和喉咽三部分,咽壁可分黏膜、肌层和外膜三层。

1. 黏膜　由上皮和固有层组成。口咽与喉咽表面覆以未角化的复层扁平上皮,鼻咽顶部、侧面及咽鼓管开口周围为假复层纤毛柱状上皮,有杯状细胞。下部为复层柱状上皮,并向下逐渐移行为口咽的复层扁平上皮。随着年龄增长,有的上皮可被复层扁平上皮所取代。固有层的结缔组织内有丰富的淋巴组织及黏液腺或混合腺,深部有一层弹性纤维。

2. 肌层　肌层由内纵行与外斜或环行的骨骼肌组成,其间可有黏液腺。

3. 外膜　外膜为富有血管及神经纤维的结缔组织(纤维膜)。

三、食管

食管腔面有黏膜和黏膜下层组成的纵形皱襞,食物通过时皱襞消失。食管壁从内向外可分为黏膜、黏膜下层、肌层和外膜(图14-4,图14-5)。

1. 黏膜　表面为未角化的复层扁平上皮,表层细胞不断脱落,由基底层细胞增殖补充。下端于贲门部骤然移行为胃的单层柱状上皮,是食管癌的易发部位。固有层为细密的结缔组织,并形成乳头突向上皮。在食管下端的固有层内可见黏液性食管腺。黏膜肌层由纵行平滑肌束组成。

笔记栏

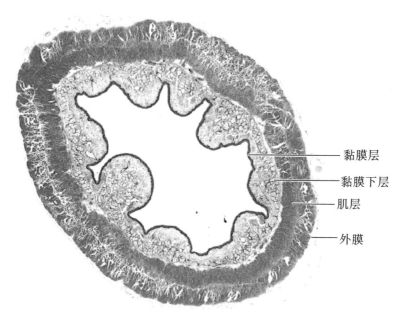

图 14-4　食管 (横切面)

黏膜层
黏膜下层
肌层
外膜

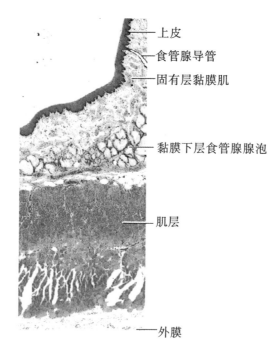

上皮
食管腺导管
固有层黏膜肌

黏膜下层食管腺腺泡

肌层

外膜

图 14-5　食管 (横切面)

　　2.黏膜下层　为疏松结缔组织,含有黏液性和混合性的食管腺,其导管穿过黏膜开口于食管腔。食管腺周围常有较密集的淋巴细胞,甚至淋巴小结。

　　3.肌层　分内环行与外纵行两层。食管上 1/3 段为骨骼肌,下 1/3 段为平滑肌,中 1/3 段则两者兼有。食管两端的内环行肌稍增厚,分别形成上、下括约肌。肌层间薄层结缔组织内有迷走神经、胸交感干的分支和肌层间神经元共同构成的肌间神经丛。

4.外膜　为纤维膜。

四、胃

胃是消化管的膨大部分,胃可暂时贮存食物,将食物与胃液混合形成食糜,并能初步消化蛋白质,吸收部分水、无机盐和醇类。

胃壁从内向外也可分为黏膜、黏膜下层、肌层和外膜4层结构。胃收缩时腔面可见许多黏膜和部分黏膜下层组成的纵行皱襞,胃充盈时这些皱襞几乎消失。

(一)黏膜

胃黏膜由胃上皮、固有层和黏膜肌层组成。胃黏膜表面有许多浅沟,将黏膜分成许多直径2~6 mm的胃小区(gastric area)。黏膜表面还散布约350万个由上皮下陷形成的不规则小孔,称胃小凹(gastric pit),每个胃小凹底部有3~5条胃腺开口(图14-6,图14-7)。

1.上皮　为单层柱状,主要由表面黏液细胞(surface mucous cell)组成。胃上皮细胞核呈椭圆形,位于细胞基部,顶部胞质内充满黏原颗粒,在H-E染色切片上着色浅淡以至透明。此细胞分泌的不溶性黏液覆盖上皮,有重要保护作用。表面黏液细胞不断脱落,由胃小凹底部的细胞增殖补充,3~5 d更新一次。正常胃上皮没有如肠道中的杯状细胞,如果出现这种细胞,病理学上称此现象为胃的肠上皮化生,为胃癌的前期表现。

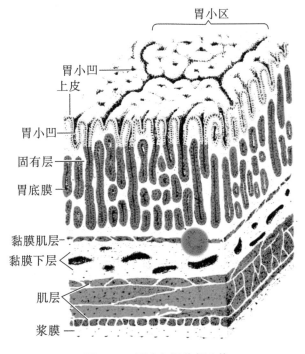

图14-6　胃底与胃体部立体

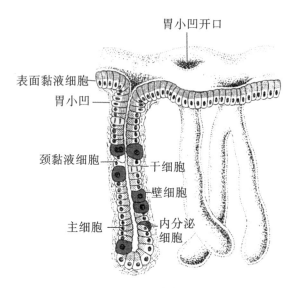

图 14-7　胃上皮与胃底腺

2.固有层　内有紧密排列的大量胃腺。胃腺之间及胃小凹之间有少量结缔组织，其纤维成分以网状纤维为主，细胞成分中除成纤维细胞外，还有较多淋巴细胞及一些浆细胞、肥大细胞与嗜酸性粒细胞等。此外，尚有丰富的毛细血管以及由黏膜肌伸入的分散的平滑肌纤维。根据胃腺所在部位与结构的不同，分为胃底腺、贲门腺和幽门腺。贲门腺和幽门腺分别位于胃的贲门部和幽门部。

（1）胃底腺（fundic gland）：分布于胃底和胃体部，约有 1 500 万个，是数量最多、功能最重要的胃腺。腺呈分支管状，可分为颈、体与底部。颈部短而细，开口于胃小凹，每 3～5 个胃底腺与一个胃小凹相通连，体部较长，底部略膨大，伸至黏膜肌层。胃底腺由主细胞、壁细胞、颈黏液细胞及内分泌细胞及干细胞组成（图 14-8）。

主细胞（chief cell）：数量最多，因分泌胃蛋白酶原（pepsinogen）故又称胃酶细胞（zymogenic cell）。主要分布于胃底腺的体部和底部。主细胞具有典型的蛋白质分泌细胞的超微结构特点。电镜下，核周有大量粗面内质网与发达的高尔基复合体；细胞呈柱状，核圆形，位于基部；胞质基部呈强嗜碱性，顶部充满酶原颗粒，但在普通固定染色的标本上，此颗粒多溶失，使该部位呈泡沫状。

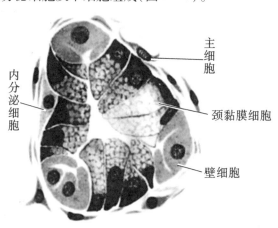

图 14-8　胃底腺

壁细胞（parietal cell）：又称泌酸细胞（oxyntic cell）。胃底腺的颈部和体部壁细胞较多。壁细胞较大，多呈圆锥形。核圆而深染，居中，可有双核；胞质呈明显嗜酸性。电镜下，壁细胞胞质中有迂曲分支的细胞内分泌小管（intracellular secretory canaliculus),管壁与细胞顶面质膜相延续,并都富有微绒毛。分泌小管周围有表面光滑的小管和小泡,称微管泡系统(tubulovesicular system),其膜结构与细胞顶面及分泌小管相同。壁细胞的这些特异性结构随细胞不同分泌时相而有明显变化(图14-9)。在非分泌时相,分泌小管多不与胃底腺腔相通,小管与细胞顶面的微绒毛短而稀疏,微管泡系统却极发达;在分泌时相,分泌小管开放,微绒毛增多并变长,而微管泡系统的管泡数量则明显减少。壁细胞还有大量线粒体,其他细胞器则较少。

壁细胞的主要功能是合成、分泌盐酸。壁细胞从血液摄取的或自身代谢产生的CO_2,在碳酸酐酶作用下与H_2O结合形成H_2CO_3;H_2CO_3解离为H^+和HCO_3^-,H^+被主动运输至分泌小管,而HCO_3^-与血液中的Cl^-交换;Cl^-也被运输至分泌小管,与H^+结合成盐酸。盐酸能激活胃蛋白酶原,使之转变为胃蛋白酶,对蛋白质进行初步分解;盐酸还有杀菌作用。人的壁细胞还分泌内因子(intrinsic factor),这种糖蛋白在胃内与食物中的维生素B_{12}结合成复合物,使维生素B_{12}在肠管内不被分解破坏,并能促进回肠吸收维生素B_{12}入血,供红细胞生成所需。萎缩性胃炎,壁细胞数量减少,导致内因子缺乏,维生素B_{12}吸收障碍,可出现恶性贫血。

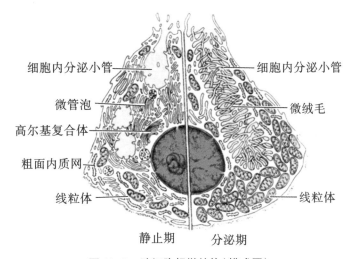

图14-9 壁细胞超微结构(模式图)

颈黏液细胞(mucous neck cell):数量很少,位于腺颈部,多呈楔形夹于其他细胞间。核多呈扁平形,居细胞基底,核上方有很多黏原颗粒,H-E染色浅淡,其分泌物为含酸性黏多糖的可溶性黏液。

内分泌细胞:胃底腺有D细胞、D_1细胞、EC细胞、ECL细胞、G细胞等多种内分泌细胞,其中D细胞分泌生长抑素,抑制G细胞分泌胃泌素,抑制壁细胞分泌盐酸。ECL细胞分泌的组胺主要作用于邻近的壁细胞,强烈促进其泌酸功能。

干细胞(stem cell):存在于从胃底腺顶部至胃小凹深部一带,胞体较小,呈低柱状。细胞不断增殖、分化、向上缓慢迁移,有的分化为表面黏液细胞,有的分化为其他胃底腺细胞。主细胞和壁细胞的寿命约为200 d,颈黏液细胞为1周。

(2)贲门腺(cardiac gland):分布于近贲门处宽5～30 mm的狭窄区域,为分支管状的黏液腺,可有少量壁细胞。

（3）幽门腺（pyloric gland）：分布于幽门部宽4~5 cm的区域，此区胃小凹甚深。幽门腺为分支较多而弯曲的管状黏液腺，内有较多内分泌细胞。

以上三种腺体的分泌物组成胃液，成人每日分泌1.5~2.5 L，pH值为0.9~1.5，主要成分为胃酸、胃蛋白酶、内因子、黏蛋白、水和电解质等。

3. 黏膜肌层　由内环行与外纵行两层平滑肌组成。内环肌的部分细胞伸入固有层腺体之间，其收缩有助于腺分泌物的排出。

胃黏膜的自我保护机制：胃液含高浓度盐酸，pH值为2，腐蚀力极强，胃蛋白酶能分解蛋白质，而胃黏膜却不受破坏，这主要是由于胃黏膜表面存在黏液－碳酸氢盐屏障（mucous-HCO$_3^-$ barrier）。胃上皮表面覆盖的黏液层厚0.25~0.5 mm，主要由不可溶性黏液凝胶构成，并含大量HCO$_3^-$，后者部分由表面黏液细胞产生，部分来自壁细胞。凝胶层将上皮与胃蛋白酶相隔离，并减缓H$^+$向黏膜方向的弥散；高浓度的HCO$_3^-$使局部pH值为7，既抑制了酶的活性，又可中和H$^+$形成H$_2$CO$_3$，后者被胃上皮细胞的碳酸酐酶迅速分解为H$_2$O和CO$_2$。此外，上皮细胞的快速更新也使胃能及时修复黏膜损伤。胃黏膜屏障受到破坏，引起胃组织自我消化，形成胃溃疡。

临床应用

消化性溃疡

正常时，胃酸的分泌量和黏液－碳酸氢盐屏障保持平衡，一旦胃酸分泌过多，或黏液分泌过少，屏障受到破坏，都会导致胃组织的自我消化，形成胃溃疡。乙醇、阿司匹林类药物、幽门螺杆菌感染等因素，均能引起胃溃疡。可发生于消化道任何部位，以胃及十二指肠最为常见，即胃溃疡和十二指肠溃疡。

（二）黏膜下层

黏膜下层为疏松结缔组织，内含较粗的血管、淋巴管和神经，尚可见成群的脂肪细胞。

（三）肌层

肌层较厚，一般由内斜行、中环行及外纵行3层平滑肌构成。各肌层间有少量结缔组织和神经丛。环行肌在贲门和幽门部增厚，分别形成贲门括约肌和幽门括约肌。

（四）外膜

外膜为浆膜。

五、小肠

小肠是消化和吸收的主要部位，又分为十二指肠、空肠和回肠。

（一）小肠

小肠各段管壁均可分为黏膜、黏膜下层、肌层和外膜四层，而十二指肠、空肠和回肠又各有不同结构特点（图14-10）。

1. 黏膜　小肠黏膜由上皮、固有层和黏膜肌组成,黏膜腔面从距幽门约 5 cm 处以下可见由黏膜和部分黏膜下层组成的环行皱襞,在十二指肠末段和空肠头段极发达,向下逐渐减少和变矮,至回肠中段以下基本消失。黏膜表面还有许多细小的肠绒毛(intestinal villus),是由上皮和固有层向肠腔突起而成,以十二指肠和空肠头段最发达,长 0.5~1.5 mm,形状不一(图 14-11~图 14-14)。绒毛于十二指肠呈叶状,于空肠呈指状,于回肠呈细而短的锥体形。环行皱襞和绒毛使小肠内表面积扩大 20~30 倍,总面积达 20 m² 左右。绒毛根部的上皮下陷至固有层形成管状的小肠腺(small intestinal gland),又称肠隐窝,故小肠腺与绒毛的上皮是连续的,小肠腺直接开口于肠腔。

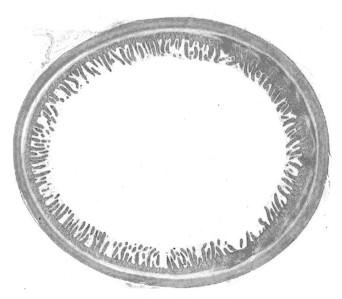

图 14-10　空肠(横切面)

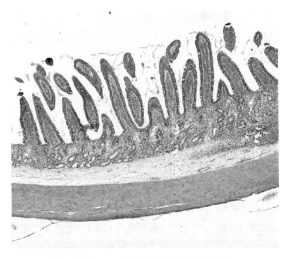

图 14-11　空肠(横切面)示小肠绒毛

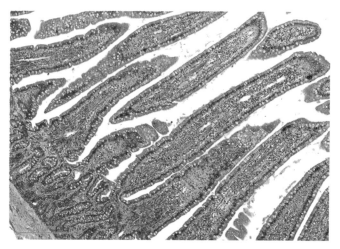

图 14-12　空肠黏膜示小肠绒毛(纵切面)

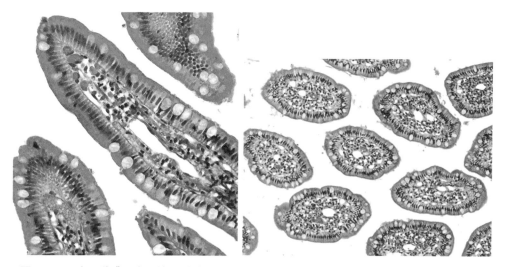

图 14-13　空肠黏膜示小肠绒毛(纵切面)　　图 14-14　空肠黏膜示小肠绒毛(横切面)

　　(1)上皮:小肠黏膜上皮为单层柱状上皮。绒毛部上皮由吸收细胞、杯状细胞和少量内分泌细胞组成;小肠腺上皮除上述细胞外,还有帕内特细胞和未分化细胞。

　　吸收细胞(absorptive cell):数量最多,呈高柱状,核椭圆形,位于细胞基部。绒毛表面的吸收细胞游离面在光镜下可见明显的纹状缘,电镜观察是由密集而规则排列的微绒毛构成。微绒毛是上皮细胞游离面伸出的细小指状突起,长 1~1.4 μm,直径约为 0.1 μm,每个吸收细胞约有微绒毛 2 000~3 000 根,使细胞游离面面积扩大约 20 倍。微绒毛表面尚有一层厚 0.1~0.5 μm 的细胞衣,主要由吸收细胞产生的糖蛋白组成。细胞衣内有参与糖类和蛋白质终末消化的双糖酶和肽酶,并吸附有胰蛋白酶、胰淀粉酶等,故细胞衣是消化吸收的重要部位。吸收细胞胞质内有丰富的线粒体和滑面内质网。滑面内质网膜含有的酶可将细胞吸收的单酰甘油与脂肪酸合成三酰甘油,后者与胆固醇、磷脂及 β-脂蛋白结合后,经高尔基复合体形成乳糜微粒,然后在细胞侧面释出,这是脂肪吸收与转运的方式。相邻细胞顶部之间有紧密连接、中间连接等构成的连接复合体,可阻止肠腔内物质由细胞间隙进入组织,保证物质吸收的选择性。

杯状细胞(goblet cell):散在于吸收细胞间,分泌黏液,有润滑和保护作用。从十二指肠至回肠末端,杯状细胞逐渐增多。

帕内特细胞(Paneth cell):是小肠腺的特征性细胞,位于腺底部,常三五成群。细胞呈锥体形,胞质顶部充满粗大嗜酸性颗粒。电镜观察该细胞具有蛋白质分泌细胞的特点,其分泌颗粒含防御素(defensin,又称隐窝素,cryptdin)、溶菌酶等,释放后对肠道微生物有杀灭作用。因此帕内特细胞是一种具有免疫功能的细胞。

内分泌细胞:种类很多,其中I细胞产生缩胆囊素-促胰酶素,具有促进胰腺腺泡分泌胰酶和促进胆囊收缩、胆汁排出的作用。S细胞产生促胰液素,可刺激胰导管上皮细胞分泌水和碳酸氢盐,促进胰液分泌,可中和胃酸,并为胰酶的消化作用提供碱性环境。这两种细胞分布在十二指肠和空肠。

未分化细胞:位于小肠腺下半部,散在于其他细胞之间。胞体较小,呈柱状,胞质嗜碱性。细胞不断增殖、分化、向上迁移,以补充绒毛顶端脱落的吸收细胞和杯状细胞。

绒毛上皮细胞的更新周期为3~6 d。一般认为,内分泌细胞和帕内特细胞亦来源于未分化细胞。

(2)固有层:在细密的结缔组织中除有大量小肠腺外,还有丰富的淋巴细胞、浆细胞、巨噬细胞、嗜酸粒细胞等。绒毛中轴的固有层结缔组织内有1~2条纵行毛细淋巴管,称中央乳糜管(central lacteal),它以盲端起始于绒毛顶部,向下穿过黏膜肌进入黏膜下层形成淋巴管丛。中央乳糜管管腔较大,内皮细胞间隙宽,无基膜,故通透性大。吸收细胞释出的乳糜微粒入中央乳糜管输出。绒毛固有层内还有丰富的有孔毛细血管网,肠上皮吸收的氨基酸、单糖等水溶性物质主要经此运转到黏膜下层血管内。绒毛内还有少量来自黏膜肌的平滑肌纤维,可使绒毛收缩,利于物质吸收和淋巴与血液的运行。

肠黏膜固有层中除有大量分散的淋巴细胞外,尚有淋巴小结。在十二指肠和空肠多为孤立淋巴小结,在回肠多为若干淋巴小结聚集形成的集合淋巴小结,一些部位的淋巴小结可越过黏膜肌扩展到黏膜下层。在肠集合淋巴小结处,局部黏膜向肠腔呈圆顶状隆起,无绒毛和小肠腺。

(3)黏膜肌层:由内环行与外纵行两层平滑肌组成。

2.黏膜下层　为疏松结缔组织,含较多血管和淋巴管。十二指肠的黏膜下层内有大量的十二指肠腺(duodenal gland),为复管泡状的黏液腺,其导管穿过黏膜肌开口于小肠腺底部。此腺分泌黏稠的碱性黏液(pH值8.2~9.3),可保护十二指肠黏膜免受酸性胃液的侵蚀。

小肠上皮及腺体的分泌物统称为小肠液,成人每日分泌量为1~3 L,pH值约为7.6,除含上述分泌物外,还有大量水、NaCl、KCl。

3.肌层　由内环行与外纵行两层平滑肌组成。两层平滑肌之间也有肌间神经丛调节肌层的收缩。

4.外膜　除十二指肠后壁为纤维膜外,小肠其余部分均为浆膜。

六、大肠

大肠主要功能是吸收水分和电解质,将食物残渣形成粪便,又包括盲肠、结肠、阑尾和直肠。

大肠黏膜不形成环行皱襞与绒毛,故表面平滑。在结肠袋之间的横沟处,结肠壁内面呈现的半月形皱襞是由于黏膜肌和环行肌局部收缩所致(图14-15)。结肠袋和半月皱襞并非固定不变的结构。

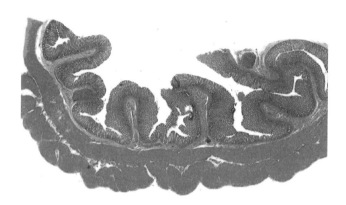

图14-15 结肠(光镜图)

1. 盲肠、结肠与直肠 这三部分组织学结构基本相同。

(1)黏膜上皮:是单层柱状,由吸收细胞和杯状细胞组成,后者数量明显多于小肠(图14-16)。固有层内有大量由上皮下陷而成的大肠腺(亦称肠隐窝),呈长单管状,除含柱状细胞、杯状细胞外,尚有少量未分化细胞和内分泌细胞,无帕内特细胞。分泌黏液保护黏膜是大肠腺的重要功能。固有层内有散在的孤立淋巴小结。黏膜肌层与小肠相似。

(2)黏膜下层:在疏松结缔组织内有较大的血管和淋巴管,有黏膜下神经丛和成群的脂肪细胞。

(3)肌层:由内环行与外纵行两层平滑肌组成,两层肌层之间有肌间神经丛。内环行肌较规则,可节段性局部增厚形成结肠袋,外纵行肌局部增厚形成3条结肠带,带间的纵行肌很薄。

(4)外膜:在盲肠、横结肠、乙状结肠为浆膜;在升结肠与降结肠的前壁为浆膜,后壁为纤维膜。外膜结缔组织中常有脂肪细胞集聚构成的肠脂垂。

2. 阑尾 阑尾的管腔小而不规则,大肠腺短而少,无绒毛。固有层内有极丰富的淋巴组织,形成许多淋巴小结,可连续成层,并突入黏膜下层,致使黏膜肌很不完整(图14-17)。肌层很薄,外覆浆膜。

3. 直肠 在齿状线以上的直肠黏膜结构与结肠相似。在齿状线处,单层柱状上皮骤变为未角化的复层扁平上皮,大肠腺与黏膜肌消失。齿状线以下为角化的复层扁平上皮,近肛门处有环肛腺(顶泌汗腺)。黏膜下层的结缔组织中有丰富的静脉丛,如静脉淤血扩张则形成痔。肌层为内环行、外纵行两层平滑肌,内环行肌在直肠下段的肛管处增厚形成肛门内括约肌。近肛门处,外纵行肌周围有骨骼肌形成的肛门外括约肌。外膜于直肠上 1/3 段的大部、中 1/3 段的前壁为浆膜,其余部分为纤维膜。

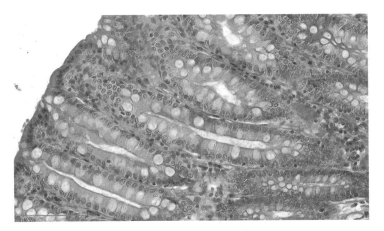

图 14-16　结肠黏膜(光镜图)

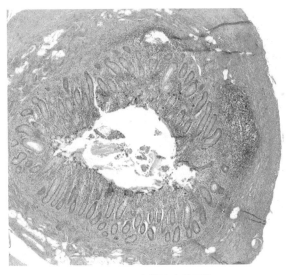

图 14-17　阑尾(光镜图)

临床应用

痔疮

　　痔疮是人体直肠末端黏膜下静脉丛发生扩张和屈曲所形成的柔软静脉团,多见于经常站立和久坐者。排便时持续用力可造成该部位静脉内压力反复升高,静脉则易淤血扩张。妇女在妊娠期,由于盆腔受压,血液循环受阻,易发生痔疮。

七、消化管的淋巴组织

　　消化管与机体外环境相通连,各种细菌、病毒、寄生虫卵等有害抗原物质不可避免地随饮食进入。它们大多被胃酸和消化酶以及帕内特细胞分泌的防御素和溶菌酶所破坏,其余或以原形排出体外,或受到消化管淋巴组织的免疫抵御。消化管淋巴组织又称肠相关淋巴组织(gut- associated lymphoid tissue),包括黏膜淋巴小结(尤以咽、回肠与阑尾处发达),固有层中弥散分布的淋巴细胞、浆细胞、巨噬细胞,上皮内的淋巴细胞等成分。消化管淋巴组织能接受消化管内的抗原刺激,并主要通过产生和向消化管腔分泌免疫球蛋白作为应答。

在肠集合淋巴小结处,局部黏膜向肠腔呈圆顶状隆起,无绒毛和小肠腺。此部位上皮内有散在的小结相关上皮细胞(follicular associated cell),因其游离面有一些微皱褶与短小的绒毛,故又称微皱褶细胞(microfold cell,M 细胞)。M 细胞基底面质膜内陷形成一较大的穹隆状凹腔,凹腔内含有一至多个淋巴细胞。M 细胞下方的基膜多不完整,淋巴细胞易通过。电镜下可见 M 细胞胞质很少,但有较多线粒体和丰富的囊泡。这些囊泡被认为是 M 细胞转运抗原物质的形式。M 细胞可摄取肠腔内的抗原物质,并将其传递给下方的淋巴细胞。后者进入黏膜淋巴小结与肠系膜淋巴结内分化增殖,然后经淋细胞再循环途经大部分返回肠黏膜,并转变为浆细胞。浆细胞除产生少量免疫球蛋白 G(IgG)进入循环系统外,主要产生免疫球蛋白 A(IgA)。IgA 能与吸收细胞基底面和侧面膜中的一种称为分泌片(sectetory piece)的镶嵌糖蛋白相结合,形成分泌性 IgA(secretory IgA,sIgA)。sIgA 被吸收细胞内吞入胞质,继而释入肠腔。sIgA可特异性地与抗原结合,从而抑制细菌增殖,中和病毒,降低抗原物质与上皮细胞的黏着与进入,保护肠黏膜。部分增殖的淋巴细胞还可经血流至其他器官如呼吸道黏膜、女性生殖道黏膜和乳腺等,发挥相似的免疫作用,使消化管免疫成为全身免疫的一部分。

八、胃肠的内分泌细胞

在胃、肠的上皮及腺体中散布着 40 余种内分泌细胞,尤以胃幽门部和十二指肠上段为多。由于胃肠道黏膜面积巨大,这些细胞的总量估计为 3×10^9 个,超过所有内分泌腺腺细胞的总和。因此,在某种意义上,胃肠是体内最大、最复杂的内分泌器官。所分泌的激素主要协调胃肠道自身的消化吸收功能,同时参与调节其他器官的生理活动。

胃肠的内分泌细胞大多单个夹于其他上皮细胞之间,电镜下呈不规则的锥形;多呈圆形或椭圆形,基部胞质含分泌颗粒,又称基底颗粒细胞(basal granular cell)。根据细胞游离面是否暴露于管腔,细胞分为两型。

1. 开放型细胞 锥形,游离面暴露于管腔并有微绒毛。感受管腔内食物刺激和pH 值变化等化学刺激而分泌。绝大多数种类的细胞属于这种类型。

2. 闭合型细胞 椭圆形,细胞顶部被相邻细胞覆盖。主要受胃肠运动的机械刺激或其他激素的调节而改变其内分泌状态。

 思考题

1. 简述消化管壁的一般结构及其功能。

2. 简述胃底腺的细胞组成。

（郑州大学 朱晓燕）

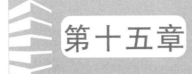

消化腺

消化腺(digestive gland)包括小消化腺和大消化腺。前者分布于消化管壁内,如口腔内的小唾液腺、胃腺和肠腺等;后者各为独立的实质性器官,如大唾液腺、胰腺和肝。大消化腺的分泌物经导管排入消化管,对食物起化学消化作用。此外,胰腺还有内分泌功能。

一、大唾液腺

大唾液腺有腮腺、颌下腺、舌下腺三对,它们的导管开口于口腔。

(一)大唾液腺的一般结构

唾液腺为复管泡状腺,被膜较薄,腺实质分为许多小叶,由分支的导管及末端的腺泡组成。

1. 腺泡(alveoli)　呈泡状或管泡状,由单层立方或锥形腺细胞组成,为腺的分泌部。腺细胞与基膜之间以及部分导管上皮与基膜之间有肌上皮细胞,细胞扁平,有突起,胞质内含肌动蛋白微丝。肌上皮细胞具有收缩功能,有助于腺泡分泌物排出。根据腺泡的形态结构和分泌物的性质,腺泡可分为浆液性、黏液性和混合性 3 种类型(图 15-1)。

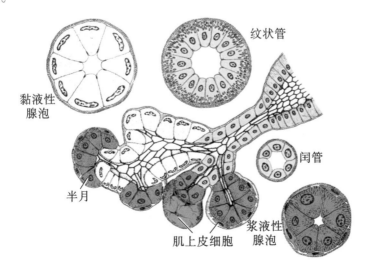

图 15-1　混合性腺(模式图)

（1）浆液性腺泡（serous alveolus）：均由分泌蛋白质的浆液性腺细胞组成。在 H-E 染色切片中，胞质染色较深，基部胞质嗜碱性较强，电镜下可见此处有较多粗面内质网和核糖体。核圆形，位于基部。顶部胞质内有较多嗜伊红的分泌颗粒（酶原颗粒，zymogen granule）。浆液性腺泡分泌物较稀薄，含唾液淀粉酶。

（2）黏液性腺泡（mucous alveolus）：均由分泌糖蛋白的黏液性腺细胞组成。在 H-E 染色切片中，胞质着色较浅，分泌颗粒不能显示。细胞核扁圆形，居细胞底部。电镜下则可见顶部胞质内有粗大的分泌颗粒（黏原颗粒，mucinogen granule）。黏液性腺泡的分泌物较黏稠，主要为黏液（糖蛋白）。

（3）混合性腺泡（mixed alveolus）：由浆液性腺细胞和黏液性腺细胞共同组成。常见的形式是腺泡主要由黏液性腺细胞组成，几个浆液性腺细胞位于腺泡的底部或附于腺泡的末端，在切片中呈半月形排列，故称半月（demilune）。半月的分泌物可经黏液性细胞间的小管释入腺泡腔内。

2. 导管　导管是反复分支的上皮性管道，是腺的排泄部，末端与腺泡相连。按其形态特点和存在部位，可分为以下几段：

（1）闰管（intercalated duct）：直接与腺泡相连，管径细，管壁为单层立方或单层扁平上皮。

（2）纹状管（striated duct）：或称分泌管（secretory duct），位于小叶内，与闰管相连接，管径粗，管壁为单层高柱状上皮，核圆，位居细胞顶部，胞质嗜酸性。细胞基部可见垂直纵纹，电镜下为质膜内褶和纵行排列的线粒体，此种结构使细胞基部表面积增大，便于细胞与组织液间进行水和电解质的转运。纹状管上皮细胞能主动吸收分泌物中的 Na^+，将 K^+ 排入管腔，并可重吸收或排出水，故可调节唾液分泌量及其中的电解质含量。

（3）小叶间导管和总导管：纹状管汇合形成小叶间导管，行于小叶间结缔组织内。小叶间导管较粗，管壁为假复层柱状上皮。小叶间导管逐级汇合并增粗，最后形成一条或几条总导管开口于口腔，导管近口腔开口处渐为复层扁平上皮，与口腔上皮相连续。

（二）三种大唾液腺的结构特点

1. 腮腺　为纯浆液性腺，闰管长，纹状管较短。分泌物含唾液淀粉酶多，黏液少（图 15-2）。

2. 颌下腺　为混合腺，浆液性腺泡多，黏液性和混合性腺泡少。闰管短，纹状管发达。分泌物合唾液淀粉酶较少，黏液较多。

3. 舌下腺　为混合腺，以黏液性和混合性腺泡为主，半月较多，无闰管，纹状管也较短。分泌物以黏液为主（图 15-3）。

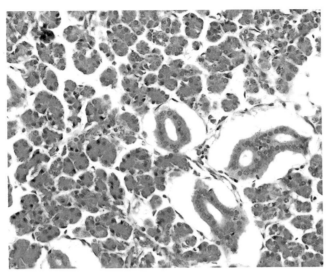

图 15-2　腮腺(光镜图)

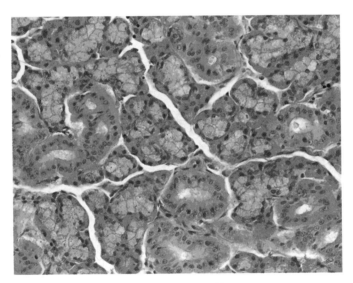

图 15-3　舌下腺(光镜图)

(三)唾液

唾液由大、小唾液腺分泌的混合液组成,95%以上来自三对大唾液腺。唾液中的水和黏液起润滑口腔作用,唾液淀粉酶可分解食物中很少量的淀粉。唾液中还含有溶菌酶。唾液腺间质内有淋巴细胞和浆细胞,浆细胞分泌的 IgA 与腺细胞产生的蛋白质分泌片结合形成分泌性 IgA,随唾液排入口腔,具有免疫作用。

二、胰腺

胰腺表面覆以薄层结缔组织被膜,结缔组织伸入腺内将实质分隔为许多小叶。腺实质由外分泌部和内分泌部两部分组成,内分泌部为散在于外分泌部之间的细胞团,即胰岛(图15-4,图15-5)。分泌的激素进入血液或淋巴,主要参与调节糖代谢。外分泌部构成胰的大部分,是重要的消化腺,产生的胰液,含有多种消化酶,经导管排入十二指肠,在食物消化中起重要作用。

(一)外分泌部

胰腺的外分泌部为纯浆液性复管泡状腺。小叶间结缔组织中有导管、血管、淋巴管和神经。

1. 腺泡 组成腺泡的腺细胞呈锥体形,细胞底部位于基膜上,基膜与腺细胞之间无肌上皮细胞。腺细胞具有典型的浆液性细胞的结构特点(图15-5,图15-6)。分泌颗粒数量因细胞功能状态不同而异,饥饿时细胞内分泌颗粒增多;进食后细胞释放分泌物,颗粒减少。胰腺泡细胞分泌多种消化酶,如胰蛋白酶原、胰糜蛋白酶原、胰淀粉酶、胰脂肪酶、核酸酶等,它们分别消化食物中的各种营养成分。胰蛋白酶原和胰糜蛋白酶原在进入小肠后,被肠致活酶激活,成为有活性的胰蛋白酶和胰糜蛋白酶。其分泌活动受胆囊收缩素-促胰酶素的调节。腺泡腔面还可见一些较小的扁平或立方形细胞,称泡心细胞(centroacinar cell),胞质染色淡,核圆形或卵圆形。泡心细胞是延伸入腺泡腔内的闰管上皮细胞。

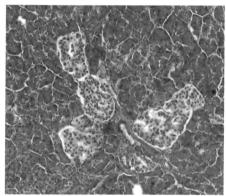
图15-4 胰岛(光镜图)

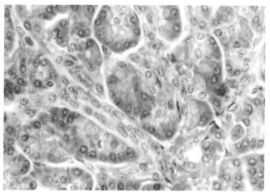
图15-5 胰腺外分泌部(光镜图)

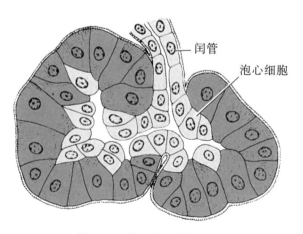

闰管
泡心细胞

图15-6 胰腺腺泡(模式图)

2. 导管腺泡　以泡心细胞与闰管相连,胰腺的闰管长,无纹状管,闰管逐渐汇合形成小叶内导管。小叶内导管在小叶间结缔组织内汇合成小叶间导管,后者再汇合成一条主导管,贯穿胰腺全长,在胰头部与胆总管汇合,开口于十二指肠乳头。闰管腔小,为单层扁平或立方上皮,细胞结构与泡心细胞相同。从小叶内导管至主导管,管腔渐增大,单层立方上皮逐渐变为单层柱状,主导管为单层高柱状上皮,上皮内可见杯状细胞。

3. 胰液　成人每天分泌 1 000~2 000 mL 胰液。是最重要的消化液,胰液为碱性液体,含多种消化酶和丰富的电解质,其中的水和电解质主要由导管上皮细胞(包括泡心细胞)分泌产生,电解质成分有 Na^+、K^+、Ca^{2+}、Mg^{2+}、HCO_3^-、HPO_4^{2-} 等,其中碳酸氢盐含量最高。

临床应用

急性胰腺炎

腺泡细胞分泌的酶有的是以酶原形式排出,如胰蛋白酶原和胰糜蛋白酶原,它们排入小肠后被肠肽酶激活成为有活性的酶。腺细胞还分泌一种胰蛋白酶抑制因子,能防止胰蛋白酶原在胰腺内激活,若这种内在机制失调或某些致病因素使胰蛋白酶原在胰腺内激活,可致胰腺组织急剧分解破坏,导致急性胰腺炎。

(二)内分泌部

胰腺的内分泌部即胰岛(pancreas islet),是由内分泌细胞组成的细胞团,分布于腺泡之间(图 15-7)。成人胰腺约有 100 万个胰岛,约占胰腺体积的 1.5%,胰尾部的胰岛较多。胰岛大小不一,小的仅由数个细胞组成,大的有数百个细胞,也可见单个细胞散在于腺泡之间。胰岛细胞呈团索状分布,细胞间有丰富的有孔毛细血管,细胞释放激素入血。人胰岛主要有 A、B、D 三种细胞,还有少数 PP 细胞。H-E 染色不易区分,目前主要用免疫组织化学法进行鉴别(图 15-8)。

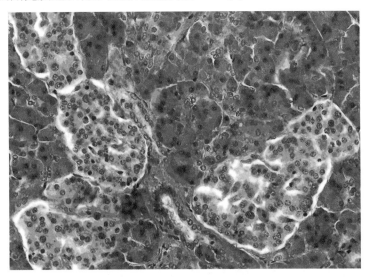

图 15-7　胰岛(光镜图)

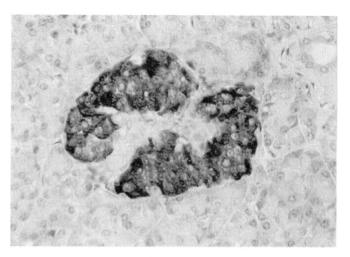

图 15-8　胰岛 B 细胞(光镜图)

免疫组化,辣根过氧化物酶标记,呈棕黑色

1. A 细胞　约占胰岛细胞总数的 20%,细胞体积较大,多分布在胰岛周边部。A 细胞分泌高血糖素(glucagon),故又称高血糖素细胞。高血糖素是小分子多肽,它的作用是促进肝细胞内的糖原分解为葡萄糖,并抑制糖原合成,故使血糖升高。

2. B 细胞　数量较多,约占胰岛细胞总数的 70%,主要位于胰岛的中央部。B 细胞分泌胰岛素(insulin),故又称胰岛素细胞。胰岛素是含 51 个氨基酸的多肽,主要作用是促进细胞摄取血液内的葡萄糖,同时也促进肝细胞将葡萄糖合成糖原或转化为脂肪。故胰岛素的作用与高血糖素相反,可使血糖降低。这两种激素共同作用使血糖水平保持稳定。若胰岛发生病变,B 细胞退化,胰岛素分泌不足,可致血糖升高,并从尿中排出,即为糖尿病。胰岛 B 细胞肿瘤或细胞功能亢进,则胰岛素分泌过多,可导致低血糖症。

3. D 细胞　数量少,约占胰岛细胞总数的 5%,D 细胞散在于 A、B 细胞之间,并与 A、B 细胞紧密相贴,细胞间有缝隙连接。D 细胞分泌生长抑素(somatostatin),它以旁分泌方式或经缝隙连接直接作用于邻近的 A 细胞、B 细胞或 PP 细胞,抑制这些细胞的分泌功能。

4. PP 细胞　数量很少,除存在于胰岛内,还可见于外分泌部的导管上皮内及腺泡细胞间,胞质内也有分泌颗粒。PP 细胞分泌胰多肽(pancreatic polypeptide),它有抑制胃肠运动和胰液分泌及胆囊收缩的作用。

除以上几种细胞外,某些动物的胰岛内还发现有分泌血管活性肠肽(VIP)的 D_1 细胞,分泌胃泌素的 G 细胞。

临床应用

糖尿病

糖尿病(diabetes mellitus,DM)是一种常见的内分泌代谢性疾病。其基本病理特点为胰岛素分泌绝对或相对不足,或外周组织对胰岛素不敏感,引起以糖代谢紊乱为主,包括脂肪、蛋白质代谢紊乱的一种全身性疾病。其主要特点为持续的高血糖状态、尿糖阳性和糖耐量减低。症状典型者具有多饮、多食、多尿和体重减轻等"三多一少"的症候群。长期血糖增高,大血管、微血管受损并危及心、脑、肾、周围神经、眼睛、足等,引起高达 100 多种并发症。

三、肝

肝是人体最大的消化腺,肝产生胆汁经胆管注入十二指肠,参与脂类物质的消化。由胃肠吸收的物质经门静脉输入肝内,在肝细胞内进行合成、分解、转化、贮存。肝能合成多种蛋白质和脂类物质分泌入血。因此,肝是糖类、脂类、激素和药物等代谢的重要器官。

肝表面覆以致密结缔组织被膜,并富含弹性纤维,被膜表面大部有浆膜覆盖。肝门处的结缔组织随门静脉、肝动脉和肝管的分支伸入肝实质,将实质分隔成许多肝小叶。

(一)肝小叶

肝小叶(hepatic lobule)是肝的基本结构单位,呈多角棱柱体,长约 2 mm,宽约 1 mm,成人肝有 50 万~100 万个肝小叶。人的肝小叶间结缔组织很少,相邻肝小叶常连成一片,分界不清(图 15-9,图 15-10)。肝小叶中央有一条沿其长轴走行的中央静脉(central vein)。肝细胞以中央静脉为中心单行排列成板状,称为肝板(hepatic plate)。肝板凹凸不平,肝板的断面呈索状,称肝索(hepatic cord),大致呈放射状,相邻肝板吻合连接,形成迷路样结构。肝板之间为肝血窦,血窦经肝板上的孔互相通连,形成网状管道。肝板内相邻肝细胞的质膜局部凹陷,相互对合形成的微细小管,称胆小管,胆小管也相互连接成网。

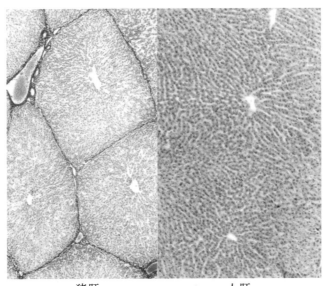

猪肝　　　　人肝

图 15-9　肝小叶(光镜图)

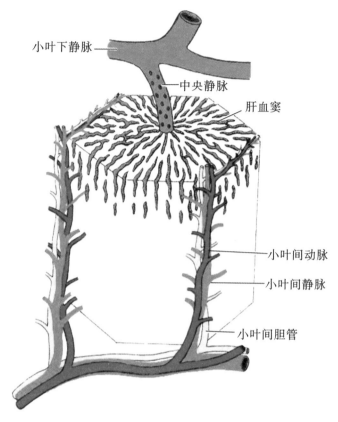

图 15-10　肝小叶(立体模式图)

1.肝细胞(hepatocyte)　体积较大,直径 20~30 μm,呈多面体形。肝细胞有 3 种不同的功能面:血窦面、细胞连接面和胆小管面。血窦面和胆小管面有发达的微绒毛,使细胞表面积增大。相邻肝细胞之间的连接面有紧密连接、桥粒和缝隙连接等结构。

肝细胞核大而圆,居中央,常染色质丰富而着色浅,核膜清楚,核仁一至数个。部分肝细胞(约25%)有双核,有的肝细胞的核体积较大,为多倍体核。肝细胞核 DNA 含量分析,正常成体肝细胞以四倍体核占多数,约占肝细胞总数的60%(图 15-11)。一般认为,双核肝细胞和多倍体肝细胞的功能比较活跃。肝细胞是一种高度分化并具有多种功能的细胞,胞质内各种细胞器丰富而发达,并含有糖原、脂滴等内涵物(图 15-12)。

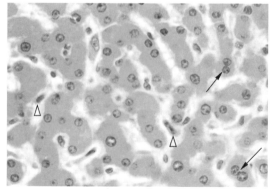

图 15-11　人肝小叶(光镜图)

↑:双核肝细胞　△:库普弗细胞

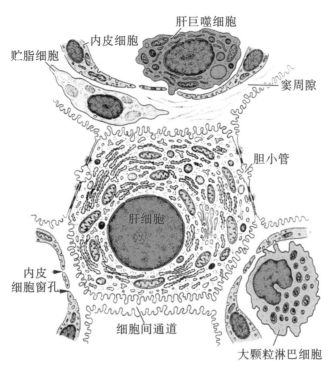

内皮细胞
贮脂细胞
肝巨噬细胞
窦周隙
胆小管
肝细胞
内皮
细胞窗孔
细胞间通道
大颗粒淋巴细胞

图15-12 肝小叶细胞及相互关系超微结构(模式图)

(1)线粒体:肝细胞富含线粒体,遍布于胞质内,为肝细胞的功能活动不断提供能量。

(2)粗面内质网(RER):呈板层状成群分布于胞质内,合成多种蛋白质。包括血浆中的白蛋白、纤维蛋白原、凝血酶原、脂蛋白、补体蛋白以及许多载体蛋白等,然后经内质网池转移至高尔基复合体,组装形成运输小泡,从血窦面排出。

(3)滑面内质网(SER):广泛分布于胞质内,SER膜上有多种酶系分布,如氧化还原酶、水解酶、转移酶、合成酶等。肝细胞摄取的各种有机物可在SER进行连续的合成、分解、结合和转化等反应,故肝细胞SER有多种功能,如胆汁合成和胆红素、脂类与激素的代谢以及生物转化等。

(4)高尔基复合体:参与肝细胞的分泌活动,RER合成的蛋白质转移到高尔基复合体进行加工或贮存,然后经运输小泡由血窦面排出。肝细胞近胆小管处的高尔基复合体尤为发达,参与胆汁的分泌。

(5)溶酶体:数量和大小不一。肝细胞吞饮的物质、退化的细胞器或细胞内过剩物质与溶酶体融合,被水解酶消化分解,或滞留在溶酶体内。溶酶体的这种作用,对肝细胞结构的不断更新和细胞正常功能的维持十分重要。

(6)过氧化物酶体(微体):为圆形小体,大小不一。微体内主要含过氧化氢酶和过氧化物酶,它们可将细胞代谢产生的过氧化氢还原为水,以消除过氧化氢对细胞的毒性作用。

(7)内涵物:肝细胞内有糖原、脂滴、色素等内涵物,它们的含量因机体的生理和病理状况的不同而异。进食后糖原增多,饥饿时糖原减少(图15-13)。正常肝细胞内脂滴少,肝病时脂滴多。肝细胞胞质内的色素有胆红素、含铁血黄素、脂褐素等,它们也可以贮存在溶酶体内,脂褐素的含量随机体年龄的增长而增多。

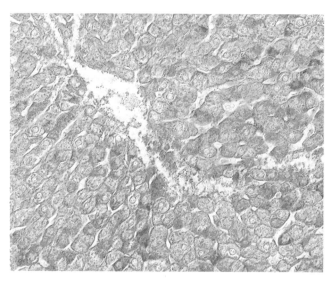

图 15-13　肝细胞(光镜图)
PAS 显示糖原颗粒呈紫红色

2.肝血窦(hepatic sinusoid)　位于肝板之间,互相吻合成网状管道。血窦腔大而不规则,血液从肝小叶的周边经血窦流向中央,汇入中央静脉(图 15-14)。血窦壁由内皮细胞组成,窦腔内有定居于肝内的巨噬细胞和大颗粒淋巴细胞。

(1)内皮细胞:内皮细胞是构成肝血窦壁的主要成分,细胞扁而薄,含核的部分凸向窦腔。扁薄的胞质有许多大小不等的窗孔,小者直径 0.1 μm,大者直径达 1~2 μm,小窗孔常聚集成群,形成筛样结构,孔上无隔膜。胞质内细胞器较少,但吞饮小泡较多。内皮外无基膜,仅见散在的网状纤维。内皮细胞间常有 0.1~0.5 μm 宽的间隙。因此肝血窦通透性大,血浆中除乳糜微粒外,其他大分子物质均可自由通过。

(2)肝巨噬细胞:又称库普弗细胞(Kupffer cell),是定居在肝内的巨噬细胞。细胞形态不规则,有许多板状或丝状伪足,细胞表面有许多皱褶和微绒毛,并有较厚的糖衣。细胞常以其伪足附于内皮细胞上或穿过内皮细胞窗孔或细胞间隙伸入窦周隙内。肝巨噬细胞来自血液中的单核细胞,具有变形运动和活跃的吞饮与吞噬能力,构成机体一道重要防线,尤其在吞噬清除从胃肠进入门静脉的细菌、病毒和异物方面起关键作用。肝巨噬细胞还可监视、抑制和杀伤体内的肿瘤细胞,尤其是肝癌细胞,并能吞噬和清除衰老、破碎的红细胞和血小板等。此外,肝巨噬细胞还有处理和传递抗原、诱导T 细胞增殖及参与调节机体免疫应答等作用。

(3)大颗粒淋巴细胞:肝内的大颗粒淋巴细胞(large granular lymphocyte, LGL)是一种对肿瘤细胞等有自然杀伤作用的大颗粒淋巴细胞。LGL 一般较牢固地附着在内皮细胞或库普弗细胞表面,含有较多溶酶体,在抵御病毒感染、防止肝内肿瘤及其他肿瘤的肝转移方面有重要作用。

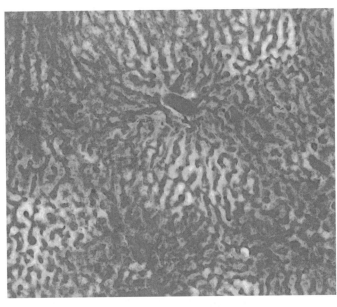

图 15-14　肝内血管（光镜图）

　　3.窦周隙和贮脂细胞　血窦内皮细胞与肝细胞之间有宽约 $0.4\ \mu m$ 的狭小间隙，称窦周隙（perisinusoidal space）或 Disse 隙（图 15-15）。血窦内的血浆成分经内皮细胞窗孔进入窦周隙，故窦周隙内充满血浆，肝细胞血窦面的微绒毛伸入窦周隙，浸于血浆之中。肝小叶内的窦周隙也是互相通连的网状通道，它是肝细胞与血液之间进行物质交换的场所。

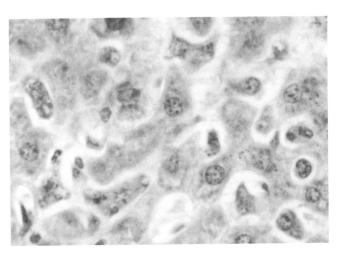

图 15-15　小鼠肝细胞与肝巨噬细胞（台盼蓝注射）

　　窦周隙内有一种散在的细胞称贮脂细胞（fat-storing cell），细胞形态不规则，有突起，附于内皮细胞外表面及肝细胞表面。电镜下，贮脂细胞的结构特征是胞质内含有许多大小不一的脂滴，粗面内质网和高尔基复合体也较发达（图 15-16）。实验证明，贮脂细胞的脂滴内含有维生素 A，当给动物以大量维生素 A 后，贮脂细胞数及其脂滴显著增多，细胞体积增大，脂滴内贮有维生素 A。贮脂细胞还有产生胶原的功能，在肝纤维化病变中,贮脂细胞增多,并产生大量胶原纤维,故认为贮脂细胞是一种特殊的成纤维细胞。在病理状况下,贮脂细胞增多并转化为成纤维细胞,合成胶原的功能增强,肝内纤维增生,可导致肝硬化。

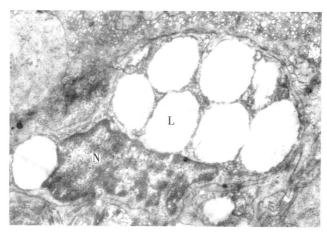

图 15-16　肝贮脂细胞(电镜图)

N:细胞核　L:脂滴

4. 胆小管(bile canaliculi)　是相邻两个肝细胞之间局部胞膜凹陷形成的微细管道,H-E 染色中不易看到,用银染法可清楚显示(图 15-17)。电镜下观察,胆小管腔面有肝细胞形成的微绒毛突入腔内,胆小管周围的肝细胞膜形成紧密连接、桥粒等连接复合体密封胆小管。正常情况下,肝细胞分泌的胆汁排入胆小管,不能从胆小管溢出至窦周隙;当肝细胞发生变性、坏死或胆道堵塞内压增大时,胆小管的正常密封结构被破坏,胆汁则溢出胆小管,经窦周隙进入血窦,出现黄疸。

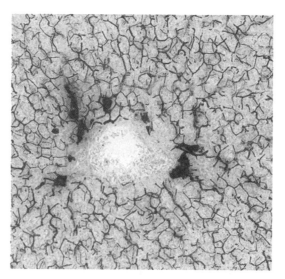

图 15-17　胆小管(光镜图)

银染,胆小管呈黑色

胆小管于肝小叶边缘处汇集成若干短小的管道,称赫令管(Hering canal),在门管区汇入小叶间胆管。

(二)肝门管区

相邻肝小叶之间呈三角形或椭圆形的结缔组织区域,称门管区(portal area)。每个肝小叶的周围一般有 3~4 个门管区,门管区内有小叶间静脉、小叶间动脉和小叶间胆管(图 15-18)。

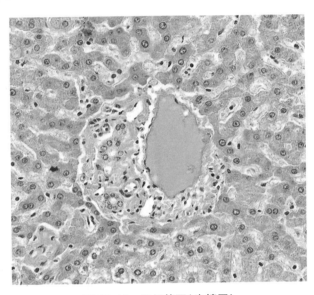

图 15-18　肝门管区(光镜图)

1.小叶间静脉　是门静脉的分支,管腔较大而不规则,壁薄,内皮外仅有少量散在的平滑肌。

2.小叶间动脉　是肝动脉的分支,管径较细,腔较小,管壁相对较厚,内皮外有几层环行平滑肌。

3.小叶间胆管　是肝管的分支,管壁为单层立方上皮构成,它们向肝门方向汇集,最后形成左、右肝管出肝。

(三)肝内胆汁排出途径

胆小管内的胆汁从肝小叶的中央流向周边。胆小管于小叶边缘处汇集成若干短小的管道,称闰管或 Hering 管。闰管较细,上皮由立方细胞组成,细胞着色浅,胞质内的细胞器较少。闰管与小叶间胆管相连,小叶间胆管向肝门方向汇集,最后形成左、右肝管出肝。

(四)肝的血液循环

进入肝的血管有门静脉和肝动脉,故肝的血供丰富。门静脉是肝的功能血管,将从胃肠吸收的物质输入肝内。门静脉在肝门处分为左右两支,分别进入肝左、右叶,继而在肝小叶间反复分支。终末门微静脉的分支进入肝小叶,将门静脉血注入肝血窦。肝动脉血富含氧,是肝的营养血管。肝动脉的分支与门静脉的分支伴行,依次分为小叶间动脉和终末肝微动脉,最后也通入血窦。因此,肝血窦内含有门静脉和肝动脉的混合血液。肝血窦的血液,从小叶周边流向中央,汇入中央静脉。中央静脉的内皮外无平滑肌,仅有少量结缔组织。中央静脉汇入小叶下静脉,后者单独行于小叶间结缔组织内,管径较大,壁较厚。小叶下静脉进而汇合成2~3支肝静脉,出肝后入下腔静脉。

临床应用

脂肪肝

脂肪肝是指由于各种原因引起的肝细胞内脂肪堆积过多的病变。脂肪肝正严重威胁国人的健康,成为仅次于病毒性肝炎的第二大肝病。脂肪肝是一种常见的临床现象,而非一种独立的疾病。其临床表现轻者无症状,重者病情凶猛。一般而言,脂肪肝属可逆性疾病,早期诊断并及时治疗常可恢复正常。

四、胆囊与胆管

(一)胆囊

胆囊分底、体、颈3部,颈部连胆囊管。胆囊壁由黏膜、肌层和外膜3层组成。黏膜有发达的皱襞。胆囊收缩排空时,皱襞高大而分支;胆囊充盈时,皱襞减少变矮。黏膜上皮为单层柱状,细胞游离面有许多微绒毛,固有层为薄层结缔组织,有较丰富的血管、淋巴管和弹性纤维。肌层较薄,肌纤维排列不甚规则,有环行、斜行、纵行等。外膜较厚,为疏松结缔组织,含血管、淋巴管和神经等,外膜表面大部覆以浆膜(图15-19)。

胆囊的功能是贮存和浓缩胆汁。肝产生的胆汁经肝管排出,一般先在胆囊内贮存,胆囊的容积为40~70 mL。上皮细胞吸收胆汁中的水和无机盐(主要是Na^+),使胆汁浓缩。胆囊的收缩排空受激素的调节,尤其在进食高脂肪食物后,小肠内分泌细胞分泌胆囊收缩素,经血流至胆囊,刺激胆囊肌层收缩,排出胆汁。

(二)胆管

由肝泌的胆汁经左右肝管、肝总管、胆囊管进入胆囊贮存,胆囊中贮存的浓缩胆汁经胆囊管、胆总管排入十二指肠。肝管与胆总管的管壁较厚,由黏膜、肌层和外膜组成。胆总管黏膜的上皮为单层柱状,有杯状细胞,固有层内有黏液腺。肌层平滑肌呈斜行和纵行肌束,较分散。外膜为疏松结缔组织。胆总管的下端与胰管汇合之前,环行平滑肌增厚,形成发达的胆总管括约肌。胆总管与胰管汇合穿入十二指肠壁,局部扩大形成肝胰壶腹,此处的环行平滑肌增厚,形成壶腹括约肌。这些括约肌的舒缩作用可以控制胆汁和胰液的排出。胆总管括约肌的收缩,可阻止胆汁排出,使胆汁贮入胆囊;进食后,胆总管括约肌和壶腹括约肌松弛,胆汁输入十二指肠。倘若壶腹括约肌收缩过强,可使胆汁逆流入胰腺,引起胰腺炎。

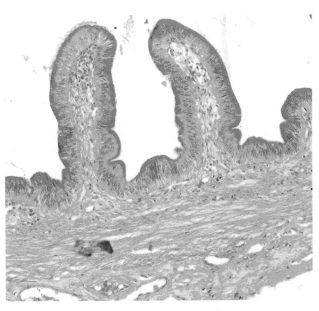

图 15-19　胆囊(光镜图)

思考题

1.试述胰岛内分泌部的细胞组成及功能。

2.试述肝小叶的主要结构及功能。

（郑州大学　朱晓燕）

第十六章

呼吸系统

呼吸系统由鼻、咽、喉、气管、主支气管、肺组成。呼吸系统分为导气部和呼吸部，导气部为从鼻腔至肺内终末细支气管，无气体交换功能，但有保持气道通畅和净化吸入空气的作用。呼吸部为从肺内的呼吸性细支气管开始至肺泡，呼吸部各段均连有肺泡，具有气体交换功能，此外，呼吸系统兼具发音、嗅觉、内分泌及协助静脉血回流入心等功能（图16-1）。

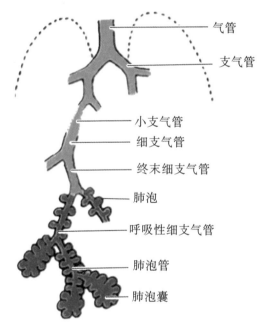

气管

支气管

小支气管

细支气管

终末细支气管

肺泡

呼吸性细支气管

肺泡管

肺泡囊

图16-1 呼吸道分支

一、鼻腔

鼻是呼吸道起始部，也是嗅觉器官，鼻腔内表面为黏膜，黏膜由上皮层和固有层组成。深部与软骨、骨或骨骼肌相连。鼻黏膜根据结构和功能不同分为前庭部、呼吸部和嗅部三部分。

1. 前庭部(vestibular region) 为鼻腔入口处,黏膜表面为未角化的复层扁平上皮,近外鼻孔处上皮角化,与外鼻孔处皮肤相移行。此处生有鼻毛,鼻毛能阻挡吸入空气中的尘埃及异物等。固有层为致密结缔组织,含有毛囊、皮脂腺和汗腺。固有层深部为软骨骨膜,固有层发生疖肿时刺激软骨膜,引起剧烈疼痛。

2. 呼吸部(respiratory region) 占鼻黏膜大部分,包括下鼻甲、中鼻甲、鼻道及鼻中隔中下部的黏膜,正常状态的黏膜富含血管呈淡红色。黏膜表面为假复层纤毛柱状上皮,含有较多杯状细胞。固有层为疏松结缔组织,内有黏液性腺、浆液性腺和混合性腺,分泌物经导管排入鼻腔,还有丰富的静脉丛和淋巴组织,固有层深部与骨膜相连。

固有层腺体分泌物与杯状细胞分泌物共同形成黏液覆盖于黏膜表面纤毛上。鼻腔上皮细胞过纤毛向咽部快速摆动,将黏膜表面黏附的细菌或异物推向咽部,后经口咳出。固有层内有丰富的静脉丛,下鼻甲处尤多,静脉丛聚集处黏膜隆起,静脉丛管壁薄,丰富的血流通过散热和渗出,可对吸入的空气进行加温和湿润作用,静脉丛损伤时易出血,患鼻炎时,静脉丛异常充血,黏膜分泌物增多,鼻道变窄,影响通气功能(图16-2)。

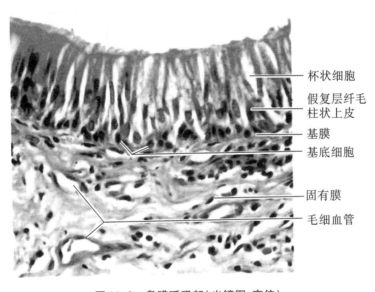

图16-2 鼻膜呼吸部(光镜图,高倍)

3. 嗅部(olfactory region) 黏膜范围小,位于鼻腔顶部并延伸至鼻中隔上份和上鼻甲的表面,由上皮和固有层组成。嗅黏膜正常情况下呈浅黄色,可与淡红色呼吸部黏膜区别。人的嗅黏膜面积约为2 cm^2,狗的嗅黏膜面积面积较大,约为100 cm^2,嗅觉发达。嗅黏膜为假复层柱状上皮,由嗅细胞、支持细胞和基细胞组成,无杯状细胞,称嗅上皮(图16-3)。

(1)嗅细胞(olfactory cell):细胞呈长梭形,夹于支持细胞之间。嗅细胞为双极神经元,是体内唯一存在于上皮中的感觉神经元。嗅细胞树突细长,伸到上皮游离面,末端膨大呈球状,称嗅泡(olfactory vesicle)。从嗅泡发出10~30根较长纤毛,称嗅毛(olfactory cilia),嗅毛细长,不能摆动,常向一侧倾倒,浸于上皮表面的嗅腺分泌物中,嗅毛为嗅觉感受器,可感受不同化学物质的刺激,产生神经冲动,通过嗅细胞基部发出的长的轴突,传入中枢,产生嗅觉。

（2）支持细胞（supporting cell）：细胞数目较多，呈高柱状，顶部宽大，基部较细，游离面有较多微绒毛。核呈卵圆形，位于细胞上部，细胞质内可见黄色色素颗粒。支持细胞与相邻嗅细胞之间构成连接复合体。支持细胞具有支持、保护和分隔嗅细胞的功能。

（3）基细胞（basal cell）：细胞矮小，呈圆形或锥形，位于上皮的深部。细胞有分支突起伸于其他上皮细胞之间，基细胞可增殖分化为嗅细胞和支持细胞。

嗅黏膜固有层为薄层结缔组织，深部与骨膜相连。固有层内含有丰富的血管、淋巴管、神经和较多浆液性嗅腺（olfactory gland），嗅腺产生的浆液性分泌物经导管排出至上皮表面，可溶解吸入空气中的化学物质，刺激浸于嗅腺分泌物中的嗅毛，产生嗅觉。嗅腺不断分泌浆液，上皮表面浆液不断更新，可保持嗅细胞对气体刺激的敏锐性。

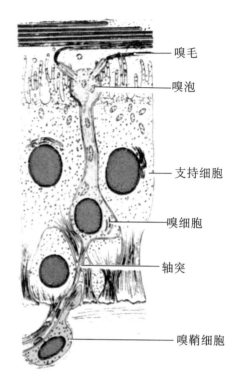

图 16-3　嗅黏膜上皮细胞超微结构

二、喉

喉上通咽，下接气管，是呼吸器官又是发音器官。喉以不同形状软骨为支架，软骨间借韧带、肌肉或关节相连。会厌舌面及喉面上份的黏膜表面为复层扁平上皮，上皮内有味蕾，会厌的喉面下份为假复层纤毛柱状上皮。会厌黏膜固有层为疏松结缔组织，内含较多弹性纤维并含有混合性腺和淋巴组织，固有层与会厌软骨的软骨膜相连。

喉的侧壁形成上下两对皱襞，分别为室襞和声襞，上下皱襞之间为喉室，表面均覆以黏膜（图16-4）。

室襞及喉室黏膜上皮为假复层纤毛柱状上皮，夹有杯状细胞。其固有层和黏膜下层为疏松结缔组织，含较多混合性腺和淋巴组织。声襞即为声带，分膜部和软骨部。膜部较薄，为声襞的游

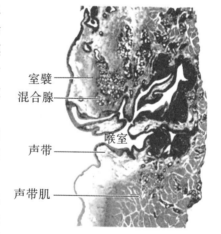

图 16-4　喉纵切面（光镜图）

离缘，声带振动主要发生在膜部。膜部上皮为复层扁平上皮，固有层较厚，浅层疏松，炎症时易发生水肿，使气道变窄，呼吸困难，深层为致密结缔组织，内含大量弹性纤维，弹性纤维与表面平行排列，形成致密板状结构，称声韧带（vocal ligament）。固有层下方的声带肌为骨骼肌；软骨部为声襞的基部，声带软骨部的上皮为假复层纤毛柱状上皮，黏膜下层和外膜均为疏松结缔组织，黏膜下层含有混合性腺，外膜中有软骨和骨

骼肌。

三、气管与主支气管

气管和主支气管管壁结构相似,管壁从内向外依次为黏膜、黏膜下层和外膜三层构成(图16-5)。

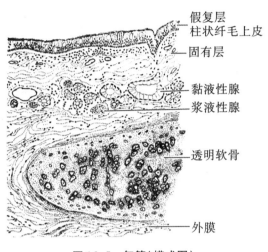

图16-5　气管(模式图)

(一)黏膜

黏膜由上皮和固有层构成,黏膜上皮为假复层纤毛柱状上皮,由纤毛细胞、杯状细胞、基细胞、刷细胞和小颗粒细胞构成(图16-6)。

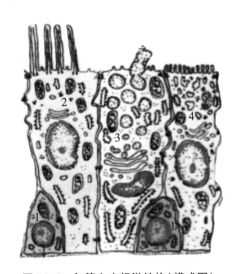

图16-6　气管上皮超微结构(模式图)
1.基细胞　2.纤毛细胞　3.杯状细胞　4.刷细胞

1.纤毛细胞(ciliated cell)　数量最多,胞体呈柱状,游离面密布纤毛。纤毛通过快速定向摆动,将黏液表面黏附尘埃或细菌等异物推向咽部,经口咳出,清除吸入空气中的异物。长期吸烟或异物刺激,可使纤毛减少、变形、膨胀或消失,影响黏膜清除异物功能(图16-7)。

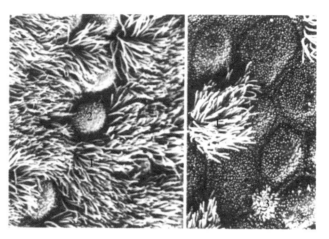

图16-7　大鼠气管上皮(电镜图)

1.纤毛细胞　2.杯状细胞　3.刷细胞

2. **杯状细胞**(goblet cell)　数量较多,散在于纤毛细胞之间,其分泌的黏蛋白与混合性腺的分泌物覆盖在黏膜表面,可黏附吸入气体中的尘埃颗粒、细菌和其他异物颗粒,溶解吸入的有毒气体,构成吸入气体的黏液屏障。

3. **基细胞**(basal cell)　锥形,细胞矮小,位于上皮的深部。基细胞是一种干细胞,可增殖分化为上皮中其他类型的细胞。上皮中还可见梭形细胞,为处于分化过程中的细胞。

4. **刷细胞**(brush cell)　数量较少,细胞呈柱状,无纤毛,游离面有许多整齐排列刷状的微绒毛。胞质含有丰富的粗面内质网,无分泌颗粒。刷细胞的功能尚未确定。有报道,刷细胞基部与感觉神经末梢形成突触联系,认为刷细胞具有感受刺激的功能。

5. **小颗粒细胞**(small granule cell)　数量较少,呈锥体形,单个或成团分布于上皮深部,细胞顶部未达上皮游离面,在H-E染色标本中与基细胞相似。电镜下,可见胞质内含有许多分泌颗粒,又称弥散神经内分泌细胞(diffuse neuroendocrine cell),分泌物通过旁分泌或经血液循环调节呼吸道平滑肌的收缩和腺体的分泌。

光镜下,上皮与固有层之间有明显的基膜,是气管上皮的特征之一。固有层为致密结缔组织,含有较多弹性纤维,也含有淋巴细胞、浆细胞和肥大细胞。浆细胞能合成IgA,与上皮细胞产生的分泌片形成分泌性免疫球蛋白A(sIgA),释放入管腔,杀灭管腔内细菌、病毒,维持管腔清洁,发挥免疫防御作用。

(二)黏膜下层

黏膜下层为疏松结缔组织,与固有层和外膜无明显界限,黏膜下层含有较多混合性腺(图16-8),也称气管腺(tracheal gland),分泌物经导管排入气管腔,气管腺浆液性腺泡分泌稀薄液体,位于气管腺黏液性腺泡和杯状细胞分泌的黏液层下方,利于纤毛摆动。黏膜下层内还有丰富的血管和淋巴管。

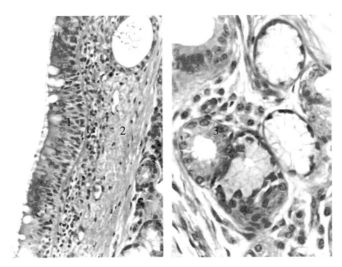

图 16-8 气管黏膜和混合腺（光镜图）
1. 黏膜层 2. 黏膜下层 3. 混合性腺

（三）外膜

气管外膜较厚，主要由 16~20 个"C"字形的透明软骨环为支架，软骨环之间以弹性纤维构成膜状韧带连接，保持气管通畅并具有一定的弹性。软骨环缺口处位于气管后壁，为气管膜性部，其中有弹性纤维组成的韧带、平滑肌束和气管腺，咳嗽时平滑肌收缩，气管腔缩小，以利于分泌物清除。

主支气管的结构与气管相似，气管分为左右主支气管后，随着管径变小，管壁变薄，三层分界不明显；"C"字形环状软骨逐渐变得不规则，平滑肌逐渐增多，呈螺旋形排列。

四、肺

肺的表面为胸膜脏层，为一层光滑浆膜。肺组织分实质和间质两部分。肺实质为肺内各级支气管及分支和肺泡，肺间质包括肺内结缔组织及血管、淋巴管、神经等。主支气管经肺门进入肺内后，首先分为叶支气管，叶支气管陆续分出段支气管，段支气管分支为小支气管，小支气管继续分为管径 1 mm 左右的细支气管，细支气管再分为直径为 0.5 mm 左右的终末细支气管。从叶支气管至终末细支气管为肺的导气部，终末细支气管以下分支为肺的呼吸部，包括呼吸性细支气管、肺泡管、肺泡囊和肺泡，肺泡在肺的呼吸部各段有不同程度出现（图 16-9）。

支气管在肺内反复分支形成的结构呈树枝状，称支气管树（bronchial tree）。每一呼吸性细支气管连同以下各级分支及肺泡构成一个肺小叶（pulmonary lobule），肺小叶是肺的结构单位，每叶肺有 50~80 个肺小叶，小叶间以结缔组织分隔。肺小叶呈锥体形，尖端朝向肺门，底多朝向肺表面，在肺表面可见肺小叶底部轮廓，直径 1~2.5 cm。细菌侵犯肺小叶引起局部化脓性炎症，临床上称小叶性肺炎。

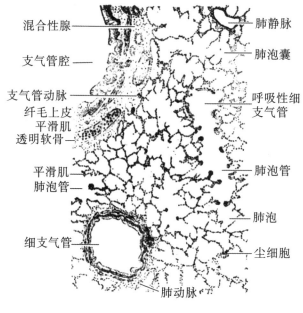

混合性腺 —— 肺静脉
支气管腔 —— 肺泡囊
支气管动脉 —— 呼吸性细支气管
纤毛上皮
平滑肌
透明软骨 ——
平滑肌
肺泡管 —— 肺泡管
细支气管 —— 肺泡
尘细胞
肺动脉

图 16-9 肺(仿真图)

临床应用

小叶性肺炎

小叶性肺炎(lobular pneumonia)为起始于细支气管并向周围或末梢肺组织发展,形成以肺小叶为单位、呈灶状散布的肺化脓性炎。常见的致病菌有葡萄球菌、链球菌、肺炎球菌、流感嗜血杆菌等,小儿或年老体弱者易发病,在机体抵抗力低的情况下易诱发。因其病变以支气管为中心故又称支气管肺炎(bronchopneumonia)。

(一)肺导气部

肺导气部各级分支随着管道分支管径渐细,管壁渐薄。

1.叶支气管至小支气管 管壁结构与主支气管基本相似,管径渐细,管壁渐薄,黏膜、黏膜下层和外膜三层结构不明显。黏膜上皮仍为假复层纤毛柱状上皮,但随着管径变细逐渐变薄,杯状细胞逐渐减少;固有层变薄,外侧平滑肌逐渐增多,平滑肌从分散的螺旋形排列,逐渐增多,形成环形肌束围绕管壁;黏膜下层腺体逐渐减少;软骨逐渐变为不规则软骨片(图 16-10)。

2.细支气管(bronchiole) 黏膜上皮由假复层纤毛柱状上皮渐变为单层纤毛柱状上皮,杯状细胞、腺体和软骨片逐渐减少至消失。管壁环形平滑肌逐渐增多,黏膜形成皱襞(图 16-11)。

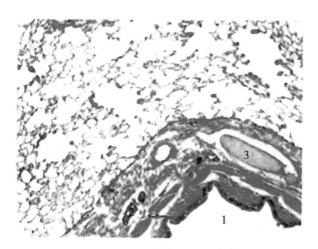

图16-10　小支气管光镜图(低倍)
1.小支气管　2.混合性腺　3.软骨

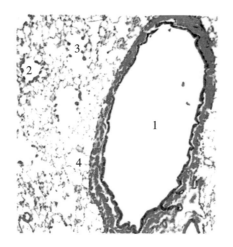

图16-11　肺光镜图(低倍)
1.细支气管　2.呼吸性细支气管　3.肺泡管　4.肺泡囊

3.终末细支气管(terminal bronchiole)　为细支气管的末端分支,上皮为单层柱状上皮,无杯状细胞、无腺体、无软骨片,有完整的环形平滑肌,黏膜皱襞明显。软骨片在细支气管和终末细支气管逐渐减少至消失,管壁由软骨支撑逐渐变为肌性管道,通过管壁环形平滑肌的收缩及舒张改变管径大小,调节进入肺泡内的气流量,管壁平滑肌痉挛收缩时,可使进入肺泡内气流量减少,肺内残余气量增多,影响通气,引起呼吸困难。

电镜下,细支气管和终末细支气管上皮中可见克拉拉细胞(clara cell),克拉拉细胞为一种分泌细胞,高柱状,无纤毛,顶部呈弧形凸向管腔,细胞核为卵圆形,位于细胞中央,顶部胞质内有发达的滑面内质网和较多的分泌颗粒,分泌物排入管腔(图16-12)。滑面内质网含有较多的氧化酶系,可对吸入的有毒物质进行生物转化,有解毒功能;分泌颗粒的分泌物中含有蛋白酶和黏液溶解酶等,可分解管腔中细胞碎片和黏液,利于排出,保持气道通畅。

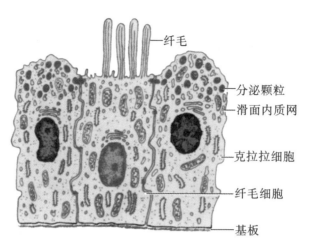

图16-12　终末细支气管上皮细胞结构(模式图)

(二)肺呼吸部

肺呼吸部包括呼吸性细支气管、肺泡管、肺泡囊及肺泡等结构,各部均与肺泡相连,肺呼吸部是完成气体交换的场所。

1.呼吸性细支气管(respiratory bronchiole)　是终末细支气管的分支。它的管壁结构与终末细支气管结构相似,但管壁上出现少量肺泡,肺泡开口于管腔,具有换气功能。呼吸性细支气管的上皮为单层立方上皮,有纤毛细胞和克拉拉细胞,上皮下有少量环行平滑肌和弹性纤维,在肺泡开口处,单层立方上皮移行为单层扁平上皮。

2.肺泡管(alveolar duct)　是呼吸性细支气管的分支,每个肺泡管与大量肺泡相连,肺泡开口于管腔。肺泡管管壁自身的结构很少,仅在邻肺泡开口之间保留少许,镜下可见相邻肺泡开口之间有结节状膨大,为肌纤维环行围绕于肺泡开口处形成,可见被横切的环形平滑肌束,其表面覆以单层立方或扁平上皮。

3.肺泡囊(alveolar sac)　与肺泡管相连,结构与肺泡管相似,许多肺泡围成,肺泡共同开口而形成的囊腔。相邻肺泡开口处没有环行平滑肌束,切片中无结节状膨大。

4.肺泡(pulmonary alveololi)　肺泡呈半球形,直径200 μm,开口于肺泡囊、肺泡管或呼吸性细支气管,是肺支气管树终末部分,肺进行气体交换的场所。肺壁薄,表面覆以单层肺泡上皮,相邻肺泡紧密相贴,仅隔以薄层结缔组织,称肺泡隔,属于肺间质成分。

(1)肺泡上皮(alveolar epithelium):由Ⅰ型和Ⅱ型肺泡细胞组成(图16-13)。

Ⅰ型肺泡细胞(type Ⅰ alveolar cell):数量多,覆盖肺泡表面,占肺泡表面积的95%,参与构成气-血屏障,细胞扁平,表面光滑,除含核部分略厚外,其余部分扁平菲薄,厚约0.2 μm。电镜下,胞质内细胞器少。细胞质内可见较多小泡,小泡内含有细胞吞入的表面活性物和微小的尘粒,细胞可将这些物质转运到肺泡外间质内清除。相邻的Ⅰ型肺泡细胞间,Ⅰ型肺泡细胞与Ⅱ型肺泡细胞间有紧密连接,防止组织液渗入肺泡内。Ⅰ型肺泡细胞无分裂能力,损伤后由Ⅱ型肺泡细胞增殖分化补充。

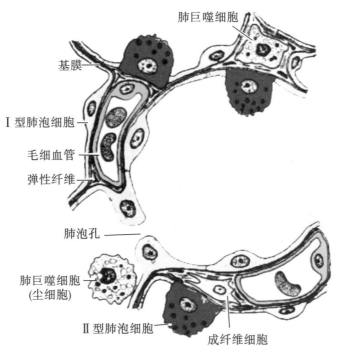

图16-13　肺泡(模式图)

Ⅱ型肺泡细胞(typeⅡalveolar cell):细胞呈立方形或圆形,顶端突入肺泡腔,散在于Ⅰ型肺泡细胞之间,数量较Ⅰ型肺泡细胞多,但覆盖面积仅为肺泡表面的5%左右。细胞核圆形,胞质着色浅,呈泡沫状。

电镜下,细胞游离面有少量微绒毛,细胞质内富含线粒体、溶酶体,有较发达粗面内质网和高尔基复合体,核上方有较多的分泌颗粒,颗粒大小不等,呈同心圆或平行排列的板层状结构,称为板层小体(lamellar body)或嗜锇性板层小体(osmiophilic multilamellar body)(图16-14)。小体内容物为磷脂,主要为二棕榈酰卵磷脂,此外还有蛋白质和糖的复合物。细胞以胞吐方式将颗粒内物质释放,铺展于肺泡上皮表面,形成一层液体薄膜,称为表面活性物质(surfactant),表面活性物质有降低肺泡表面张力作用,可稳定肺泡大小,吸气时,肺泡扩张,表面活性物质分布减少,肺泡表面张力增加,回缩力强,防止肺泡过度膨胀,呼气时,肺泡缩小,表面活性物质分布增多,表面张力降低,防止肺泡过度塌陷。表面活性物质由Ⅱ型肺泡细胞不断产生,经Ⅰ型肺泡细胞吞饮转运或经呼吸道排出,保持不断更新。Ⅱ型肺泡细胞还有增殖分化能力,可修复受损的Ⅰ型肺泡细胞。

表面活性物质缺乏或过度破坏均可引起肺泡扩张障碍,某些早产儿,其Ⅱ型肺泡细胞发育不良,表面活性物质合成或分泌障碍,肺泡表面张力增大,婴儿肺泡进行性萎缩,导致新生儿呼吸窘迫综合征。

(2)肺泡隔(alveolar septum):相邻两个肺泡间薄层结缔组织称肺泡隔,属于肺的间质。肺泡隔内有丰富的毛细血管网和弹性纤维。毛细血管网紧贴肺泡上皮,有利于肺泡和血液中气体交换。肺泡隔内大量弹性纤维与肺泡的弹性回缩有关,老年人的弹性纤维发生退化,一些致病因素也可破坏弹性纤维,使肺泡弹性降低,回缩力差,呼气时肺内残留气体增加,肺泡扩大,导致肺气肿,影响呼吸功能。肺泡隔内还有成纤维细胞、肺巨噬细胞、肥大细胞、毛细淋巴管和神经纤维。

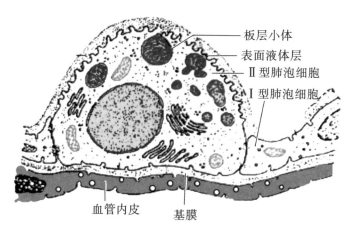

图16-14 Ⅱ型肺泡细胞超微结构(模式图)

(3)肺泡孔(alveolar pore):是相邻肺泡间相通的小孔,直径10~15 μm,一个肺泡壁上有一个或多个肺泡孔,是沟通相邻肺泡的孔道,可平衡肺泡间气体含量,当某个终末细支气管或呼吸性细支气管阻塞时,可通过肺泡孔建立侧支通气,维持肺泡内压,防止肺泡萎缩。但在肺部感染时,肺泡孔也是细菌扩散的渠道,使炎症蔓延。

(4)气-血屏障(blood air barrier):是肺泡隔毛细血管网内血液携带的CO_2与肺泡腔内吸入的O_2之间进行气体交换所通过的结构。包括肺泡表面液体层、Ⅰ型肺泡细胞与基膜、薄层结缔组织、毛细血管基膜、毛细血管内皮。有些部位肺泡上皮与毛细血管内皮之间无结缔组织,肺泡上皮基膜和毛细血管基膜相贴而融合为一层。气-血屏障很薄,总厚度为0.2~0.5 μm,是最薄部位,有利于气体迅速交换。临床上急、慢性炎症引起炎细胞浸润、肺纤维化或肺水肿时,气-血屏障增厚,使肺气体交换功能障碍,影响呼吸功能。

(三)肺间质和肺巨噬细胞

1.肺间质 包括肺内结缔组织及其中的血管、淋巴管和神经。肺间质主要分布在支气管各级管道周围,随着管道逐渐变细,肺间质逐渐减少。肺间质的组成与一般疏松结缔组织相同,但弹性纤维较发达,巨噬细胞较多。

2.肺巨噬细胞(pulmonary macrophage) 来源于单核细胞,广泛分布在肺间质内,在细支气管以下的管道周围和肺泡隔内较多。有的巨噬细胞游走入肺泡腔内,称肺泡巨噬细胞(alveolar macrophage)。肺巨噬细胞的吞噬、免疫功能活跃,有重要防御功能。空气中吸入的尘粒、细菌等异物进入肺泡和肺间质,多被巨噬细胞吞噬清除,吞噬了大量尘粒的肺巨噬细胞又称尘细胞(dust cell)。肺巨噬细胞还可吞噬衰老的红细胞,在心力衰竭患者出现肺瘀血时,大量红细胞从毛细血管溢出,进入肺间质,被肺巨噬细胞吞噬,此种肺巨噬细胞又称心力衰竭细胞(heart failure cell)。吞噬异物的肺巨噬细胞,有的沉积在肺间质内,有的从肺泡腔经呼吸道黏液流动被咳出,有的进入肺淋巴管,随淋巴循环进入肺门淋巴结内。

临床应用

肺气肿

　　肺气肿是指终末细支气管远端(呼吸细支气管、肺泡管、肺泡囊和肺泡)的气道弹性减退,过度膨胀、充气和肺容积增大,或同时伴有气道壁破坏的病理状态。按其发病原因肺气肿可分为老年性肺气肿、代偿性肺气肿、间质性肺气肿、灶性肺气肿、旁间隔性肺气肿、阻塞性肺气肿。发病缓慢,可并发气胸、肺部急性感染及慢性肺源性心脏病。

(四)肺的血管、淋巴管和神经

　　1.肺的血管　肺有两种血液循环管道,分别为肺的功能性血管和营养性血管。功能性血管来自肺动脉,营养性血管来自支气管动脉。

　　肺动脉是肺的功能性血管,管径较粗,为弹性动脉。肺动脉起自右心室,经肺门入肺后不断分支,与支气管的各级分支伴行,直至肺泡,在肺泡隔内形成密集的毛血管网(图16-15),毛血管内血液在肺泡处进行气体交换后,汇集成小静脉,小静脉行于肺间质内,在小叶间结缔组织内而不与肺动脉的分支伴行,直至小静脉汇集成较大的静脉后,才与支气管分支及肺动脉伴行,最后在肺门处汇合成两条肺静脉出肺。

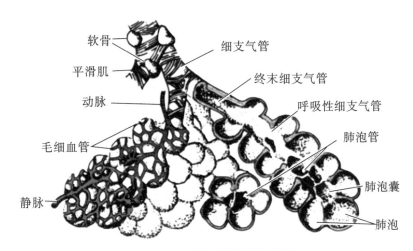

图16-15　肺血液循环(模式图)

　　支气管动脉是肺的营养性血管,管径较细,为肌性动脉。支气管动脉起自胸主动或肋间动脉,与支气管伴行入肺,沿途在肺导气部管壁内分支形成毛细血管网,营养管壁组织。支气管动脉终末支在呼吸细支气管周围以及肺泡隔内形成毛细血管网,上述毛细血管一部分汇入肺静脉,另一部分汇集形成支气管静脉,与支气管伴行,由肺门出肺。支气管动脉还发出分支供应肺淋巴结、浆膜、肺间质以及血管壁。

　　2.肺的淋巴管　肺的淋巴管有浅丛和深丛两组。浅丛分布在肺胸膜内,淋巴丛汇合形成几支较大的淋巴管,将淋巴输入肺门淋巴结。深丛分布在支气管各级分支的管壁内和肺泡隔内以及肺血管的周围,最后也汇合成几支淋巴管,伴随肺静脉向肺门走行,将淋巴输入肺门淋巴结。

3.肺的神经　肺的传出神经纤维和传入神经纤维在肺门形成肺丛,神经纤维随支气管分支和血管分支入肺。传出神经包括交感神经和副交感神经,交感神经为肾上腺素能神经,兴奋时使支气管平滑肌松弛,血管平滑肌收缩,腺体分泌减少;副交感神经纤维为胆碱能神经,兴奋时使支气管平滑肌收缩,血管平滑肌松弛,腺体分泌增强。传出神经末梢分布在支气管树平滑肌、血管平滑肌和腺体。传入神经纤维末梢分布于支气管树管壁黏膜内及肺泡上皮,纤维出肺后行于迷走神经内,将肺内的刺激传入脑呼吸中枢。

思考题

1.简述气-血屏障的定义、组成及意义。

2.简述肺泡Ⅱ型肺泡细胞的结构及功能。

(河南科技大学　郑　伟)

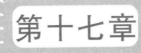

泌尿系统

泌尿系统,包括肾脏、输尿管、膀胱和尿道等器官。主要的功能是生成和排出尿液。肾脏通过监测体内离子浓度变化,来维持机体内环境的稳定。并通过对尿液生成过程的调节维持机体的水、电解质以及酸碱平衡,甚至对于体重的稳定也有重要的作用。此外,由肾脏产生的生物活性物质,如肾素、前列腺素、促红细胞生成素等,都对机体的生理功能、维持机体内环境起重要的生理调节作用。

一、肾脏

肾脏是人体最主要的实质性排泄器官,它以形成尿液的方式来排除体内的各种代谢性废物,同时对人体的水盐代谢和离子平衡起调节作用,以维持机体内环境理化性质的相对稳定,此外,肾脏还有分泌多种生物活性物质的功能。

活体中的肾脏大体形态类似于蚕豆,体积为本人的拳头大小,表面上可见内缘中部凹陷处,称为肾门,输尿管、血管、神经和淋巴管由此处出入。肾脏外表面包有致密结缔组织构成的被膜,又称肾纤维膜,正常新鲜肾的被膜易剥离,在肾病时此膜易与肾实质粘连而不易剥离。如果将肾脏按冠状位做切面,可见被膜下的肾实质分为皮质和髓质。新鲜肾的冠状剖面上,皮质呈暗红色,有均匀颗粒状物,髓质由 10~19 个肾锥体(renal pyramid)组成,肾锥体呈浅红色条纹状。每一个肾椎体的底部与皮质相连构成了一个肾叶。锥体尖端钝圆,突入肾小盏内,称肾乳头,乳头管开口于此处,肾内生成的尿液由此排至肾小盏内。肾锥体之间有界限明确的皮质,它们之间相互融合形成肾柱(图 17-1)。肾锥体的底与皮质相连接,由肾锥体底呈辐射状伸入皮质的条纹称髓放线(medullary ray),位于髓放线之间的肾皮质称皮质迷路(cortical labyrinty)。每条髓放线及其周围的皮质迷路构成一个肾小叶,在皮质迷路中央部分有小叶间部分,其中有小叶间动脉和静脉走行。一个肾锥体与相连的皮质组成肾叶,但成人的肾叶分界不清,胎儿和婴儿肾表面可见肾叶轮廓。

肾实质由数量较多的肾单位和集合管组成,其间是少量结缔组织、血管和神经等构成的肾间质。肾单位和集合管在肾的实质内的分布是有规律的。每个肾单位由一个肾小体和一条与它相连的肾小管构成一个整体,它是尿液形成的结构和功能单位。肾小管是细长而不分支的弯曲管道。每条肾小管起始端膨大内陷成双层的囊(肾小囊),并与血管球共同构成肾小体,肾小管的末端与集合小管相接。肾小管和集合小管系两部分合称为泌尿小管(uriniferous tubule),它是由单层上皮构成的管道。泌尿小管各段在肾实质内的分布是有规律的,肾小体和盘曲走行的肾小管位于皮质迷路和肾柱内,肾小管的直行部分与集合小管系共同位于肾锥体和髓放线内。

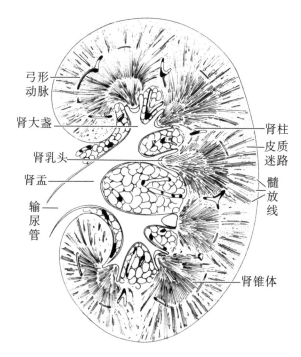

图 17-1　肾冠状剖面(模式图)

（一）肾单位

肾单位(nephron)是肾过滤血液生成原尿的结构和功能单位,由肾小体与其相连的肾小管两部分组成,每个肾拥有 100 万~200 万个以上的肾单位,它与集合小管系共同行使泌尿功能。

肾小体作为肾脏的基本功能单元,它位于皮质迷路和肾柱内,末端与肾小管相连。肾小管的起始段在肾小体附近蟠曲走行,称近端小管曲部或近曲小管,继而离开皮质迷路入髓放线内,从髓放线直行向下进入肾锥体,称近端小管直部。随后管径骤然变细,称为细段。细段之后管径又骤然增粗,并返折向上走行于肾锥体和髓放线内,称为远端小管直部。近端小管直部、细段和远端小管直部三者构成"U"形的袢,称为髓袢(medullary loop),又称 Henle's 袢。髓袢由皮质向髓质方向下行的一段称降支,而由髓质向皮质方向上行的一段称升支。髓袢长短不一,长者可达乳头部,短者只存在于髓放线中。远端小管直部离开髓放线后,在皮质迷路内盘曲走行于原肾小体附近,称为远端小管曲部(或称远曲小管),最后汇入集合小管系(图17-2,图17-3)。

根据肾小体在皮质中深浅位置不同,可将肾单位分为浅表肾单位和髓旁肾单位两种(图 17-3)。浅表肾单位(superfacial nephron)又称皮质肾单位(cortical nephron),其肾小体位于皮质浅部,肾小体体积较小,髓袢和细段均较短。浅表肾单位数量多,约占肾单位总数的85%,肾小体体积较大,髓袢和细段均较长。髓旁肾单位数量较少,约占肾单位总数的15%,对尿液浓缩具有重要的生理意义。

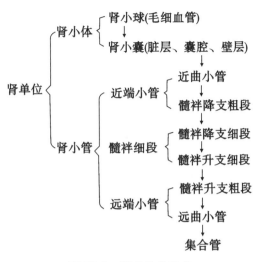

图 17-2　肾单位的组成

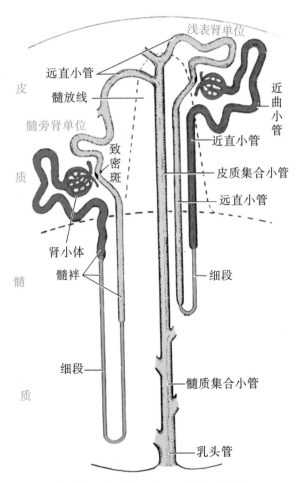

图 17-3　肾单位和集合小管系（模式图）

临床应用

肾衰竭

肾衰竭,是肾功能单位部分或者全部丧失的病理状态,分为急性和慢性两种。急性肾衰竭,是因为多种病因能在短时间内产生大量有害物质,致使两肾丧失了排泄功能;而慢性肾衰竭,也称作尿毒症,适用于各种病因所致的长期的慢性肾病(或者肾炎)发展至晚期而出现的一组临床症状。临床上可以用肾替代治疗,来挽救生命,改善生活质量,治疗主要有三种:第一,血液透析;第二,腹膜透析;第三,肾移植。成功的肾移植手术,可使患者几乎完全康复。移植肾可以由自愿捐献者或者亲属提供,并由 ABO 血型和 HLA 配型适配来选定。移植之后需要终身服用免疫抑制剂和相关辅助药物,以防止排斥反应。

1. 肾小体(renal corpuscle) 形似表面凹凸不平的圆球形,直径约 200 μm,由肾小囊和血管球组成(图 17-4,图 17-5)。肾小体有两极,微动脉出入的一端称血管极,另一端在血管极的对侧,肾小囊与近端小管相连接称尿极。

(1)血管球(glomerulus):又称肾小球,在肾小囊中被包裹的一段盘曲毛细血管袢(图 17-6)。一条入球微动脉从血管极处突入肾小囊内,分成 4~5 条初级分支,每条分支再分形成相互吻合的网状毛细血管袢,每个血管袢之间都有血管系膜支持,毛细血管继而又汇成一条出球微动脉,从血管极处离开肾小囊。因此,血管球是一种动脉性毛细血管网。

由于入球微动脉管径较出球微动脉粗,故血管球内的血压较一般毛细血管的高,当血液流经血管球时大量水和小分子物质易于滤出管壁而入肾小囊内。电镜下,血管球毛细血管为有孔毛细血管(图 17-7),孔径 50~100 nm,发挥滤过功能。在内皮细胞的腔面覆有一层带负电荷的富含唾液酸的糖蛋白(细胞衣),对血液中的物质有选择性通透作用。内皮外面大都有基膜,但在面向血管系膜一侧的内皮则无基膜,此处的内皮细胞与系膜直接接触(图 17-7)。

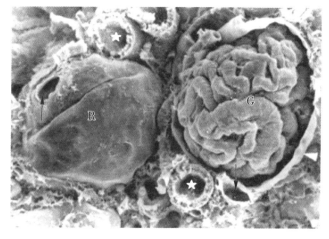

图 17-4 肾小体(电镜图)

R:肾小体 G:血管球 ↑尿极 ↓血管极

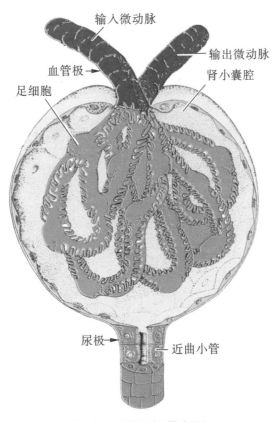

图 17-5　肾小体(模式图)

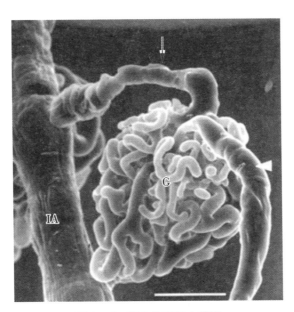

图 17-6　肾小体毛细血管祥
IA:小叶间动脉　G:血管球　↓:入球微动脉

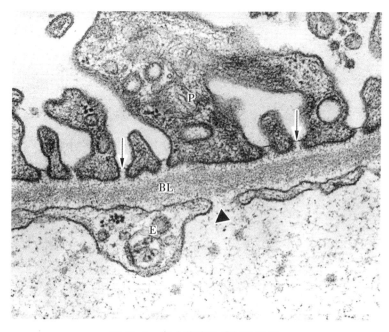

图 17-7　肾小体滤过膜超微结构
E:内皮细胞　P:足细胞　BL:基膜　↓裂孔膜　▲内皮细胞孔

　　血管系膜(mesangium)又称球内系膜(intraglomerular mesangium),它是由血管极处的少量结缔组织进入血管球,分布于血管球毛细血管之间,邻接毛细血管内皮或基膜,主要由系膜细胞和系膜基质组成(图 17-8),还可含有少量巨噬细胞。系膜细胞(mesangial cell)形态不规则,呈星形,胞核圆而小,染色较深,与内皮细胞不易区分。电镜下可见,细胞突起伸至内皮与基膜之间,或经内皮细胞之间伸入毛细血管腔内,胞质内有较发达的粗面内质网、高尔基复合体、溶酶体和吞噬泡等,有时还可见有少量分泌颗粒;胞体和突起内有微管、微丝和中间丝。目前认为系膜细胞来源于平滑肌细胞。系膜细胞能合成基膜和系膜基质的成分,还可吞噬和降解沉积在基膜上的免疫复合物,以维持基膜的通透性。并参与基膜的更新和修复。细胞的收缩活动可调节毛细血管的管径以影响血管球内血流量。系膜细胞还可分泌肾素和酶等生物活性物质,可能与血管球内血流量的局部调节有关。正常情况下的系膜细胞更新缓慢,但在病理情况下(如肾炎时),细胞增多,它可以吞噬和清除潴留在血管球基膜上的大分子,从而更新基膜。系膜基质填充在系细胞之间,在血管球内起支持和通透作用。

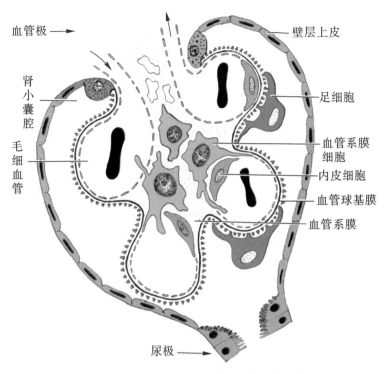

血管极 →
壁层上皮
足细胞
血管系膜细胞
内皮细胞
血管球基膜
血管系膜
肾小囊腔
毛细血管
尿极 →

图 17-8　肾小体血管系膜与血管系膜细胞

（2）肾小囊（renal capsule）：又称 Bowman 囊，为上皮性管道，肾小管起始部膨大凹陷形成的双层囊，似半球状，内有血管球，它分为壁层和脏层。肾小囊壁层（或称肾小囊外层）为单层扁平上皮，在肾小体的尿极处与近端小管上皮相连续，在血管极处向内侧反折为肾小囊脏层（或称肾小囊内层），并包裹血管球，两层上皮之间形成的紧密腔隙称肾小囊腔，它与近曲小管腔相通。内层细胞形态体积特殊，其胞质可分出许多大小不等的突起，称为足细胞（podocyte）（图 17-9）。足细胞体积较大，胞体凸向肾小囊腔，核染色较浅，胞质内有丰富的细胞器，在扫描电镜下，可见从胞体伸出几个大的初级突起，继而再分成许多指状的次级突起，相邻的次级突起，或者足细胞自身上的次级突起相互穿插缩窄缝隙，形成栅栏状，紧贴在毛细血管基膜外面。突起之间的裂隙，称裂孔（slit pore），大概直径约 25 nm，孔上覆盖一层 4 ~ 6 nm 厚的裂孔膜（slit membrane）。表面也覆有一层富含唾液酸的糖蛋白。电镜下观察，胞质内粗面内质网和游离核糖体丰富，高尔基体体积较大，突起内含较多微丝，其收缩可使突起活动而改变裂孔的宽度。

（3）血管球基膜（glomerular basement membrane）：血管球基膜比一般的基膜较厚（成人的基膜厚可达到约 330 nm），是位于毛细血管内皮细胞与足细胞裂孔膜之间或足细胞次级突起与血管系膜之间，光镜下可见基膜为均质状，过碘酸希夫反应（periodic acid Schiff reaction, PAS）为阳性。电镜下，基膜可分为三层，中层较厚而致密，内、外层较薄而稀疏。基膜内主要含有 Ⅳ 型胶原蛋白、蛋白多糖和层粘连蛋白（laminin），结构是以 Ⅳ 型胶原蛋白为骨架，形成孔径为 4~8 nm 的分子筛，再在骨架上附有糖胺多糖，它是以带负电荷的硫酸肝素为主，故基膜对滤液中的大分子物质（比如带电荷的蛋白质)有选择性通透作用。

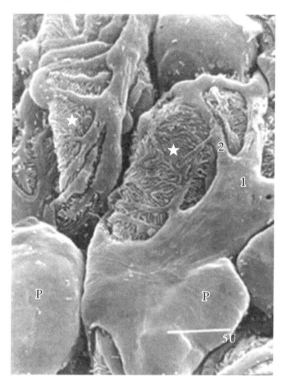

图 17-9 足细胞
P:足细胞 1 初级突起 2 次级突起 ★裂孔

（4）肾小体的滤过作用及滤过膜：肾小体类似一个滤过器,以滤过方式形成原尿。当血液从入球微动脉流经血管球毛细血管时,管内血压较高,促使血浆中除大分子的蛋白质分子外的物质经有孔内皮、血管球基膜和足细胞裂孔膜这三层结构滤入肾小囊腔。这三层结构称为滤过膜(filtration membrane),或称滤过屏障(filtration barrier)。滤入肾小囊腔的滤液称原尿,原尿除不含大分子的蛋白质外,其成分与血浆相似。滤过膜的三层结构分别对血浆成分具有选择性通透作用。

滤过屏障对大分子物质的通透性不仅与分子量大小有关,还与其所带电荷、立体形状等因素有关。一般情况下,分子量 7×10^4 以下的物质可少量通过滤过膜,如葡萄糖、多肽、尿素、电解质和水等;而分子量在 $1.5\times10^5\sim2\times10^5$ 的大分子物质则被阻挡在内或被选择性通透,这取决于被通透物质的大小、电荷性质和分子形状等因素。如分子量为 69 kD 的白蛋白可少量滤过,而分子量在 150~200 kD 的免疫球蛋白被阻滞在基膜内而不能通过。在毛细血管内皮表面和足细胞表面均含有带负电荷的唾液酸糖蛋白,基膜内还有带负电荷的硫酸肝素。这些负电荷的成分可排斥血浆内带负电荷的物质通过滤过膜,这对防止血浆蛋白质滤出具有重要的生理意义。在病理条件下,如服用雷公藤等,一些肾病患者的肾滤过膜内这些带负电荷糖蛋白的丧失,是导致蛋白尿的原因之一。另外,被通透物质的分子形状也可影响它的通透性,如椭圆形的蛋白分子比球形的蛋白分子易通过滤过膜,此乃因前者有可能以其较小的半径处通过滤过膜孔隙。

若滤过膜受损害,则血浆大分子蛋白质甚至血细胞均可通过滤过膜漏出,出现蛋白尿或血尿。当系膜细胞清除了基膜内沉积物,内皮细胞和足细胞再建新的基膜后,滤过膜功能又可恢复。在成人,每24 h两肾可形成原尿约180 L(125 mL/min)。

临床应用

肾病综合征

肾病综合征,可由多种病因引起,表现为大量蛋白尿、低蛋白血症、高度水肿、高脂血症的一组临床症候群。是原发性或者是继发性引起的肾小球病理性改变引起的疾病。这些病变包括,肾小球的上皮细胞的足突的消失(无过滤蛋白功能),以及系膜细胞和系膜基质的弥漫性或者重度的增生等。所以患者会出现尿蛋白大于 3.5 g/d,然后血浆的白蛋白会低于 30 g/L,并伴有水肿,血脂升高。如果没有及时进行治疗的话,就会发展成为急性肾衰竭。一般及早发现、及时治疗、长期定期检查,预后尚可。

2. 肾小管(renal tubule)　是由单层上皮细胞围成的小管,上皮外方为基膜及少量结缔组织。肾小管分为近端小管、细段和远端小管三个部分,近端小管与肾小囊相连,远端小管连接集合小管。肾小管的功能有重吸收原尿中的某些成分、分泌和排泄等作用。

(1)近端小管(proximal tubule):是肾小管中最长最粗的一段,管径 50~60 μm,长约 14 mm,约占肾小管总长的一半。近端小管根据形态分曲部和直部两段。

近端小管曲部:简称近曲小管(proximal convoluted tubule),位于皮质内,起于肾小体尿极,迂曲蟠行于肾小体附近。生理情况下,原尿不断进入近曲小管内,故管腔呈扩张状态,若因血流受阻等病变而致原尿生成减少时,管腔缩小甚至闭合。光镜下,管腔小而不规则,曲部管壁上皮细胞为立方形或锥体形,胞体较大,细胞界限不清,胞质嗜酸性,胞核呈球形,位于近基部。上皮细胞游离面有明显紧密排列的刷状缘,细胞基部有纵纹(图 17-10)。电镜下,观察到刷状缘是由大量密集而排列整齐的微绒毛组成,约有 150 根/μm²,使细胞游离面的表面积扩大数 10 倍(两肾近曲小管表面积总计可达 50~60 m²),有利于提高重吸收的效率。刷状缘处有丰富的碱性磷酸酶和 ATP 酶等,此酶与细胞的重吸收功能有关。微绒毛基部之间细胞膜内陷形成顶小管和顶小泡,若从血管内注入示踪物——辣根过氧化酶,可迅速滤入原尿,继而出现在近端小管上皮细胞的顶小管和顶小泡内,这提示小管上皮细胞可以胞饮方式重吸收原尿内的蛋白质等较大分子物质。上皮细胞的侧面有许多侧突(图 17-12),相邻细胞的侧突相互嵌合,或伸入相邻细胞质膜内褶的空隙内,两者构成广泛弯曲复杂的细胞间迷路,使得光镜下的细胞界限模糊不清。细胞基部胞膜内陷成发达的质膜内褶,内褶之间的胞质中有许多纵向排列的杆状线粒体,形成光镜下的基底纵纹,侧突和质膜内褶使细胞侧面及基面与间质之间的物质交换面积增大,有利于进入深部血管。在微绒毛基底部之间有细胞膜内陷形成的小泡和小管,胞质内可见溶酶体、吞噬体和胞饮泡,这些结构是细胞以胞吞形式重吸收蛋白质的产物。在细胞基部的质膜上有丰富的钠钾 ATP 酶(钠泵),可将细胞内钠离子泵入细胞间质。

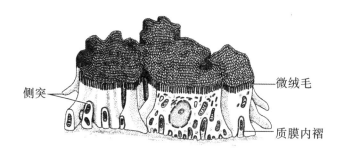

图 17-10 近曲小管细胞超微结构

近端小管直部：是曲部的延续，直行于髓放线和锥体内，其结构与曲部基本相似，但上皮细胞较矮，微绒毛、侧突和质膜内褶等不如曲部发达(图 17-11)。

近端小管的上述结构特点使其具有良好的吸收功能，它是原尿重吸收的主要场所，原尿中几乎全部葡萄糖、氨基酸和蛋白质以及大部分水、离子和尿素等均在此重吸收。此外，近端小管还向腔内分泌氢离子、氨、肌酐和马尿酸等，还能转运和排出血液中的酚红和青霉素等药物。临床利用马尿酸或酚红排泄试验，来检测近端小管的功能状态。

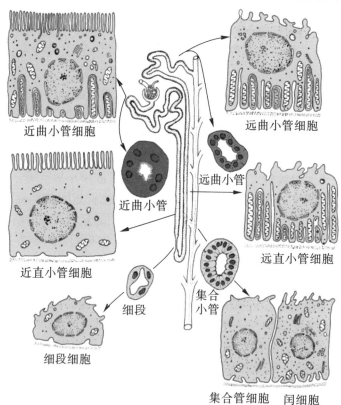

图 17-11 泌尿小管各段上皮细胞结构(模式图)

（2）细段(thin segment)：位于髓放线和肾锥体内。浅表肾单位的细段较短，主要位于髓袢降支，髓旁肾单位细段长，由降支再返折上行，又参与构成升支。细段管径细，直径 10~15 μm，管壁为单层扁平上皮，细胞含核部分突向管腔，胞质着色较浅，无刷状缘。电镜下,上皮细胞游离面有少量短微绒毛,基底薄,有利水和离子通透。

(3)远端小管(distal tubule):包括远端小管直部和曲部。管腔较大而规则,管壁上皮细胞呈立方形,细胞体积较近端小管的小,着色浅,细胞界限清晰,中央部有核,游离面无刷状缘,基部纵纹明显。

远端小管直部:经锥体和髓放线上行至皮质,是髓袢升支的重要组成部分。管径约 30 μm,长约 9 mm。电镜下,细胞表面有少量短而小的微绒毛,基部质膜内褶发达,长的内褶可伸达细胞顶部,质膜的内褶间的线粒体细长,基部质膜上有丰富的钠钾ATP 酶,能主动向间质转运 Na^+,细胞膜还可能有一种呈凝状不通透水的酸性糖蛋白,致使水不能通过,因此造成从肾锥体底至肾乳头的间质内的渗透压逐步增高,有利于集合小系对水的重吸收。

远端小管曲部:简称远曲小管(distal convoluted tubule)位于皮质内,直径 35~45 μm,长 4.6~5.2 mm,其超微结构与直部相似,但质膜内褶和线粒体不如直部发达。远曲小管是离子交换的重要部位,细胞有吸收水、Na^+ 和排出 K^+、H^+、NH_3 等作用,对维持体液的酸碱平衡起重要作用。肾上腺皮质分泌的醛固酮能促进此段重吸收 Na^+,排出 K^+,垂体后叶抗利尿激素能促进此段对水的重吸收,使尿液浓缩,尿量减少。

(二)集合小管系

集合小管系(collecting tubule system)全长 20~38 mm,可分为髓质集合小管、弓形集合小管、皮质集合小管三段。弓形集合小管很短,位于皮质迷路内,一端连接远曲小管,呈弧形弯入髓放线,与皮质集合小管相连。皮质集合小管沿髓放线直行向下达肾锥体,髓质集合小管在肾锥体内下行至肾锥体乳头,改称乳头管,开口于肾小盏。集合小管下行时沿途有许多远端小管曲部汇入。集合小管系的管径由细(直径 40 μm)逐渐变粗(直径 200~300 μm),随管径的增粗,管壁上皮由单层立方逐渐增高为单层柱状,至乳头管处成为高柱状上皮。集合小管上皮细胞质色淡而明亮,细胞分界清楚,核圆形,位于中央,着色较深。细胞超微结构比远端小管简单,细胞器少,细胞游离面亦有少量短微绒毛,也可见少量侧突和短小的质膜内褶。但也有部分细胞的细胞器较多,胞质内有碳酸酐酶,它与细胞分泌 H^+ 或 HCO_3^- 的功能有关。集合小管能进一步重吸收水和交换离子,使原尿进一步浓缩,并与远端小管曲部一样也受醛固酮和抗利尿激素的调节。

综上所述,肾小体形成的滤液,经过肾小管各段和集合小管后,原尿中绝大部分水、营养物质和无机盐等又被重吸收入血,部分离子也在此进行交换;小管上皮细胞还分泌排出机体部分代谢产物。滤液经远曲小管和集合小管时又进一步浓缩,最终形成终尿经乳头管排入肾小盏,其量为每天 1~2 L,仅占肾小体滤液的 1% 左右。因此,肾在泌尿过程中不仅排出了机体的代谢产物,而且对维持机体水盐平衡和内环境的稳定起重要作用。

(三)球旁复合体

球旁复合体(juxtaglomerular complex)也称肾小球旁器(juxtaglomerular apparatus),由球旁细胞、致密斑和球外系膜细胞组成。它位于肾小体的血管极处,大致呈三角形,致密斑为三角形的底,入球微动脉和出球微动脉分别形成三角形的两个侧边,球外系膜细胞则位三角区的中心(图 17-12)。

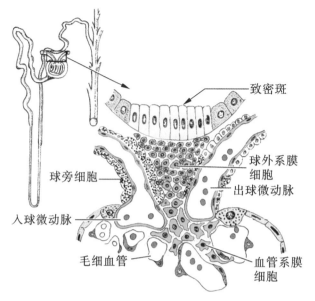

图 17-12　球旁复合体（模式图）

1. 球旁细胞　入球微动脉行至近肾小体血管极处，其血管壁中膜的平滑肌细胞转变为上皮样细胞，称为球旁细胞（juxtaglomerular cell）（图 17-13）。细胞体积较大，呈立方形，核大而圆，胞质呈弱嗜碱性，胞质内有丰富的分泌颗粒，颗粒呈 PAS 反应阳性。电镜下，细胞内肌丝少，粗面内质网和核糖体多，高尔基复合体发达，颗粒大小不等，多数呈均质状，用免疫组织化学法证明颗粒内含有肾素（renin）。在球旁细胞和内皮细胞之间无内弹性膜和基膜相隔，故其分泌物易释放入血，促使血管收缩，血压升高。

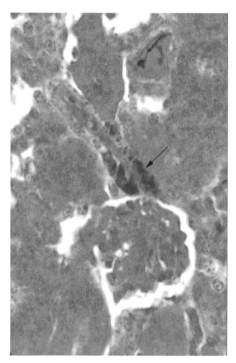

图 17-13　球旁细胞染色

笔记栏

肾素是一种蛋白水解酶,它能使血浆中的血管紧张素原变成血管紧张素Ⅰ。后者在血管内皮细胞分泌的转换酶作用下转变为血管紧张素Ⅱ。两者均可使血管平滑肌收缩,血压升高,增强肾小体滤过作用,血管紧张素Ⅱ的作用较血管紧张素Ⅰ更强。肾素还可以促进肾上腺皮质分泌醛固酮,促进肾远曲小管和集合小管吸收 Na^+ 和排出 K^+,同时伴有水的进一步重吸收,导致血容量增大,血压升高。此外,球旁细胞还可能生成促红细胞生成因子,但亦有实验认为促红细胞生成因子存在于足细胞内或毛细血管内皮细胞内,故促红细胞生成因子的肾内形成部位尚待进一步证实。球旁细胞主要分布在入球微动脉壁中,但也可出现于出球微动脉壁内,尤其在肾素生成增强时,细胞内颗粒也明显增多,球旁细胞数量增多,甚至可出现在小叶间动脉等处。近年研究发现,体内其他脏器和组织亦能产生肾素。

2.致密斑 远端小管直部靠近肾小体侧的上皮细胞增高,变窄,形成一个椭圆形斑,称致密斑(macula densa)。细胞呈高柱状,胞质色浅,核椭圆形,排列紧密,位近细胞顶部(图17-14)。致密斑基膜常不完整,细胞基部有细小而分支的突起,并可与邻近细胞的突起镶嵌,故与邻近细胞关系密切。致密斑细胞间有细胞间隙,细胞表面缺乏酸性糖蛋白,故致密斑是髓袢升支中唯一能通透水的上皮区,使之成为传递"信息"的场所。因此,致密斑可视为一种离子感受器,能敏锐地感受远端小管内滤液的 Na^+ 浓度变化。当滤液内 Na^+ 浓度降低时,致密斑细胞将"信息"传递给球旁细胞和球外系膜细胞,促进球旁细胞分泌肾素,增强远端小管储 Na^+ 排 K^+ 作用。

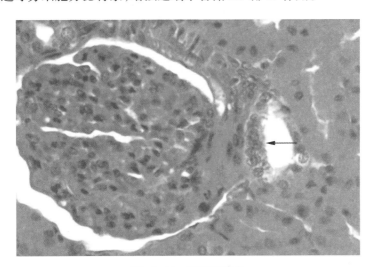

图17-14　致密斑染色

3.球外系膜细胞(extraglonerular mesangial cell) 又称极垫细胞(polar cushion cell)。是位于血管极三角区内的一群细胞,细胞形态结构与球内系膜细胞相似,并与球内系膜相延续。球外系膜细胞与球旁细胞、球内系膜细胞之间有缝隙连接,因此认为它在球旁复合体功能活动中,可能起"信息"传递作用。

(四)肾间质

肾泌尿小管之间的少量结缔组织为肾间质。皮质内的结缔组织少,愈接近肾乳头结缔组织愈多。肾间质中除一般结缔组织成分外,尚有一种特殊的细胞,称为间质细胞(interstitial cell)。细胞呈星形,有较长突起,胞质内除含较多的细胞器外,还有许多嗜铍颗粒。间质细胞具有分泌前列腺素(prostaglandin,PG)和形成间质内的纤维和基质的功能,细胞突起内微丝的收缩作用,可促进肾间质血管内的血液流动。

(五)肾的血管、淋巴管和神经

1.**肾的血管** 肾脉直接由腹主动脉分出,经肾门入肾后分为数支叶间动脉,在肾柱内上行至皮质与髓质交界处,横行分支为弓形动脉。弓形动脉分出若干小叶间动脉,呈放射状走行于皮质迷路内。直达被膜下形成毛细血管网。小叶间动脉沿途向两侧分出许多入球微动脉进入肾小体,形成血管球。再汇合成出球微动脉。浅表肾单位的出球微动脉离开肾小体后,又分支形成球后毛细血管网,分布在肾小管周围。毛细血管网依次汇合成小叶间静脉,弓形静脉和叶间静脉,它们与相应动脉伴行,最后形成肾静脉出肾。髓旁肾单位的出球微动脉不仅形成球后毛细血管网,而且还发出若干直小动脉直行降入髓质,而后在髓质的不同深度,又返折直行上升为直小静脉,构成"U"形直血管祥,与髓袢伴行(图17-15),故血管祥与髓袢在功能上关系密切(图17-16)。

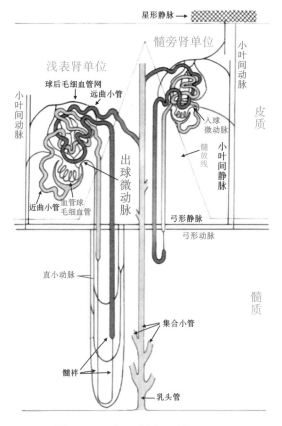

图 17-15 肾血液循环(模式图)

肾血液循环与肾的泌尿功能密切相关,其特点是:①肾动脉直接起于腹主动脉,短而粗,血流量大,约占心输出量的1/4,即每4~5 min人体内的血液全部流经肾内而被滤过。②肾小体血管球的毛细血管两端皆为微动脉,入球微动脉管径比出球微动脉粗,使血管球内血流量大,血压高,有利于滤过。出球微动脉的平滑肌收缩可主动调节血管球内的血压。③肾内血管通路中出现两次毛细血管,即血管球毛细血管和球后毛细血管网,由于血流经血管球时大量水分被滤出,因此分布在肾小管周围的球后毛细血管内血液的胶体渗透压甚高,有利于肾小管上皮细胞重吸收的物质进入血流。④髓质内直小血管祥与髓祥伴行,有利于肾小管和集合小管的重吸收和尿液浓缩。⑤肾内不同区域的血流不同,皮质血流量大,流速快,髓质血流量小,仅占肾血流量的10%,流速亦慢。在急性肾功能衰竭时常由于小叶间动脉发生痉挛收缩,致使皮质浅部供血减少甚至中断,大量血液流经髓质直小血管祥短路循环,致使浅表肾单位的肾小体滤过功能严重低下,甚至缺血性坏死,患者出现少尿,甚至无尿等急性肾功能衰竭症状。

2. 肾的淋巴管和神经　肾有两组淋巴丛,即肾内淋巴丛和被膜淋巴丛。肾内的毛细淋巴管分布在肾小体和肾小管周围,沿血管逐级汇成小叶间、弓形和叶间淋巴管,经肾门淋巴管出肾。被膜内的毛细淋巴管,汇合而成淋巴管,或与肾内淋巴丛吻合,或汇入邻近器官的淋巴管。

肾的神经来自肾丛,包括交感神经和副交感神经,神经纤维伴随肾脉入肾,分布于肾血管、肾间质和球旁复合体。

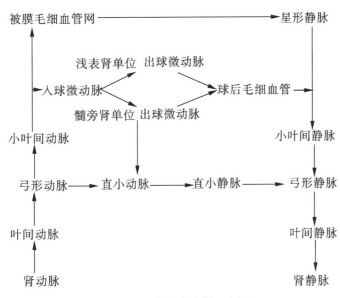

图 17-16　肾的血液循环途径

(六)肾的其他功能

肾的其他功能多为内分泌功能,肾能分泌多种生物活性物质,这些物质对机体生理活动起重要的调节作用,甚至在正常生命活动过程中是缺一不可的。如前所述及的肾素-血管紧张素系统,对维持机体正常血及离子交换有重要调节作用。肾皮质内的肾小管上皮可产生激肽释放酶,集合小管上皮能产生激肽。激肽释放酶能促使激肽的形成,激肽有利尿、利钾作用,并能使小动脉舒张,增加肾血流量。肾内的激肽释放酶-激肽系统与肾素-血管紧张素系统及肾间质细胞分泌的前列腺素,三者生理作用有相互关联的复杂关系。肾内产生的红细胞生成因子,能使血液中的红细胞生成素原转变为红细胞生成素,加速红细胞生成。肾还有活化维生素 D_3 及灭活甲状旁腺素、胃泌素和胰岛素等作用。

二、排尿管道

排尿管道显微镜意义上有肾盏和肾盂,外科学意义上包括有输尿管、膀胱及尿道,它们组成了一个完整的有机体。首先肾单位过滤后的终尿经微观上的肾盏、肾盂收集,再从输尿管、膀胱及尿道等排尿管道排至体外。排尿管道从组织学意义上各部分的结构基本相似,均由黏膜、肌层和外膜这三个部分组成,其中黏膜部分是由变移上皮和固有结缔组织构成。

1.肾盏和肾盂 肾盏的上皮与乳管上皮相移行,是由 2~3 层细胞组成的变移上皮。上皮外面有少量结缔组织和平滑肌。肾盂的变移上皮略厚,肌层已可分为内纵、外环两层平滑肌。

2.输尿管 黏膜形成多条纵行皱襞,管腔呈星形。变移上皮较厚,有 4~5 层细胞,扩张时可变为 2~3 层,固有层为结缔组织。输尿管上 2/3 段的肌层为内纵、外环两层平滑肌,下 1/3 段肌层增厚。为内纵、中环和外纵三层。输尿管斜穿膀胱壁,开口处黏膜折叠成瓣。当膀胱充盈时,输尿管壁和瓣膜受压封闭,可防止尿液反流。输尿管外膜为疏松结缔组织,与周围结缔组织相移行。

3.膀胱 膀胱黏膜形成许多皱襞,仅膀胱三角处的黏膜平滑。膀胱充盈时,皱襞减少或消失。黏膜上皮为变移上皮。膀胱空虚时上皮厚 8~10 细胞,表层细胞大,呈矩形;膀胱充盈时上皮变薄,仅 3~4 层细胞。细胞也变扁。电镜下,表层细胞游离面胞膜有内褶和囊泡,膀胱充盈时内褶可展开拉平。细胞近游离面的胞质较为浓密,可防止膀胱内尿液高浓度离子的侵蚀。固有层含较多的胶原纤维和弹性纤维。肌层厚,由内纵、中环和外纵三层平滑肌组成,各层肌纤维相互交错,分界不清。中层环行肌在尿道内口处增厚为括约肌。外膜一般多为疏松结缔组织,而只有膀胱顶部为浆膜组织(图 17-17)。

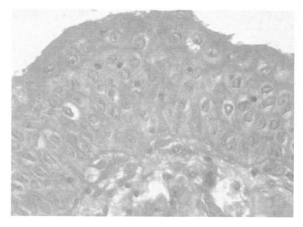

图 17-17 膀胱切片图

思考题

1. 简述肾小体的结构和功能及原尿的形成。

2. 简述近曲小管与原尿重吸收相关的结构特点。

3. 简述血管系膜的组成及功能。

4. 简述近曲小管和远曲小管的形态结构和功能的差别。

5. 简述肾血液循环的途径和特点。

6. 试述肾小管的组成、分布、结构和功能。

（河南科技大学　刘　浩）

第十八章

男性生殖系统

男性生殖系统由睾丸、生殖管道、附属腺及外生殖器组成。睾丸能产生精子,分泌雄激素。附睾、输精管、射精管和尿道是运输精子的生殖管道,附睾还有暂时贮存精子和促进精子成熟的作用。附属腺包括前列腺、精囊和尿道球腺,它们的分泌物称精浆,连同精子构成精液。

一、睾丸

睾丸表面被覆浆膜,深部为致密结组织构成的白膜(tunica albuginea),白膜在睾丸后缘增厚形成睾丸纵隔(mediastinum testis)。纵隔的结缔组织呈放射状排列并伸入睾丸实质,把睾丸实质分成约250个锥形小叶,每个小叶内有1~4条细长而弯曲的生精小管,生精小管在近睾丸纵隔处为短而直,称直精小管。直精小管进入睾丸纵隔相互吻合形成睾丸网。生精小管之间的疏松结缔组织称睾丸间质(图18-1)。

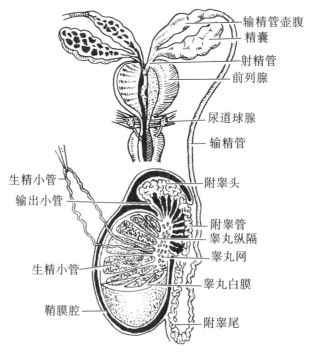

图18-1 睾丸与附睾(模式图)

（一）生精小管

生精小管是精子产生的场所。成人的生精小管（seminiferous tubule）长 30～70 cm，直径 150～250 μm，中央为管腔，壁厚 60～80 μm，管壁由生精上皮（spermatogenic epithelium）构成。生精上皮由支持细胞和不同发育阶段的生精细胞组成。上皮下的基膜明显，基膜外侧有胶原纤维和一些梭形的肌样细胞（myoid cell）（图 18-2）。

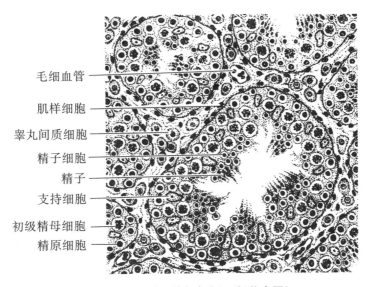

毛细血管
肌样细胞
睾丸间质细胞
精子细胞
精子
支持细胞
初级精母细胞
精原细胞

图 18-2　生精小管与睾丸间质（仿真图）

1. 生精细胞　从生精小管的基底部至腔面，依次有精原细胞、初级精母细胞、次级精母细胞、精子细胞和精子。精原细胞发育为精子的过程称为精子发生，人需（64±4.5）d 方可完成。此过程经历了精原细胞增殖、精母细胞减数分裂和精子形成 3 个阶段。

（1）精原细胞（spermatogonium）：紧贴生精上皮基膜，呈圆形或椭圆形，体积小，直径约 12 μm。精原细胞分 A、B 两型。A 型精原细胞是生精细胞中的干细胞，不断地分裂增殖，一部分继续作为干细胞，另一部分分化为 B 型精原细胞。A 型精原细胞核卵圆形，染色质细小，染色深；或染色质细密，染色浅。B 型精原细胞核圆形，核周边有较粗的染色质颗粒，核仁位于中央，B 型精原细胞经过数次分裂后，分化为初级精母细胞。

（2）初级精母细胞（primary spermatocyte）：位于精原细胞近腔侧，圆形，体积较大，直径约 18 μm，核大而圆，内含粗细不等的染色质丝，核型为 46，XY。初级精母细胞经过 DNA 复制后（4n DNA），进行第一次成熟分裂，形成两个次级精母细胞。因第一次减数分裂的分裂前期历时较长，故在生精小管的切面中常可见到处于不同分裂期的初级精母细胞。

（3）次级精母细胞（secondary spermatocyte）：位置靠近管腔面，直径约 12 μm，核圆形，染色较深，染色体核型为 23，X 或 23，Y（2n DNA）。次级精母胞不进行 DNA 复制，迅速进入第二次成熟分裂，产生两个精子细胞，染色体核型为 23，X 或 23，Y（1n

DNA）。由于次级精母细胞存在时间短，所以在生精小管切面中不易见到。成熟分裂又称减数分裂（meiosis），只发生在生殖细胞的发育过程。经过两次减数分裂，染色体数目减少一半。

（4）精子细胞（spermatid）：靠近生精小管的管腔，直径约 8 μm，核圆，染色质细密。精子细胞不再分裂，而是经过复杂的形态变化，由圆形逐渐转变为蝌蚪形的精子，这个过程称精子形成（spermiogenesis）。精子形成的主要变化：①细胞核浓缩，成为精子头部的主要结构；②高尔基复合体形成顶体，覆盖在核的一侧；③中心体迁移到细胞核的另一端，中心粒演变为轴丝，形成精子尾部的主要结构；④线粒体汇聚围绕轴丝的近段，盘绕成螺旋形的线粒体鞘；⑤多余的细胞质汇聚于尾侧，形成残余胞质，最后脱落。

（5）精子（spermatozoon）：人体的精子形似蝌蚪，长约 60 μm，分头、尾两部（图18-3）。头部正面观呈卵圆形，侧面观呈梨形，嵌入支持细胞的顶部细胞质中，头内主要有一个染色质高度浓缩的细胞核，其前 2/3 有顶体覆盖。顶体是特殊的溶酶体，内含多种水解酶，如顶体蛋白酶、透明质酸酶、酸性磷酸酶等。在受精时，精子释放顶体酶，分解卵子外周的放射冠与透明带，进入卵内。尾部可分为颈段、中段、主段和末段四部分。构成尾部全长的轴心是轴丝，由 9+2 排列的微管组成，是精子的运动装置。轴丝外有 9 根纵行外周致密纤维。颈段有中心粒。中段的外侧包有线粒体鞘，是精子的能量供应中心。主段最长，外周致密纤维外方有纤维鞘，这两种结构均辅助精子运动。末段短，仅有轴丝。

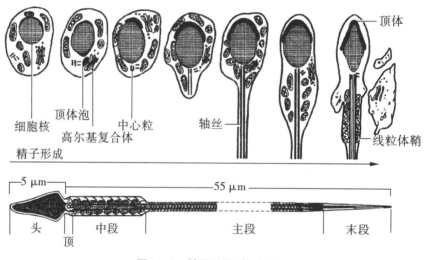

图 18-3　精子结构（模式图）

临床应用

男性不育症

男子不育症是指由于男性因素引起的不育。一般把婚后同居 2 年以上未采取任何避孕措施而女方未怀孕，称为不育症。其病因分类根据生育能力分为绝对不育（无精子症）和相对不育（精子数量少或精子活力低等），按临床表现可分为原发性和继发性不育,按性器官病变部位可分为睾丸前性、睾丸性和睾丸后性。男性不育的原因比较复杂,精液异常、生精障碍、精子和卵子结合障碍、全身性因素等均可引起男性不育。

2. 支持细胞(sustentacular cell)   每个生精小管的横切面上有 8~11 个支持细胞,细胞呈不规则长锥体形,基部紧贴基膜,顶部伸达腔面,因其侧面镶嵌着各级生精细胞(图 18-4),故光镜下细胞轮廓不清。细胞核似卵圆形或呈三角形,染色浅,核仁明显。电镜下,细胞质内可见大量滑面内质网及部分粗面内质网,线粒体、溶酶体较多,高尔基复合体发达,并有许多脂滴、糖原、微丝和微管。成人的支持细胞不再分裂,数量恒定。相邻支持细胞侧面近基底部,细胞膜形成紧密连接,将生精上皮分成基底室和近腔室。基底室位于支持细胞紧密连接和生精上皮基膜之间,内有精原细胞;近腔室与生精小管管腔相通,位于紧密连接上方,内有精母细胞、精子细胞和精子。生精小管与血液之间,存在着由间质的血管内皮及其基膜、结缔组织、生精上皮基膜和支持细胞紧密连接组成的血-睾屏障,该屏障可阻止血液中某些物质接触生精上皮,形成并维持有利于精子发生的微环境,并能防止精子抗原物质逸出到生精小管外而发生自身免疫反应。

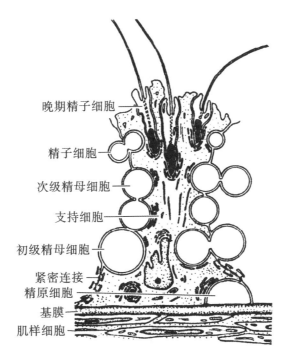

图 18-4   生精细胞与支持细胞的关系(模式图)

支持细胞对生精细胞起支持和营养作用。在雄激素和卵泡刺激素的作用下,支持细胞合成和分泌雄激素结合蛋白,这种蛋白可与雄激素结合,以保持生精小管内有较高的雄激素水平,促进精子发生。同时,支持细胞分泌抑制素(inhibin),可反馈性地抑制垂体分泌卵泡刺激素,以维持雄激素结合蛋白分泌量的稳定。支持细胞还分泌少量液体进入生精小管管腔,成为睾丸液,有助于精子的运送。其微丝和微管的收缩使成熟的生精细胞向腔面移动,并促使精子释放入管腔。精子成熟后脱落的残余胞质,可被支持细胞吞噬和消化。

(二)睾丸间质

睾丸间质位于生精小管之间,为富含血管和淋巴管的疏松结缔组织。间质内除有通常的结缔组织细胞外,还有一种睾丸间质细胞,细胞圆形或多边形,成群分布,核圆居中,胞质嗜酸性,具有分泌类固醇激素细胞的超微结构特征。青春期开始,睾丸间质细胞所分泌的雄激素有促进精子发生、促进男性生殖器官发育、维持第二性征和性功能等作用。

(三)直精小管和睾丸网

生精小管近睾丸纵隔处变成短而直的管道,管径较细,为直精小管(tubulus rectus),其管壁上皮为单层立方或矮柱状,无生精细胞。直精小管进入睾丸纵隔内分支吻合成网状的管道,为睾丸网(rete testis),由单层立方上皮组成,管腔大而不规则。生精小管产生的精子经直精小管和睾丸网出睾丸,进入附睾。

二、生殖管道

男性生殖管道包括附睾、输精管及尿道。

1. 附睾　附睾位于睾丸的后外侧,分头、体、尾三部。

(1)输出小管:是与睾丸网连接的8~12根弯曲小管,主要构成附睾的头部,其远端与附睾管相连。输出小管上皮由高柱状纤毛细胞及低柱状细胞相间排列构成,故管腔不规则。高柱状细胞游离面有大量纤毛,纤毛摆动可促使精子向附睾管运动,同时有分泌功能。低柱状细胞含大量溶酶体及吞饮小泡,有吸收和消化管腔内物质的作用。

(2)附睾管:为一条长4~6 m并极度盘曲的管道,近端与输出小管相连,远端与输精管相连,管腔规则,内充满精子和分泌物。附睾管的上皮为假复层纤毛柱状,由主细胞和基细胞组成(图18-5)。主细胞表面有成簇排列的粗而长的静纤毛,有分泌和吸收功能;基细胞矮小,呈锥形,位于上皮深层。上皮外侧有薄层平滑肌和富含血管的疏松结缔组织。

精子在附睾内停留8~17 d,并经历一系列成熟变化,才能获得运动能力,达到功能上的成熟。附睾的功能异常也会影响精子的成熟,导致不育。

2. 输精管　由黏膜、肌层和外膜组成,为壁厚腔小的肌性管道。黏膜表面为较薄的假复层柱状上皮,固有层结缔组织中弹性纤维丰富。肌层厚,由内纵行、中环行、外纵行排列的平滑肌纤维组成。在射精时,肌层强力收缩,将精子快速排出。

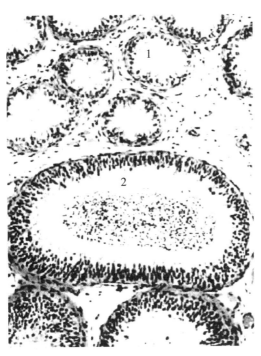

图 18-5 附睾(光镜图)
1.输出管 2.附睾管

三、附属腺

附属腺和生殖管道的分泌物以及精子共同组成精液(semen)。每次射精 3~5 mL 精液,每毫升精液含 1 亿~2 亿个精子;若每毫升的精子数低于 400 万个,常可导致不育症。

1.前列腺 呈栗形,环绕于尿道起始段。其被膜与支架组织均由富含弹性纤维和平滑肌纤维的结缔组织组成。腺实质主要由 30~50 个复管泡状腺组成,有 15~30 条导管开口于尿道精阜的两侧。腺实质可分三个带:尿道周带(又称黏膜腺),最小,位于尿道黏膜内;内带(又称黏膜下腺),位于黏膜下层;外带(又称主腺),构成前列腺的大部。腺分泌部由单层立方、单层柱状及假复层柱状上皮构成,故腺腔很不规则。腔内可见分泌物浓缩形成的圆形嗜酸性板层状小体,称前列腺凝固体,它随年龄的增长而增多,甚至钙化形成前列腺结石。自青春期开始,前列腺在雄激素的刺激下分泌增强,分泌物为稀薄的乳白色液体,富含酸性磷酸酶和纤维蛋白溶酶,还有柠檬酸和锌等物质。

临床应用

前列腺肥大

前列腺肥大又称增生。主要表现为两组症状,一类是膀胱刺激症状,表现为尿频、尿急、夜尿增多及急迫性尿失禁,尿频是前列腺增生的早期信号,尤其夜尿次数增多更有临床意义;另一类是因增生前列腺阻塞尿路产生的梗阻性症状。该病有三个主要特征:前列腺体积增大;膀胱出口阻塞;有排尿困难、尿频、尿急等下尿路症状。

2.精囊　是一对盘曲的囊状器官。黏膜向腔内突起形成高大的皱襞,皱襞又彼此融合,将囊腔分隔为许多彼此通连的小腔,大大增加了黏膜的分泌表面积。黏膜表面是假复层柱状上皮,胞质内含有许多分泌颗粒和黄色的脂色素。黏膜外有薄的平滑肌层和结缔组织外膜。精囊分泌弱碱性的淡黄色液体,内含果糖(为精子的运动提供能量)、前列腺素等成分。

3.尿道球腺　为一对豌豆状的复管泡状腺。其上皮为单层立方或单层柱状,腺体分泌的黏液于射精前排出,以润滑尿道。

四、阴茎

阴茎主要由两条阴茎海绵体、一个尿道海绵体、白膜和皮肤构成。海绵体主要由小梁和血窦构成,阴茎深动脉的分支螺旋动脉穿行于小梁之中,与血窦相通。静脉多位于海绵体周边部白膜下方,白膜为质地坚韧的致密结缔组织。一般情况下,流入血窦的血液很少,血窦呈裂隙状,海绵体柔软,当大量血液流入血窦,血窦充血而胀大,白膜下的静脉受压导致回流受阻,致使海绵体变硬,阴茎勃起。阴茎血窦内皮细胞能释放多种使平滑肌细胞松弛的物质,统称内皮舒张因子,一氧化氮(NO)是其中之一,可促使螺旋动脉的平滑肌细胞松弛,引起血管扩张,血窦充血。

思考题

1.简述男性生殖系统的组成。
2.阐述生精小管的一般结构。

（黄河科技学院　闫春生）

第十九章

女性生殖系统

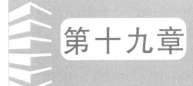

女性生殖系统(female reproductive system)由卵巢、输卵管、子宫、阴道和外生殖器组成。卵巢产生卵细胞和分泌女性激素;输卵管输送生殖细胞,是卵受精的部位;子宫是产生月经和孕育胎儿的器官。女性乳腺虽不属生殖器官,但乳腺产生乳汁,哺育婴儿,也在本章叙述。

一、卵巢

卵巢(ovary)表面为单层立方或扁平的表面上皮,上皮下方为薄层致密结缔组织构成的白膜。卵巢实质分为外周的皮质和中央的髓质,二者无明显界限。皮质较厚,主要含不同发育阶段的卵泡、黄体和白体等;这些结构之间有特殊的结缔组织,主要由大量低分化的梭形的基质细胞、网状纤维及散在的平滑肌纤维构成。髓质范围较小,由疏松结缔组织构成,与皮质无明显分界,含较多血管、神经和淋巴管(图 19-1)。近卵巢门处的结缔组织中有少量的平滑肌束和门细胞。门细胞的结构和功能类似睾丸间质细胞,可分泌雄激素。妊娠期和绝经期的门细胞较明显。若门细胞增生或发生肿瘤,患者可出现男性化症状。

女性生殖系统

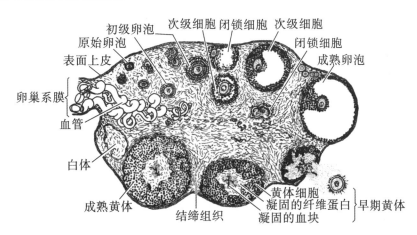

图 19-1　卵巢(模式图)

笔记栏

（一）卵泡的发育与成熟

卵泡发育从胚胎时期已经开始，第5个月胚胎的双侧卵巢有原始卵泡近700万个，以后逐渐减少，新生儿两侧卵巢皮质中有70万~200万个原始卵泡，青春期约有4万个，至40~50岁时仅剩几百个。从青春期至更年期30~40年的生育期内，卵巢在脑垂体周期性分泌的促性腺激素的影响下，每隔28 d左右有15~20个卵泡生长发育，但通常只有1个优势卵泡发育成熟并排卵。女性一生约排400个卵，其余卵泡均在发育的不同阶段退化为闭锁卵泡。绝经期以后，卵巢一般不再排卵，结缔组织增生，体积变小。

卵泡呈球形，由一个卵母细胞和包绕在其周围的多个卵泡细胞组成。卵泡发育是个连续的生长过程，一个卵泡从发育至成熟约需85 d，可分为原始卵泡、初级卵泡、次级卵泡和成熟卵泡四个阶段。初级卵泡和次级卵泡又合称为生长卵泡。

1. 原始卵泡（primordial follicle）　位于皮质浅层，体积小，数量多，由中央的一个初级卵母细胞和周围一层扁平的卵泡细胞（又称颗粒细胞）构成。初级卵母细胞体积大，直径约40 μm，圆形，胞质嗜酸性，核圆略偏位，染色质稀疏，染色浅，核仁大而明显（图19-2）。初级卵母细胞是在胚胎时期由卵原细胞分裂分化形成，随即进入第一次减数分裂前期，并长期停滞于分裂前期（12~50年不等），直至排卵前才完成第一次减数分裂。卵泡细胞较小，扁平形，细胞与外周结缔组织之间有薄层基膜。卵泡细胞具有支持和营养卵母细胞的作用，卵泡细胞与卵母细胞之间有许多缝隙连接。

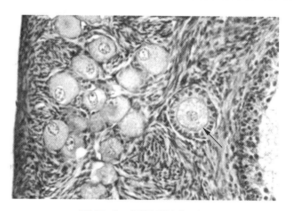

图19-2　原始卵泡（←）

2. 初级卵泡（primary follicle）　由原始卵泡发育形成，是卵泡发育的初级阶段。从原始卵泡到初级卵泡的主要变化包括：①卵泡细胞的生长，由单层扁平变为单层立方或柱状，随之细胞增殖成多层（5~6层），此时的卵泡细胞称为颗粒细胞。②初级卵母细胞体积增大，但仍处于第一次成熟分裂前期，在靠近质膜的胞质中出现电子密度高溶酶体，称皮质颗粒，其在受精过程中将发挥重要作用。③在初级卵母细胞和卵泡细胞之间出现一层较厚均匀的嗜酸性膜，即透明带（图19-3），透明带是初级卵母细胞和卵泡细胞共同分泌的物质，含有精子受体，在受精过程中，对卵泡与精子的相互识别和特异性结合具有重要的作用。电镜下可见卵泡细胞有纤细的突起伸入透明带，与初级卵母细胞的微绒毛或细胞膜接触，借此卵泡细胞可向初级卵母细胞传递营养与信息（图19-4）。④初级卵泡周围的结缔组织逐渐分化成卵泡膜，包绕卵泡。由于这些变化,初级卵泡的体积逐渐增大,并向皮质深部迁移。卵泡周的结缔组织梭形细胞逐渐密集形成卵泡膜,它与卵泡细胞之间以基膜相隔。

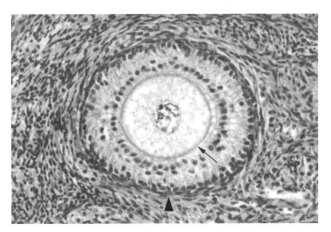

图 19-3　初级卵泡
↖透明带　▲卵泡膜

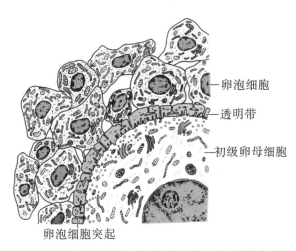

卵泡细胞
透明带
初级卵母细胞
卵泡细胞突起

图 19-4　初级卵母细胞和卵泡细胞超微结构(模式图)

3. 次级卵泡(secondary follicle)　由初级卵泡发育而来(图 19-5),此时卵泡体积进一步增大,颗粒细胞继续分裂增殖,达 6 ~ 12 层,还有下列结构出现:①卵泡腔(follicullar cavity),随着卵泡的发育,在颗粒细胞间,开始出现一些不规则的腔隙,并逐渐合并成一个半月形的腔,称为卵泡腔,腔内充满由颗粒细胞分泌和从毛细血管渗透而来的卵泡液。卵泡液内除含有一般营养成分外,还有卵泡分泌的类固醇激素和多种生物活性物质,对卵泡的发育成熟有重要影响。②卵丘(cumulus oophorus),随着卵泡液的增多及卵泡腔扩大,卵母细胞及其周围的一些颗粒细胞被挤到卵泡的一侧,形成凸入卵泡腔内的丘状隆起,称为卵丘。③放射冠(corona radiata)和颗粒层(stratum granulosum):随着卵泡腔的形成,颗粒细胞被分成两部分,一部分紧靠透明带表面,为一层细胞,这层细胞增大并变成柱状,呈放射状排列,称为放射冠;另一部分位于卵泡的周边,卵泡细胞较小,构成卵泡壁,称为颗粒层。在卵泡生长过程中,卵泡膜分化为内、外两层。内膜层含有较多的多边形或梭形的膜细胞及丰富的毛细血管,膜细胞具有分泌类固醇激素的结构特征。外膜层主要由结缔组织构成,胶原纤维较多,并含有平滑肌纤维。具有卵泡腔的次级卵泡和成熟卵泡又称为囊状卵泡。

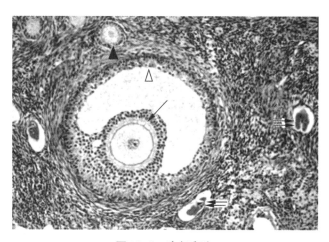

图 19-5　次级卵泡

↙:卵丘　△:卵泡腔　←:闭锁卵泡　▲初级卵泡

4. 成熟卵泡(mature follicle)在卵泡刺激素(follicle-stimulating hormone,FSH)和黄体生成素(luteinizing hormone,LH)的作用下,次级卵泡发育为成熟卵泡。成熟卵泡是卵泡发育的最后阶段,此阶段卵泡腔进一步增大,卵泡体积也随之增大,直径可达20 mm,并向卵巢表面突出,准备排卵。成熟卵泡的卵泡腔很大,颗粒层甚薄,颗粒细胞也不再增殖。

在排卵前 36~48 h,初级卵母细胞完成第一次减数分裂。产生 1 个体积大的次级卵母细胞和 1 个体积很小的第一极体。第一极体位于次级卵母细胞和透明带之间的卵周间隙内。次级卵母细胞随即进入第二次减数分裂,并停滞于分裂中期。

次级卵泡和成熟卵泡具有内分泌功能,在颗粒细胞与膜细胞协同作用下,合成和分泌雌激素。雌激素少量进入卵泡腔,大部分进入血液循环,作用是促进女性生殖器官(尤其是子宫)及第二性征的发育。

(二)排卵

成熟卵泡破裂,次级卵母细胞自卵巢排出的过程称为排卵(ovulation)。排卵时间约在月经周期的第 14 天。成熟卵泡发育到一定阶段,明显地突出与卵巢表面(可达1 cm),随着卵泡液的增多,内压升高,致使突出部卵泡壁、卵泡膜、白膜和表面上皮均变薄,局部缺血,形成圆形透明的卵泡小斑(图 19-6)。排卵时,卵丘与卵泡壁分离,小斑处的结缔组织被胶原酶蛋白水解酶等分解而破裂,再加上卵泡膜平滑肌收缩。于是,次级卵母细胞及其外周的透明带和放射冠细胞随卵泡液一起从卵巢排出,经腹膜腔进入输卵管。卵细胞排出后若在 24 h 内不受精,次级卵母细胞即退化;若与精子相遇受精,次级卵母细胞即完成第二次减数分裂,形成单倍体(23,X)的卵细胞和一个第二极体。卵母细胞经过两次减数分裂,卵细胞的染色体减半,从二倍体细胞(46,XX)变为单倍体细胞(23,X)。

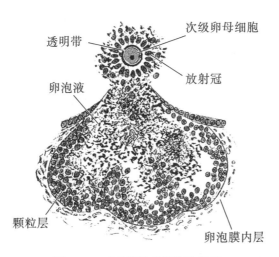

图19-6 成熟卵泡排卵(模式图)

(三) 黄体

成熟卵泡排卵后,残留在卵巢内的卵泡颗粒层连同卵泡膜向卵泡腔塌陷,在黄体生成素的作用下逐渐发育成一个体积较大又富有血管的内分泌细胞团,新鲜时呈黄色,故称黄体(corpus luteum)。黄体内主要有两种细胞,即颗粒黄体细胞(granular lutein cell)和膜黄体细胞(theca lutein cell)。其中,颗粒黄体细胞由颗粒细胞分化而来,体积较大,呈多边形,染色较浅,数量多,位于黄体的中央;膜黄体细胞由膜细胞分化而来,体积较小,呈圆形或多角形,染色较深,数量少,分布于黄体的周边部。这两种细胞具有类固醇激素分泌细胞的结构特征,细胞内有丰富的滑面内质网和管状嵴的线粒体,还有脂滴和黄色脂色素。黄体的主要功能是分泌孕激素和一些雌激素。

黄体的大小,持续时间的长短完全取决于卵细胞是否受精。如果排出的卵细胞未受精,黄体仅维持14 d左右就退化,称为月经黄体。如果排出的卵细胞受精并妊娠,黄体在胎盘分泌的人绒毛膜促性腺激素(HCG)的作用下继续发育增大,直径可达4~5 cm,可维持5~6个月,这种黄体称为妊娠黄体。妊娠黄体的粒黄体细胞还分泌松弛素(relaxin),它可使妊娠子宫平滑肌松弛,以维持妊娠。不管哪种黄体,最后总是萎缩退化,并逐渐被结缔组织代替,形成瘢痕,称为白体(corpus albicans)。

(四) 闭锁卵泡

从胎儿时期至出生后,乃至整个生殖期,卵巢的绝大部分卵泡不能发育成熟,它们在卵泡发育的各个阶段停止生长并退化,退化的卵泡称为闭锁卵泡(atretic follicle)。卵泡闭锁是一种细胞凋亡过程。闭锁卵泡的形态学标志主要有:①卵泡细胞核固缩,细胞形态不规则;②透明带凹陷、扭曲;③放射冠游离;④颗粒层细胞松散、脱落或进入卵泡腔;⑤卵泡腔内有中性粒细胞或巨噬细胞侵入(图19-5)。

小的卵泡闭锁后,逐渐消失,不留痕迹。大的卵泡(如次级卵泡和成熟卵泡)闭锁后,卵泡塌陷,卵泡膜的血管和结缔组织伸入颗粒层及卵丘,其膜细胞一度增大,形成多边形上皮样细胞,胞质中充满脂滴,形似黄体细胞,称为闭锁黄体。闭锁黄体逐渐被结缔组织和血管分隔成分散的细胞团索,称为间质腺(interstitial gland)。间质腺最后亦退化消失。人的卵巢间质腺细胞数量很少,猫及啮齿动物较发达。

(五)卵巢分泌的激素及其功能

1.**雌激素** 由膜细胞及颗粒细胞共同协作产生,能促进女性生殖器官(特别是子宫)及第二性征的发育。

2.**孕酮** 由颗粒黄体细胞产生,能促进子宫内膜增厚及子宫腺的分泌。

3.**松弛素** 由妊娠黄体的颗粒黄体细胞产生,可使妊娠子宫平滑肌松弛,以维持妊娠;分娩时使子宫颈部平滑肌松弛,以利于胎儿娩出。

4.**雄激素** 由门细胞产生,该细胞位于卵巢内近细膜处,形态结构与睾丸间质细胞相似。如果门细胞增生或发生肿瘤,则患者可出现男性化。

二、输卵管

输卵管(oviduct)主要分漏斗部、壶腹部、峡部和子宫部,管壁由内向外依次为黏膜、肌层和浆膜(图19-7,图19-8)。

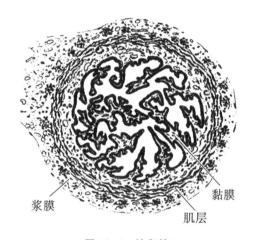

图 19-7 输卵管

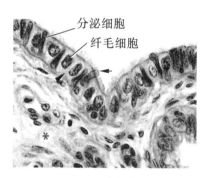

图 19-8 输卵管上皮

输卵管黏膜向管腔内突出,形成许多纵行有分支的皱襞,故管腔很不规则。壶腹部的皱襞最发达,高而多分支,此处为受精发生部位,至子宫部的皱襞逐渐减少。黏膜上皮为单层柱状上皮,由分泌细胞和纤毛细胞构成。分泌细胞的分泌物构成输卵管管液,可营养卵,辅助卵的运行。纤毛细胞游离面长有纤毛,纤毛向子宫方向摆动,可将卵运送到子宫并阻止病菌进入腹膜腔。当精子进入输卵管后,受纤毛摆动造成的阻力,只有少数运动能力强的精子才能到达壶腹部,与卵细胞汇合。输卵管上皮受卵巢激素的作用呈周期性变化,两种细胞均在卵巢排卵前后最为活跃,表现为纤毛细胞变高,纤毛增多,分泌细胞分泌功能旺盛。黏膜固有层为薄层细密的结缔组织,含有丰富的毛细血管和少量散在的平滑肌纤维。

肌层以峡部最厚,由内环行和外纵行两层平滑肌构成。壶腹部肌层较薄,环行肌明显,纵行肌散在分布。输卵管浆膜由间皮和富含血管的疏松结缔组织组成。

临床应用

避 孕

避孕(contraception)是应用科学手段使妇女暂时不受孕。主要控制生殖过程中的三个环节:①抑制精子与卵子产生;②阻止精子与卵子结合;③使子宫环境不利于精子获能、生存,或者不适宜受精卵着床和发育。常见的避孕法有:使用避孕药、避孕套、避孕膜,安全期避孕法,体外排精避孕法,压迫尿道避孕法,手术避孕法等。

在青少年性态度的调查结果时指出,有29%受访者表示,自己在13岁时已有性经验,更有受访者声称拥有16个性伴侣。然而,受访青少年对怀孕及避孕的情况一知半解,甚至有超过10%的受访者认为接吻可成孕。这反映青少年的性观念虽然开放,但性知识却十分薄弱。

女生20岁之前要掌握避孕常识:

●16岁前不宜用内服避孕药,避孕套是最佳选择。

●16岁以上的人群,最佳避孕方式是口服短效避孕药。

●在常规避孕失败时要采取紧急避孕措施进行补救,以免造成意外妊娠。

三、子宫

子宫(uterus)为厚壁的肌性器官,腔窄壁厚,分底部、体部、颈部三部分。体部和底部的子宫壁由外向内分为外膜、肌层和内膜(又称黏膜)(图19-9)。

(一)子宫壁的结构

1. 外膜(perimetrium)　底部和体部为浆膜,其余部分纤维膜。

2. 肌层(myometrium)　甚厚,由成束或成片的平滑肌纤维构成,肌束间以结缔组织分隔。肌层分层不明显,各层肌纤维互相交织,自内向外依次是:黏膜下层、中间层和浆膜下层。黏膜下层和浆膜下层主要为纵行平滑肌束,中间层较厚,分内环行的外纵行肌,其内穿行有大量血管。成年女性子宫平滑肌纤维长约50 μm,妊娠时,在卵巢激素的作用下,肌纤维显著增长,可长达500 μm,肌纤维可分裂增殖,结缔组织中未分化的间充质细胞也可分化为肌纤维,使肌层增厚。分娩后,肌纤维恢复正常大小,部分肌纤维凋亡。子宫平滑肌的收缩受激素的调节,其收缩活动有助于精子运行、经血排出和胎儿娩出。

3. 内膜(endometrium)　由单层柱状上皮和固有层构成。上皮与输卵管上皮结构相似,由分泌细胞和少量纤毛细胞组成。固有层较厚,由结缔组织构成,其内有大量的梭形或星状的基质细胞、子宫腺及血管。基质细胞分化程度较低,可合成和分泌胶原蛋白,并随子宫内膜的周期性变化而增殖与分化。子宫腺(uterine gland)是内膜表面的上皮向固有层内凹陷形成的许多管状腺,其末端近肌层处常有分支。

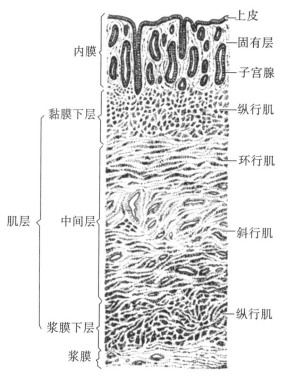

图 19-9　子宫壁

　　子宫内膜可分为功能层（functional layer）和基底层（basal layer）两层。功能层位于浅部,较厚,自青春期起在卵巢激素的作用下发生周期性剥脱和出血,形成月经;妊娠时,胚泡植入功能层并在其中生长发育。基底层较薄,位于内膜深部与肌层相邻,此层无周期性脱落变化,有修复内膜的功能。

　　子宫动脉的分支经外膜穿入子宫肌层,在中间层内形成弓形动脉。从弓形动脉发出许多放射状分支,垂直穿入内膜,在内膜与肌层交界处,每条小动脉发出一小而直的分支称基底动脉,分布于内膜基底层,它不受性激素的影响。小动脉主干从内膜基底层一直延伸至功能层浅部,呈螺旋状走行,称螺旋动脉。螺旋动脉在内膜浅部形成毛细血管网,毛细血管汇入小静脉,穿越肌层,汇合成子宫静脉。螺旋动脉对卵巢激素的作用很敏感(图 19-10)。

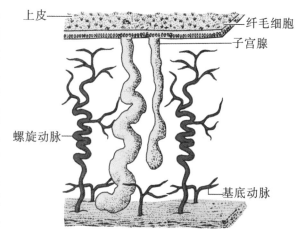

图 19-10　子宫内膜血管与腺（模式图）

（二）子宫内膜周期性变化

自青春期起，在卵巢分泌的雌激素和孕激素的周期性作用下，子宫底部和体部的功能层内膜出现周期性的膜剥、出血、修复和增生，称为月经周期（menstrual cycle）。通常情况下，1 个月经周期的时间 28 d，从月经第一天起至下次月经来前一天止计算为一个周期。根据子宫内膜在月经周期中的变化，将月经周期分为月经期、增生期和分泌期（图 19-11）。

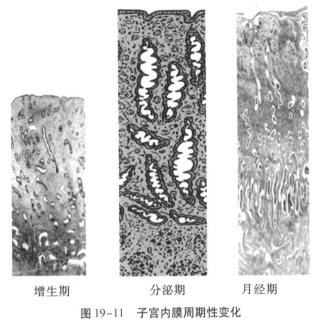

增生期　　　　　分泌期　　　　　月经期

图 19-11　子宫内膜周期性变化

1. 月经期　月经期（menstrual phase）为月经周期第 1~4 天。由于卵巢内的黄体退化，雌激素和孕激素分泌量骤然下降，子宫内膜功能层的螺旋动脉发生持续性收缩，导致内膜缺血，组织坏死。螺旋动脉在收缩之后，又突然短暂地扩张，使毛细血管破裂，大量血液溢入结缔组织，最终突破退变坏死的内膜表层，流入子宫腔，从阴道排出，形成月经。月经期的持续时间一般为 3~5 d，因个体而差异并受环境变化的影响。

在月经期末，功能层全部脱落，基底层的子宫腺细胞迅速分裂增生，向表面铺展，修复内膜上皮进入增生期。

2. 增生期（proliferative phase）　又称卵泡期（follicular phase），为月经周期的第 5~14 天，一般历时 8~10 d。此时期的卵巢内有若干卵泡生长，在卵泡分泌的雌激素作用下，上皮细胞与基质细胞不断分裂增生。增生早期，子宫腺数量少，短直而细。增生晚期（第 11~14 天），子宫内膜增厚至 2~3 mm，子宫腺增多，增长，腺腔增大，腺上皮细胞呈柱状，胞质内出现糖原；螺旋动脉也增长并弯曲。至增生期，卵巢内的成熟卵泡排卵，子宫内膜由增生期转入分泌期。

3. 分泌期（secretory phase）　又称黄体期（luteal phase）。此时卵巢已排卵，黄体形成。子宫内膜在黄体分泌的雌激素和孕激素，尤其是孕激素的作用下子宫内膜继续增厚至 5 mm。于分泌早期（排卵后 2 d），子宫腺极度弯曲，腺腔膨胀，充满腺细胞的分泌物，腺细胞核下区出现大量糖原聚积，细胞核则移至细胞顶部。随后，腺细胞核下区糖原渐转移至细胞顶部即核上区,并以顶浆分泌方式排入腺腔,腺腔内可见含糖原的嗜酸性分泌物。腺细胞分泌活动于周期第 21 天达高峰。腺细胞排泌后,细胞低矮,腺腔扩大呈锯齿状。此时期的固有层内组织液增多,内膜水肿,螺旋动脉增长并更弯曲,伸至内膜表层。于分泌晚期,基质细胞增生并分化形成两种细胞。一种为前蜕膜细胞(predecidual cell),细胞体积大而圆,胞质中含有糖原及脂滴;于妊娠期,前蜕膜细胞在妊娠黄体分泌的孕激素影响下,继续发育增大,成为蜕膜细胞。另一种细胞为内膜颗粒细胞,细胞体积较小,圆形,胞质内含有颗粒,细胞分泌松弛素。至分泌晚期,内膜可厚达 5 mm。卵若受精,内膜继续增厚;卵若未受精,卵巢内的月经黄体退变,孕激素和雌激素水平下降,内膜脱落又转入月经期。

子宫内膜周期性变化直接受卵巢的控制,卵巢的周期性活动受腺垂体的调节,而腺垂体又受下丘脑弓状核调控,血中高浓度的雌激素通过反馈而影响垂体和下丘脑的活动,所以说下丘脑-垂体-卵巢和子宫内膜之间的关系非常密切,并有下丘脑-垂体-卵巢-子宫轴之称谓(图 19-12)。

临床应用

子宫肌瘤

子宫肌瘤是女性生殖器官中最常见的一种良性肿瘤,也是人体中最常见的肿瘤之一,又称为纤维肌瘤、子宫纤维瘤。由于子宫肌瘤主要是由子宫平滑肌细胞增生而成,其中有少量纤维结缔组织作为一种支持组织而存在,故称为子宫平滑肌瘤较为确切。简称子宫肌瘤。

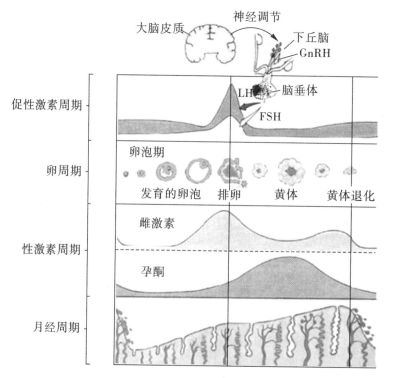

图 19-12　月经周期与性激素、脑垂体、下丘脑关系

四、阴道

阴道壁由黏膜、肌层和外膜组成。阴道黏膜形成许多横形皱襞,黏膜由上皮和固有层构成,黏膜突起形成许多环形皱襞。上皮为非角化型复层扁平上皮,较厚,一般情况下表层细胞虽含透明角质颗粒,但不出现角化。排卵前后,在雌激素作用下,上皮细胞中出现许多糖原。在月经周期增生晚期阴道上皮最厚。在子宫内膜分泌晚期雌激素水平下降时,阴道上皮细胞脱落明显,上皮变薄。临床可通过阴道上皮脱落细胞的涂片观察,了解卵巢内分泌功能状态。脱落细胞中除阴道上皮细胞外,还有子宫颈及子宫内膜的脱落细胞,故阴道涂片检查广泛用于临床检查生殖道的疾病,特别是发病率高的子宫颈癌。阴道上皮细胞脱落后,细胞内糖原被阴道内的乳酸杆菌分解为乳酸,使阴道分泌物保持酸性,有一定的抗菌作用。绝经后阴道黏膜萎缩,上皮变薄,脱落细胞少,阴道液 pH 值上升,细菌易繁殖而导致阴道炎。黏膜固有层的浅层是较致密的结缔组织,含有丰富的毛细血管和弹性纤维,深层有丰富的静脉丛。

阴道肌层为平滑肌,较薄弱,肌束呈螺旋状,交错成格子状排列,其间的结缔组织中弹性纤维较丰富。阴道肌层的这种结构特点使阴道壁易于扩大。阴道外口有骨骼肌构成的环行括约肌,称尿道阴道括约肌。外膜为富于弹性纤维的致密结缔组织。

五、乳腺

乳腺(mammary gland)于青春期开始发育,其结构随年龄和生理状况的变化而异。无分泌功能的乳腺,称静止期乳腺;妊娠期和授乳期的乳腺分泌乳汁,称活动期乳腺。

乳腺是实质性器官,外有结缔组织被膜。被膜结缔组织深入实质把乳腺分隔成15~25 个叶,每个叶又分为若干小叶,每个小叶是一个复管泡状腺。腺泡上皮为单层立方或柱状,在上皮细胞和基膜间有肌上皮细胞。导管包括小叶内导管、小叶间导管和总导管。小叶内导管多为单层柱状或立方上皮,小叶间导管为复层柱状上皮,总导管又称输乳管,开口于乳头,管壁为复层扁平上皮,与乳头表皮相连续。

静止期乳腺的特点:①腺组织少,仅见少量导管和萎缩状态的腺泡。②结缔组织多,有大量脂肪细胞(图 19-13)。

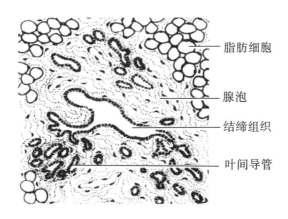

脂肪细胞

腺泡

结缔组织

叶间导管

图 19-13　静止期乳腺

活动期乳腺的特点:①腺体增多,由于雌激素和孕酮的作用,导管和腺泡迅速增多,腺泡增大,结缔组织和脂肪细胞减少。②腺细胞开始分泌,妊娠后期,在催乳素的作用下,腺细胞开始分泌,腺泡腔内出现初乳及初乳小体(巨噬细胞吞噬脂滴后称之)(图19-14)。

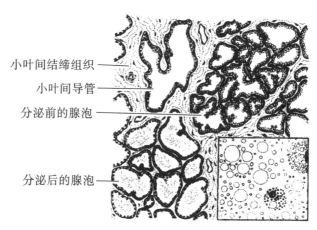

小叶间结缔组织

小叶间导管

分泌前的腺泡

分泌后的腺泡

图19-14　活动期乳腺

临床应用

乳腺癌

　　乳腺癌是发生在乳腺腺上皮组织的恶性肿瘤。乳腺癌中99%发生在女性,男性仅占1%。乳腺并不是维持人体生命活动的重要器官,原位乳腺癌并不致命;但由于乳腺癌细胞丧失了正常细胞的特性,细胞之间连接松散,容易脱落。癌细胞一旦脱落,游离的癌细胞可以随血液或淋巴液播散全身,形成转移,危及生命。

思考题

1.简述女性生殖系统的组成。

2.阐述各级卵泡的形态特点。

（黄河科技学院　裴岩岩）

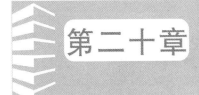

人体胚胎发育

第一节　人胚胎早期发生

　　人胚胎的发生和发育是从精子与卵的结合成为受精卵开始。从卵巢排出的卵,处于减数第二次分裂的中期,为次级卵母细胞,表面还包有放射冠和透明带。精子在睾丸生精小管内产生,需在附睾内继续发育成熟,逐渐获得运动能力,此过程经历2周左右的时间。射出的精子虽有运动能力,但尚无穿越卵周放射冠及透明带的能力,这是由于精子头部表面覆有一层来自精浆的糖蛋白,抑制顶体酶的释放。在女性生殖管道中,具有降解该糖蛋白的酶,精子从而获得使卵受精的能力,此过程称为获能(capacitation)。精子获能后即能发生顶体反应,释放出顶体酶。精子在女性生殖管道中可存活1~3 d,但受精能力多数情况下仅可维持1 d左右。

　　从受精时起计算胚胎龄为受精龄,胚胎发育历时266 d。但临床上受精常无明显标志,明显的末次月经来潮。临床上则以末次月经的第1天起计算胚胎龄,称为月经龄,历时280 d。胚胎发生发育可分为胚前期、胚期和胎儿期3个时期。胎儿从第26周至出生后第4周的新生儿发育阶段,称围生期。此时期母体与胎儿及新生儿的保健医学称围生医学,它是近年来兴起的一门应用性学科。加强围生期的医学研究,对维护母子的健康具有重大意义。

一、受精

　　受精(fertilization)是指精子和卵融合成为受精卵的过程。

　　1.受精的过程　包括精子和卵的识别和接触、精子穿越放射冠和透明带、次级卵母细胞完成减数第二次分裂及雌原核、雄原核融合形成受精卵。首先,获能的精子游向卵,并释放顶体酶,溶解放射冠及透明带,使精子穿过透明带与次级卵母细胞直接接触。随即,精子头侧的细胞膜与次级卵母细胞膜融合,精子的细胞核和细胞质即进入次级卵母细胞内。精子穿入后,立即引起透明带结构发生变化,称为透明带反应,从而阻止其他精子穿越透明带,防止多精受精。精子胞核进入后,次级卵母细胞迅速完成减数第二次分裂,此时精子和卵细胞的核分别称为雄原核和雌原核。两个原核逐渐在细胞中部靠拢,核膜消失,染色体混合,形成二倍体的受精卵(fertilized ovum),又称合子(ygote),受精过程完成(图20-1)。

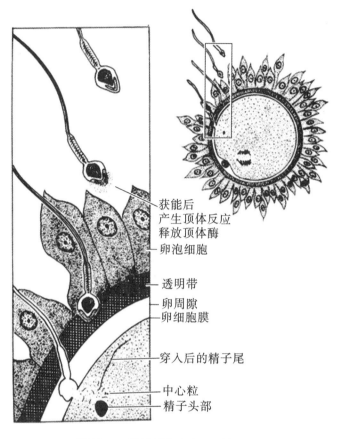

获能后
产生顶体反应
释放顶体酶
卵泡细胞

透明带
卵周隙
卵细胞膜

穿入后的精子尾

中心粒
精子头部

图20-1 精子顶体反应和受精过程

2.受精的结果与意义 受精使单倍体的精子和卵细胞结合形成二倍体的合子,合子继承了父母双方遗传物质,形成了新的染色体组合。按性染色体不同,精子分为两种类型,即带 X 染色体的精子和带 Y 染色体的精子。若带 X 染色体的精子与卵细胞结合,通常发育为女性;若带 Y 染色体的精子与卵细胞结合,通常发育为男性。受精后,原本相对静止的卵细胞转入旺盛的能量代谢与生化合成,受精卵开始进行细胞分裂及分化,启动了胚胎发育的进程,逐步形成新的个体。

3.受精的地点和条件 受精的地点一般在输卵管壶腹部(图20-2),受精时间约在排卵后12 h 以内。受精的条件为:①足够数量及发育成熟的精子与发育正常的卵;②生殖管道通畅,精子和卵适时相遇;③生殖管道内环境适宜。若黏堵输卵管,或采用避孕套、结扎输精管等措施阻止精卵相遇,可达到节育的目的。

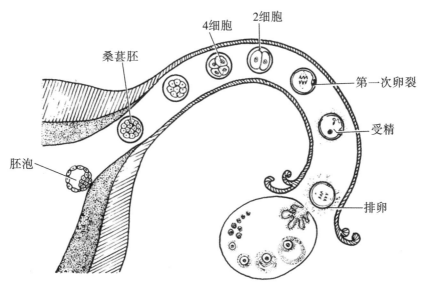

图 20-2　排卵、受精与卵裂过程

二、卵裂和胚泡形成

1. **卵裂**　卵裂(cleavage)是受精卵的有丝分裂过程,卵裂产生的细胞称卵裂球。受精卵进行卵裂的同时,逐渐向子宫方向移动。受精卵分裂至 12~16 个细胞时,成为一团实心的细胞,形似桑葚,称桑葚胚(morula)。此时卵裂球位于透明带内,细胞越分越小,细胞数虽增多,但总体积不增大。受精后约 72 h,桑葚胚进入子宫腔(图 20-3)。

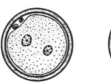

1.雌原核与雄原核形成　2.雌原核与雄原核靠近　3.二核融合开始卵裂

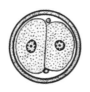 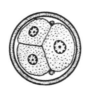

4.2细胞期　　　　5.4细胞期　　　　6.8细胞期

7.桑葚胚　　　　8.早期胚泡　　　　9.胚泡

图 20-3　卵裂和胚泡形成

2.胚泡形成 桑葚胚继续发育,细胞之间出现一些小的腔隙,然后融合成大腔,称胚泡腔。细胞则分成两部分,胚泡腔的一侧有一群细胞,称内细胞群(inner cell mass);其余细胞呈单层排列在胚泡腔四周,称滋养层(trophoblast)。此时,整个胚呈囊泡状,称胚泡(blastocyst)。当胚泡的形成时,由受精点输卵管壶腹部迁移到达了子宫腔。随着胚泡增大,透明带逐渐变薄,最后溶解消失。胚泡与子宫内膜相贴,开始植入。

三、植入

胚泡埋入子宫内膜的过程称为植入(implantation),又称着床(imbed)。植入约在受精后5~6 d开始,于11~12 d完成。

1.植入过程 植入时,内细胞群一侧的滋养层细胞迅速分裂,紧贴子宫内膜并分泌蛋白水解酶,溶解子宫内膜,形成一个缺口,胚泡由此陷入并逐渐被包埋于子宫内膜中。当胚泡完全埋入子宫内膜后,植入时形成的缺口由附近上皮细胞增殖修复(图20-4)。

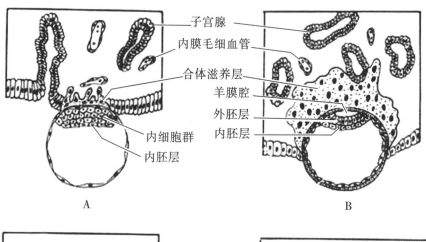

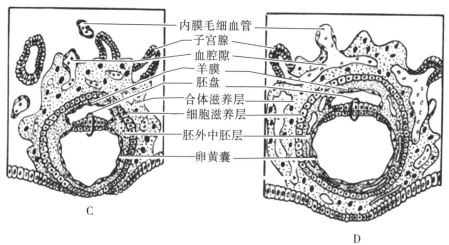

图20-4 胚泡植入过程
A.植入早期(第7天) B.第8天 C.植入后期(第9天) D.植入完成(第12天)

胚泡植入过程中,滋养层细胞迅速分裂增生,部分细胞互相融合,细胞之间界限消失,称为合体滋养层,位于滋养层的外表;另一部分细胞仍保持明显的细胞界限,排成单层,称细胞滋养层,位于滋养层的内侧。细胞滋养层细胞具有分裂能力,可不断形成新的细胞加入合体滋养层。

2. 植入的部位 胚泡通常在子宫底部或体部植入。如果在邻近子宫颈处植入,将形成前置胎盘,可导致胎儿娩出困难及胎盘早期剥离。若在子宫以外的部分植入,称宫外孕。宫外孕常发生在输卵管,偶见于肠系膜、卵巢等处。宫外孕的胚胎不能正常发育,并可引起植入处血管破裂而发生大出血。

3. 植入后子宫内膜的变化 胚泡植入后,子宫内膜进一步增厚,血液供应更丰富,腺体分泌更旺盛,基质细胞肥大,胞质中糖原增多,称为蜕膜反应。此时的子宫内膜称为蜕膜(decidua)。蜕膜分三部分:位于胚与子宫肌层者称基蜕膜;覆盖于胚表面者称包蜕膜;其余部分称壁蜕膜。包蜕膜与壁蜕膜之间为子宫腔(图 20-5)。包蜕膜随胚胎的长大渐向壁蜕膜靠近,至第 3 个月末与壁蜕膜相贴,子宫腔消失。

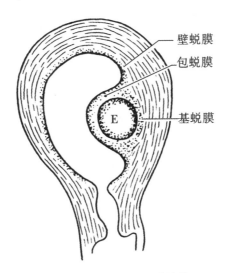

图 20-5　胚胎与子宫蜕膜的关系

四、胚层的形成

受精后第 2 周至第 8 周的变化包括二胚层胚盘和三胚层的形成、胚层的分化以及胚体的形成。

(一)二胚层胚盘的形成

1. 内细胞群的分化 胚泡植入过程中,内细胞群的细胞增殖分化,逐渐形成圆盘状胚盘(embryonic disc)。胚盘是人体发生的原基,它由两个胚层组成,又称二胚层胚盘。邻近滋养层的一层柱状细胞为上胚层(epiblast),靠近胚泡腔侧的一层立方形细胞为下胚层(hypoblast),两个胚层紧贴,中间隔以基膜。随后,在上胚层与滋养层之间出现一个腔隙即羊膜腔,腔内液体为羊水,上胚层构成羊膜腔的底,羊膜腔的其他部分是由滋养层细胞增殖分化而来的一层扁平的羊膜上皮。下胚层的周缘细胞向腹侧生长延伸形成由单层扁平上皮细胞围成的另一个囊,即卵黄囊,下胚层构成卵黄囊的顶。

2.滋养层的分化　细胞滋养层向内增生,形成一些星形细胞,充满于胚泡腔内,称胚外中胚层,此时胚泡腔消失。随后,在胚外中胚层中出现一些小的腔隙,并逐渐融合为一个大腔,称胚外体腔。胚外体腔将胚外中胚层分成两部分,一部分衬在滋养层内面和羊膜上皮外表面,称胚外中胚层壁层;一部分覆盖在卵黄囊外表面的称胚外中胚层脏层。此时,滋养层由原来的一层已变成三层,从外向内依次为合体滋养层、细胞滋养层和胚外中胚层壁层,改称为绒毛膜。绒毛膜表面向子宫内膜伸入,形成许多不规则的突起,称为绒毛。绒毛膜从子宫内膜摄取营养,供应胚胎发育。随着胚外体腔的扩大,绒毛膜与胚盘和其背腹两侧的羊膜腔、卵黄囊之间仅有少部分的胚外中胚层存在,这部分胚外中胚层呈蒂状,称为体蒂(body stalk)。体蒂是联系胚体和绒毛膜的唯一系带,将发育为脐带的主要成分(图20-6)。

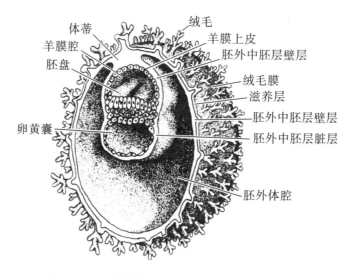

图20-6　胚盘及羊膜腔、卵黄囊和胚外体腔的形成

(二)三胚层的形成

1.原条　胚发育至第3周初,上胚层细胞迅速增殖并不断向胚盘一端中轴处迁移,形成一条增厚的细胞索,称原条(primitive streak)。原条的部位即为胚体的中轴和尾部,从此胚可区分出头、尾两端与左、右两侧。原条的头端膨大,为原结(primitive node),原结的中心出现浅凹,称原凹(primitive pit)(图20-7)。

2.中胚层的形成　原条的细胞向深部增生内陷,在上、下胚层之间向左、右两侧及头侧迁移扩展,形成一层细胞,称胚内中胚层,即中胚层(mesoderm)(图20-8)。中胚层在胚盘的边缘与胚外中胚层衔接。原结细胞也陷向深面,并在上、下胚层之间向头端伸展,形成一条细胞索,称为脊索(notochord)(图20-8)。在脊索前方有一块狭小区域,该处无中胚层,称口咽膜;同样在尾侧也有一小块区域没有中胚层,称泄殖腔膜(图20-8)。

原条的一部分细胞进入下胚层,并逐渐置换了全部下胚层的细胞,形成一层新的细胞称内胚层(endoderm),内胚层构成卵黄囊的顶,卵黄囊上皮向体蒂内伸出一盲囊,称为尿囊。在内胚层和中胚层出现以后,原上胚层改称为外胚层(ectoderm)。至此,胚盘由上下两胚层发育为内中外三胚层,三胚层形成,三个胚层均起源于上胚层。

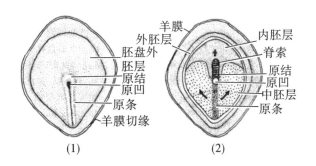

(1)   (2)

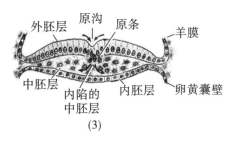

(3)

图20-7　第16天的胚盘图示原条、中胚层和脊索的形成

(1)胚盘背面观　(2)切除外胚层,示中胚层和脊索　(3)通过原条的胚盘横切,示中胚层形成

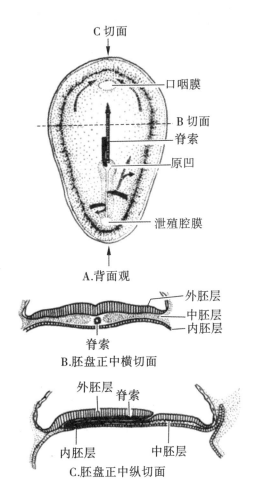

A.背面观

B.胚盘正中横切面

C.胚盘正中纵切面

图20-8　第18天人胚,示中胚层及脊索的形成

五、三胚层分化

1.**外胚层分化** 第3周末,外胚层中轴细胞在脊索的诱导下,增厚形成神经板。神经板中央下陷形成神经沟,两侧隆起形成神经褶。随着神经沟的深陷,两侧神经褶首先在中段逐渐靠拢互相融合,并不断向头尾延展,在头尾两端曾有一开口分别称前神经孔和后神经孔,最后形成一条密闭、中空的神经管(图20-9,20-10)。当神经沟闭合时,沟缘一部分细胞与神经管脱离,在神经管背侧形成两条纵行的细胞索,称神经嵴。神经管头端较膨大,将来形成脑部;尾端将来形成脊髓。如果前神经孔和后神经孔未闭,将会分别导致无脑畸形和脊髓裂。神经嵴分化为周围神经系统及肾上腺髓质等结构(图20-11)。位于胚体外表的外胚层,分化为表皮及皮肤附属器、牙釉质、角膜上皮、外耳道上皮等(图20-12)。

2.**中胚层分化** 中胚层形成后,在脊索两侧由内向外依次分化为轴旁中胚层、间介中胚层和侧中胚层,其余散在的中胚层细胞称为间充质。

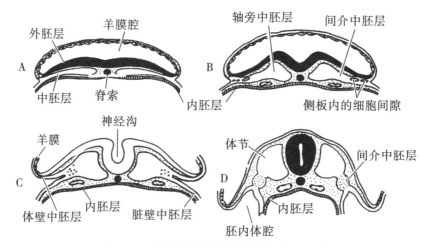

图 20-9　中胚层的早期分化及神经管的形成

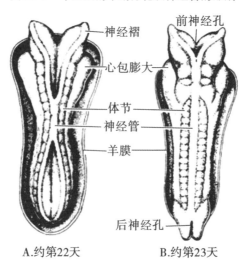

A.约第22天　　B.约第23天

图 20-10　神经管形成立体模式

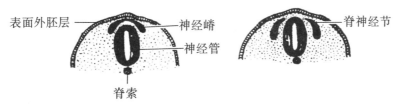

图 20-11　神经嵴的早期演变

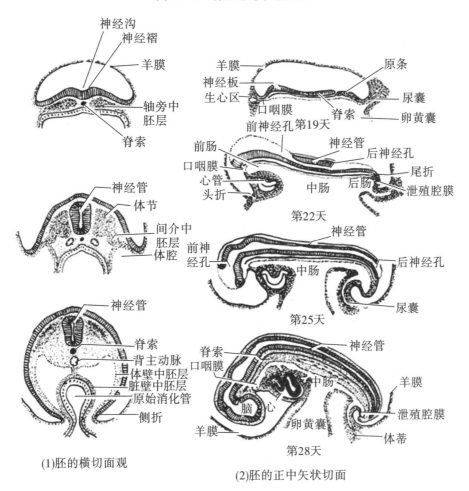

(1)胚的横切面观　　(2)胚的正中矢状切面

图 20-12　胚体形成和胚层的分化

　　轴旁中胚层由紧邻脊索增殖较快的中胚层细胞形成纵列的细胞索,很快横裂为左右成对的块状细胞团,称体节。体节由颈部向尾侧依次形成,从第 20 天开始,每天形成 3 对,共 42~44 对;分化为背部的真皮、中轴骨骼及骨骼肌。间介中胚层位于轴旁中胚层外侧,为一狭窄的细胞索,它是泌尿生殖系统主要器官的发生原基。侧中胚层位于最外侧,其间出现腔隙,为胚内体腔,与外胚层毗邻的侧中胚层部分为体壁中胚层,与内胚层毗邻的侧中胚层部分为脏壁中胚层。胚内体腔将来形成心包腔、胸膜腔和腹膜腔。体壁中胚层将主要形成胸腹部和四肢的真皮、骨及骨骼肌等,脏壁中胚层将主要形成心、消化呼吸系统器官的上皮外成分。间充质进一步分化为结缔组织等。

　　3.内胚层分化　内胚层原为平板状,随着胚体卷褶成为长圆筒形结构,称为原始消化管。原始消化管头端起自口咽膜,中部与卵黄囊相连,尾部止于泄殖腔膜。原始消化管分化为咽及其下消化呼吸系统器管的上皮等。

六、胚体形成

第2周时,胚体为圆盘形,继而不断伸长变成头端宽尾端窄的倒梨形。伴随三胚层的分化,由于胚各部分生长速度不同,胚盘边缘向腹侧卷折形成头褶、尾褶和左右侧褶。

头褶的形成使胚胎头侧的口咽膜逐渐移向腹侧,尾褶的形成则使原来位于尾侧的体蒂和泄殖腔膜也逐渐移向腹侧。侧褶的形成使原来扁平的胚成为圆柱状,并弯曲如弓。随着胚体的发育,胚体腹侧的四个卷褶越来越靠近,最终在腹中部形成一条圆索状的结构,为脐带(图20-13)。伴随胚体外形的建立,眼、耳、鼻和肢芽等结构的发生与发育(图20-14,20-15),至第8周末初具人形,各器官原基形成,胚胎颜面亦初具人貌(图20-16)。

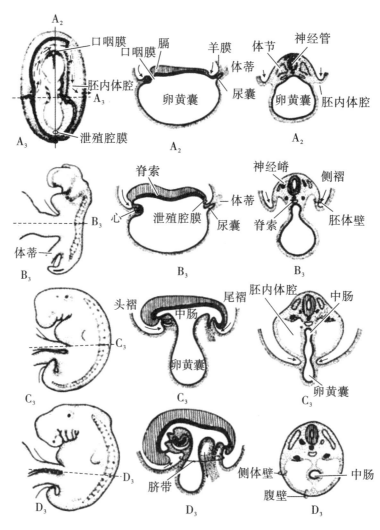

图20-13 胚体外形的形成

A_1 约第20天人胚背面观;B_1 约第23天人胚侧面观;C_1 约第26天人胚侧面观;

D_1 约第28天人胚侧面观;$A_2 \sim D_2$ 为 $A_1 \sim D_1$ 纵断面;$A_3 \sim D_3$ 为 $A_1 \sim D_1$ 相应横断面

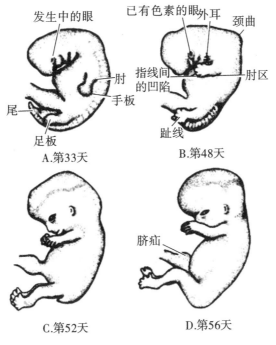

图 20-14　第 5～8 周人胚外形

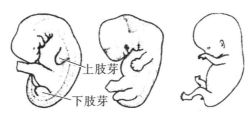

图 20-15　肢体的发生

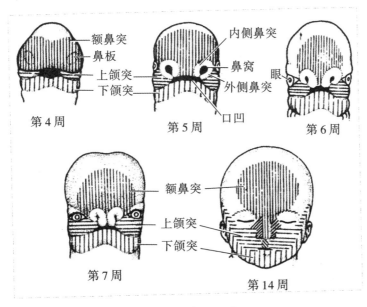

图 20-16　颜面形成

七、胎膜与胎盘

胎膜和胎盘是对胎儿起保护、进行物质交换等作用的附属结构,它们并不发育成胚体本身的主体结构,但对胚胎发育具有重要意义。

(一)胎膜

胎膜(fetal membrane)包括卵黄囊、尿囊、脐带、羊膜和绒毛膜(图20-17)。

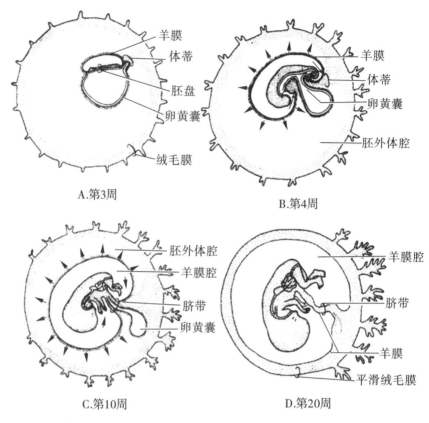

图 20-17　胎膜的演变

1.卵黄囊　卵黄囊(yolk sac)与内胚层相连,由卵黄囊上皮和胚外中胚层组成。人胚第3周,卵黄囊壁的胚外中胚层出现血岛,血岛是胚胎最早造血场所,造血干细胞也起源于此。卵黄囊上皮将发育为原始生殖细胞。第4周,内胚层卷入原始消化管,卵黄囊缩窄并借卵黄蒂与中肠相通。约在胚胎第5周,卵黄蒂逐渐缩窄,最后退化消失;卵黄囊逐渐与原始消化管断离,并退化,成为一个直径不到5 mm的小泡,残存于脐带与胎盘附着处。

2.尿囊　尿囊(allantois)为卵黄囊尾侧向体蒂内伸出的一个盲管,尿囊壁的胚外中胚层形成一对尿囊动脉和静脉。随着胚体形成,尿囊被卷入脐带,尿囊动脉及静脉演变为一对脐动脉和一根脐静脉。原始消化管尾段演化出膀胱时,尿囊成为从膀胱顶部至脐内的一条细管,称脐尿管。脐尿管闭锁,成为脐中韧带。

3.脐带　随着胚头、尾褶及侧褶的包卷、羊膜腔的不断扩大,羊膜把体蒂、尿囊、卵黄蒂等包绕形成一圆柱形的脐带(umbilical cord)。胎儿出生时,脐带长 40~60 cm,起自胎儿的脐部,止于胎盘。脐带内脐动脉及脐静脉扭曲盘绕,成为胎儿与胎盘之间的血流要道。脐带过短,分娩时会造成胎盘早期剥离;脐带过长,易缠绕胎儿颈部或肢体,影响胎儿发育,甚至可造成新生儿窒息等危险。

4.羊膜 为半透明无血管的薄膜,由羊膜上皮及胚外中胚层组成。羊膜(amniotic membrane)最初附着在胚盘的边缘,以后随着胚体形成,附于脐周并覆盖于脐带表面。由于羊膜腔不断扩大,使羊膜与绒毛膜相贴,胚外体腔消失。羊膜腔内充满羊水,羊水来自羊膜上皮的分泌及胚体的排泄物(主要为尿液)。羊水不断被羊膜上皮吸收以及胎儿吞饮,故不断更新。

分娩时,羊水量一般为 1 000~1 500 mL。如少于 500 mL,为羊水过少;多于 2 000 mL,为羊水过多。羊水可使胎儿有一个适宜的发育环境,并免受压迫和震荡,防止胚体与羊膜之间的粘连。在分娩时,羊水可帮助扩张子宫颈口及冲洗、润滑产道。在妊娠 4~5 个月时,穿刺抽取羊水进行细胞遗传学检查或测定羊水中某些物质的含量,可早期诊断某些先天性畸形及遗传性疾病,这是产前诊断的一种主要手段。

5.绒毛膜 为受精卵形成的最表面部分,直接与子宫蜕膜接触,由合体滋养层、细胞滋养层和胚外中胚层组成。绒毛膜(chorion)表面有多分支的突起,主分支称为绒毛干,末梢分支称为绒毛。第 2 周的绒毛干仅有合体滋养层和细胞滋养层,称初级绒毛干。第 3 周,胚外中胚层伸入绒毛干轴心,称次级绒毛干。到第 3 周末,绒毛干中轴的胚外中胚层分化出结缔组织和血管,称三级绒毛干。绒毛干末端的细胞滋养层增殖并穿出细胞滋养层伸至蜕膜组织,将绒毛干固着于蜕膜上。这些穿出的滋养层细胞在蜕膜表面扩展,形成一层细胞滋养层壳,使绒毛膜与子宫蜕膜牢固相连(图 20-18)。

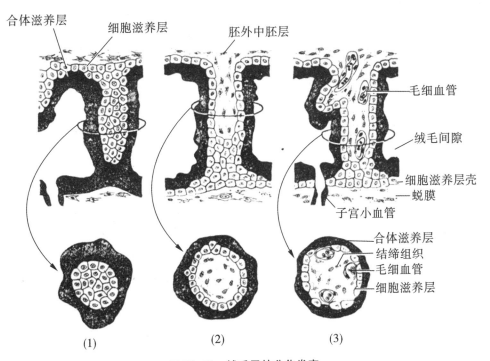

图 20-18 绒毛干的分化发育

(1)初级绒毛干 (2)次级绒毛干 (3)三级绒毛干
上排为绒毛干的纵切面;下排为绒毛干的横切面

胚胎早期,整个绒毛膜表面的绒毛发育均匀。以后,由于与包蜕膜相贴的绒毛膜供血不足,绒毛逐渐退化,这部分绒毛膜表面光滑,称平滑绒毛膜;基蜕膜处的绒毛膜血供充分,绒毛生长茂密,称丛密绒毛膜。随着胚胎发育,平滑绒毛膜比邻的包蜕膜与壁蜕膜逐渐靠近并融合使子宫腔消失,羊膜、平滑绒毛膜、包蜕膜与壁蜕膜构成衣胞的薄膜部分,丛密绒毛膜与基蜕膜将构成胎盘(图20-19,图20-20)。

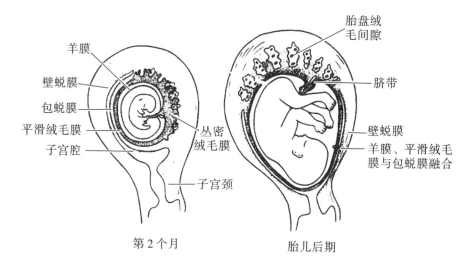

图20-19　胎膜、蜕膜与胎盘(模式图)

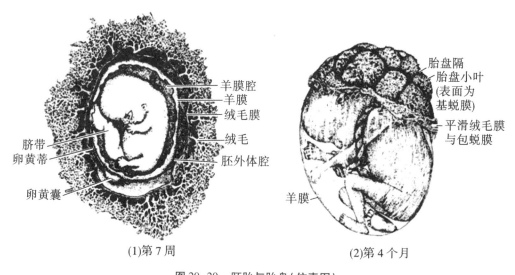

图20-20　胚胎与胎盘(仿真图)

在绒毛膜的发生发育中,绒毛干轴心的血管互相连接并与胚体血管接通。若血管未接通,胚胎可因缺乏营养而不能正常发育或死亡。若滋养层细胞过度增生,绒毛内结缔组织变性水肿,绒毛呈水泡状膨大,称葡萄胎。若滋养层细胞发生癌变,则为绒毛膜上皮癌。

(二)胎盘

足月娩出的胎盘(placenta)呈圆盘状,直径15~20 cm,厚2~3 cm,重约500 g。胎盘中央较厚,边缘较薄。胎盘与子宫壁相连的一面为胎盘母体面,与胎儿相对的面为胎盘胎儿面。胎盘母体面粗糙不平,由 15～20 个胎盘小叶构成;胎盘胎儿面光滑平整,中央处有脐带附着,表面有羊膜覆盖。

1.胎盘的结构　胎盘由胎儿的丛密绒毛膜和母体的基蜕膜共同组成。每个胎盘小叶由 2～4 个绒毛干及其分支组成。绒毛干的分支呈树枝状,可深入基蜕膜。绒毛干之间的空隙是合体滋养层细胞溶解邻近蜕膜组织所形成的间隙,称绒毛间隙。子宫基蜕膜内螺旋动脉血液流入间隙内,呈游离状的大量绒毛浸浴于母血之中。绒毛内有丰富的毛细血管,它们与脐动、静脉相连。绒毛的表面积很大,总面积高达 11 m^2,有利于胎儿血与母体血之间进行物质交换。各胎盘小叶之间有蜕膜组织形成不完全的隔,称为胎盘隔(图 20-21)。

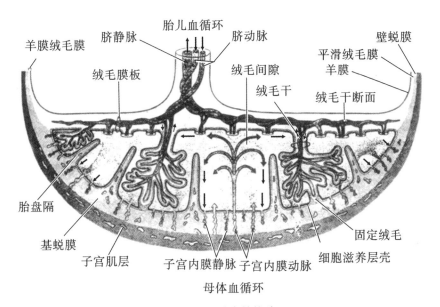

图 20-21　胎盘的构造

2.胎盘血液循环与胎盘膜　胎盘内有母体和胎儿两套血液循环,两者的血液互不相混。母体的动脉血从子宫螺旋动脉流入绒毛间隙,在此与绒毛毛细血管内的胎儿血进行物质交换,再经子宫静脉回到母体。胎儿含有代谢产物及二氧化碳的血经脐动脉及其分支流入绒毛内毛细血管,与绒毛间隙内母体血进行物质交换后,成为富含营养物质及氧的血经脐静脉流回胎儿体内。

上述两套血液循环之间,通过一层极薄的结构进行物质交换,这层结构称为胎盘膜(placental membrane),又称胎盘屏障(placental barrier)。胎盘膜的组成依次为:合体滋养层、细胞滋养层及其基膜、绒毛内结缔组织、绒毛内毛细血管的内皮及其基膜。妊娠第 4 个月后,细胞滋养层逐渐减少,毛细血管扩大,内皮与滋养层紧密相贴,致使胎盘膜越来越薄。至妊娠末期,细胞滋养层大多退化消失,合体滋养层也明显变薄,内皮与滋养层之间的结缔组织大部分消失。因此,胎盘膜仅由合体滋养层、毛细血管内皮和两者之间的基膜构成,厚度一般不到 2 μm,物质交换的通透性大大增加。

3.胎盘的功能

（1）物质交换：妊娠期间，胎儿生长发育所需要的氧和营养物质等从母体获得，而代谢产物需要通过母体及时排出体外，这一过程是通过胎盘物质交换功能来实现的。一般认为，气体、水和电解质的交换是通过简单扩散的方式进行；氨基酸和水溶性维生素由主动转运的方式进行；蛋白质分子则以胞饮和胞吐的方式通过胎盘膜。

大多数药物能通过胎盘膜进入胎儿体内，故妊娠期间要谨慎用药，不可使用能引起胎儿不良后果的药物。

胎盘对胎儿有重要的保护作用，许多细菌及其他致病微生物不能通过胎盘膜。但这种防御保护作用并不完善，有些细菌和其他病原微生物，特别是病毒，如风疹病毒、巨细胞病毒可穿过胎盘膜而感染胎儿，从而导致胎儿畸形。

（2）内分泌功能：胎盘合体滋养层可分泌多种激素，对于妊娠的正常进行和胎儿的生长发育都发挥着不可替代的重要作用。胎盘分泌的激素有：①人绒毛膜促性腺激素（HCG），是一种糖蛋白激素，受精后第2周便可出现在母体血液中，以后逐渐增多，第8周达高峰。之后，HCG水平逐渐下降，第20周时降至最低，直至分娩。HCG的功能复杂，在妊娠初期具有黄体生成素和卵泡刺激素的作用，能促进黄体的发育，以维持妊娠。临床上可通过检查早期尿中有无HCG来确定是否妊娠。②人胎盘催乳素，妊娠第2个月开始分泌，第8个月达高峰。一方面作用于母体，促进乳腺发育和分泌活动；另一方面作用于胎儿，促进胎儿的代谢和生长发育。③孕激素和雌激素，妊娠第4个月开始分泌，以后逐渐增多。母体的卵巢黄体退化后，胎盘的这两种激素起着维持妊娠继续的作用。

八、双胎、多胎和联体双胎

1. 双胎　又称孪生，发生率占新生儿的1%。双胎有以下两种：

（1）双卵孪生：又称异卵双胎，一次排出两个卵，分别受精后发育而成。双卵孪生（dizygotic twins）遗传性状、性别及生理特征如同一般兄弟姐妹，每个胚胎各自有自己的胎膜和胎盘（图20-22）。

（2）单卵孪生：又称同卵双胎，由一个受精卵发育为两个胚胎。此种孪生儿遗传性状完全一致，性别一致，且相貌和生理特征也极为相似，血型及组织相容性抗原均相同，其组织器官可相互移植而不被排斥。单卵孪生（monozygotic twins）的成因可分为3种情况（图20-22）。

2. 多胎　一次娩出两个以上的新生儿称多胎，成因可为单卵性、多卵性或混合性。多胎发生率低，如3胞胎约万分之一，4胞胎约百万分之一。

3. 联体双胎　在单卵孪生中，当一个胚盘出现两个原条并分别发育为两个胚胎时，若胚胎分离不完全，发生局部相连，称为联体双胎（conjoined twins）。有头联双胎、颜面联双胎、胸联双胎、胸腹联双胎、腹联双胎、臀联双胎等。两胎儿的内脏器官可以各自一套或某些器官共有，如共有一个心脏或一个肝脏。另外，联体双胎中可发生罕见的胎内胎。两个胚胎大小不一样，较小的胚胎常发育不完全，有的可寄生在一个大的发育正常的孪生儿体内，故又称寄生胎。

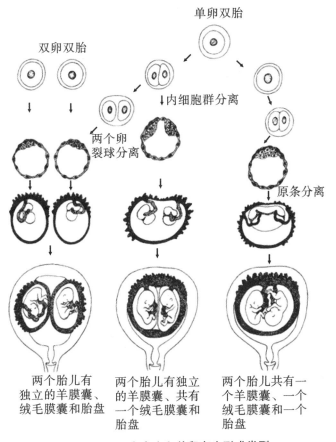

单卵双胎

双卵双胎

↓内细胞群分离

两个卵
裂球分离

原条分离

两个胎儿有
独立的羊膜囊、
绒毛膜囊和胎盘

两个胎儿有独立
的羊膜囊、共有
一个绒毛膜囊和
胎盘

两个胎儿共有一
个羊膜囊、一个
绒毛膜囊和一个
胎盘

图 20-22　双卵孪生和单卵孪生形成类型

九、先天性畸形

先天性畸形(congenital malformation)是胚胎发生过程中出现的组织器官形态结构异常。胎儿畸形是死胎、流产和早产的主要原因。随着现代工业的发展和环境污染的加重,先天性畸形发生率逐渐上升。

(一)致畸的原因

随着分子胚胎学、医学遗传学和实验病理学的发展及生物医学技术的应用,目前对于胎儿致畸因素的研究和认识取得了重大的进展。引起先天性畸形的原因通常包括遗传因素、环境因素以及两者的相互作用。

1.遗传因素　某些畸形有着明显的家族性,并可多代相传。遗传因素包括基因突变和染色体畸变。

(1)基因突变:在体内外各种生物和理化因素的影响下,基因可发生突变。这种突变可发生在常染色体或性染色体上。如果基因突变发生于生殖细胞内,则能通过遗传方式传给后代,如多指(趾)、并指(趾)、多发性肠息肉、睾丸女性化综合征等。

(2)染色体畸变:包括染色体数目异常和结构异常。染色体数目增多引起的畸形如先天愚型,即唐氏综合征(47,XX/XY,+21)、先天性睾丸发育不全综合征,即

Klinefelte 综合征(47,XXY)。染色体数目减少引起的畸形如先天性卵巢发育不全,即 Turner 综合征(45,X)。染色体结构异常,是指染色体断裂、缺失、易位、重复、倒位等。如 5 号染色体短臂末端断裂缺失(5p—)形成猫叫综合征。

2.环境因素　引起先天性畸形的环境因素称致畸因子。从男女生殖细胞结合开始至胚胎在子宫内膜中植入以及在发育过程中均易受各种环境因素影响而导致畸形的发生。引起畸形的环境因素可分生物、化学和物理因素三种。

(1)生物致畸因子:一些病原微生物的感染,特别是病毒感染可通过胎盘膜直接影响胚胎的正常发育,如风疹病毒、巨细胞病毒等。另外,弓形体、梅毒螺旋体等都对胚胎有一定的致畸作用。

(2)化学致畸因子:工业三废、食品添加剂和污染物中许多化学物质,既有致癌作用又有致畸效应。如工业废物中的汞、铅、多环芳香碳氢化合物、亚硝基化合物、烷基化合物等均有一定的致畸作用。

临床调查和动物实验资料表明,某些药物有一定的致畸胎作用。现已确定的致畸药物及致畸类型有多种(表20-1)。

表 20-1　致畸药物及致畸类型

药物类别	药物名称	致畸类型
抗生素	四环素、卡那霉素	釉质发育不良、听力异常
性激素	黄体酮、睾酮	外生殖器畸形
镇静药	氯丙嗪、沙利度胺、地西泮	无肢、短肢、唇裂
抗癫痫药	苯妥英钠	腭裂、心脏畸形
抗肿瘤药	环磷酰胺、氮芥、氨甲喋呤	无脑、脑膜膨出、骨骼发育异常、泌尿道畸形

(3)物理致畸因子:常见的有各种射线、高温、严寒、噪声、微波、机械损伤等。放射线能致胎儿小头畸形、脊柱裂、智力低下等,尤其妊娠 3 个月以内最为敏感。

3.环境因素与遗传因素的相互作用　在畸形发生中,环境因素与遗传因素的相互作用是非常明显的。一方面环境致畸因素可引起胚胎染色体畸变和基因突变;另一方面胚胎的遗传背景决定着胚胎对致畸因素的敏感度。病因学调查资料表明,在同一地区风疹大流行时,同期怀孕妇女生下的婴儿有的出现畸形,有的却完全正常。

(二)致畸的敏感期

胚胎发育的不同阶段,受到环境影响时,不仅影响先天性畸形的发生率,而且也决定着发生何种畸形。在两胚层之前,胚体细胞保持着多向分化潜能,有很大的可塑性。如果此时致畸因子剂量大或作用强,胚胎常发生死亡吸收;如果致畸因子剂量小或作用弱,则引起部分细胞死亡,其余存活的细胞能完全代偿,可不出现畸形。胚胎发育第 3~8 周是细胞分化和器官发生的关键阶段,此时受致畸因子影响,最易造成各种畸形,故此期称为致畸敏感期。第 9 周以后,胎儿生长发育快,各器官进行组织及功能的分化,受致畸因子影响较小,一般不出现器官形态畸形。由于不同器官在胚胎发育各阶段的发育状态不同,故对致畸因子敏感性不同(图20-23)。

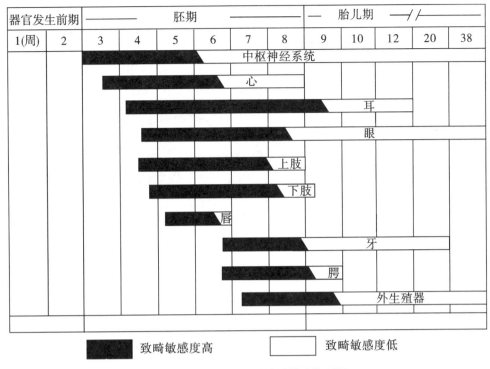

图 20-23　人胚器官的致畸敏感期(周)

(三)先天性畸形的防治

先天性畸形在儿童疾病中占有较大比例,为了优生优育,探索畸形发生的原因,切实做好先天性畸形的防治工作是一个重要的环节。医学遗传学、实验胚胎学和优生学的发展,不仅能使我们更好地了解先天性畸形发生的原因,而且通过产前诊断等有效措施可防止畸形儿的出生。在妊娠期间要避免接触各种环境致畸因素,适时进行妊娠监护。对有遗传性疾病家族史的夫妇要进行产前检查,尽早发现畸形胚胎,以便采取相应对策。

第二节　消化系统和呼吸系统的发生

消化系统和呼吸系统大多数器官的上皮和腺体由原始消化管内胚层演变而来,而这些器官的结缔组织和肌组织则来自脏壁中胚层。甲状腺、甲状旁腺、胸腺等器官虽不属于消化系统,但其原基也来自原始消化管,因此,将其纳入本节。

一、原始消化管的形成和分化

人胚第3~4周时,三胚层胚盘的周边向腹侧卷折形成头、尾和侧褶,头、尾和侧褶在脐部汇集使胚体成圆柱状。圆柱状胚体形成中,内胚层被卷入胚体内形成原始消化管(primitive gut),卵黄囊缩窄。以卵黄囊为界,将原始消化管从头至尾分为前肠

（foregut）、中肠（midgut）和后肠（hindgut），中肠与卵黄囊相连。前肠的头端膨大形成原始咽，与口凹相对处被口咽膜封闭；后肠的末端膨大形成泄殖腔，其腹侧与肛凹相对处有泄殖腔膜封闭。随着胚胎的发育，前肠将分化为咽、食管、胃、十二指肠的上段，肝、胆和胰，喉及其以下的呼吸系统；中肠将分化为从十二指肠中段至横结肠右2/3部分；后肠将分化为从横结肠左1/3部至肛管上段（图20-24）。

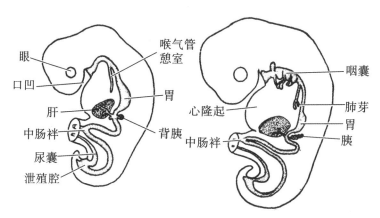

图20-24　原始消化管的早期演变

二、原始咽的分化及咽的发生

原始咽起至口咽膜，呈左右较宽、背腹扁、头宽尾窄的漏斗状，口咽膜于第4周破裂，原始咽与原始口腔和原始鼻腔相通。在原始咽的侧面有五对囊状突起称咽囊。分别与其外侧的鳃沟相对。

1. 甲状腺的发生　甲状腺起源于内胚层，是发生较早的内分泌腺。第4周初，在原始咽底壁正中线处，相当于第1对咽囊的平面，上皮细胞增生，向间充质内下陷，形成一伸向尾侧的盲管，即甲状腺原基，称甲状舌管（thyroglossal duct）。此管沿颈部正中线向下伸长，末端向两侧膨大，形成左右甲状腺侧叶，中间部成为狭部。第7周时，甲状舌管的上段逐渐消失，在起始段的开口处残留一浅凹，形成舌盲孔（foramen caecum）（图20-25）。如上段退化不全，则可形成囊肿。到第7周时，甲状腺抵达其成体位置。至胚胎第11周时，甲状腺滤泡形成，不久开始分泌甲状腺素。甲状腺素对胎儿的神经系统和骨骼的生长发育有非常重要的作用。

2. 咽囊演化　随着胚胎的发育，咽囊演化如下（图20-25）。

（1）第1对咽囊：内侧份伸长演化为咽鼓管，外侧份膨大分化形成中耳鼓室，第1鳃膜分化为鼓膜，第1鳃沟形成外耳道。

（2）第2对咽囊：外侧份大部分退化，内侧份形成腭扁桃体上皮和隐窝。

（3）第3对咽囊：分背、腹两部分。背侧份的细胞下移至甲状腺背侧，分化成下一对甲状旁腺。腹侧份细胞及与其相对的鳃沟外胚层上皮增生，形成左右两条细胞索，向胚体尾端增长，末端抵达胸腔，末端增生变大，左、右在胸骨后方合并，形成胸腺的原基。原基中来自内胚层的细胞分化为胸腺上皮细胞，来源于造血器官的淋巴干细胞分化为胸腺细胞，原基周围的间充质分化为胸腺的间质。其余部分则逐渐退化，如退化不全,残存的细胞可形成副胸腺。

(4)第4对咽囊:也分背、腹两部分。背侧份细胞增生迁移至甲状腺背侧上方,分化成上一对甲状旁腺,腹侧份退化消失。

(5)第5对咽囊:很小,发育为一细胞团,称后鳃体(ultimobranchial body)。后鳃体的部分细胞迁入甲状腺原基,分化为滤泡旁细胞。也有学者认为,滤泡旁细胞来自神经嵴,并非来自后鳃体的内胚层细胞。

3.原始咽的其余部分 形成咽,尾端与食管相通。

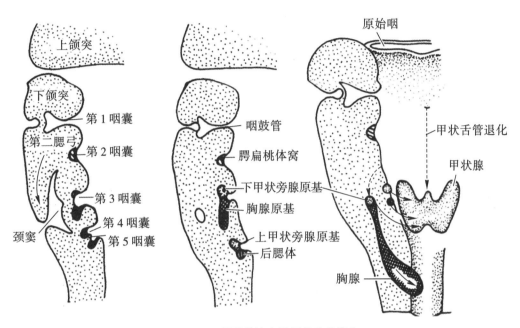

图20-25 咽囊的演变及甲状腺的发生

三、食管和胃的发生

食管是由原始咽尾侧的一段前肠分化而来。第5周时,食管还很短,后随颈和胸部器官的发育而延长。食管内腔面上皮最初为单层,后来变为复层,使管腔变的狭窄,甚至一度闭锁;至第8周,过度增生的上皮退化,食管腔重新出现。食管上皮周围的间充质分化为食管壁的结缔组织和肌组织。

胃原基在第4周出现,最初为前肠尾部的一个梭形膨大,位于原始横隔的下方,以腹、背系膜与体壁相连。第5周时,胃逐渐膨大伸长,背侧缘生长较快,形成胃大弯;腹侧缘生长较慢,形成胃小弯。第7~8周时,胃大弯头端向上膨出,形成胃底。当胃背系膜发育增长,并向左侧膨出形成网膜囊和大网膜时,致使胃沿头尾轴顺时针方向旋转90°,即胃大弯由背侧转向左侧,胃小弯则由腹侧转向右侧。又因肝在胃右侧发育增大,胃的头端(贲门部)被推向左侧,胃的尾端(幽门部)则因十二指肠贴于腹后壁而被固定,胃即由原垂直方位变为左上至右下的斜行方位(图20-26)。

笔记栏

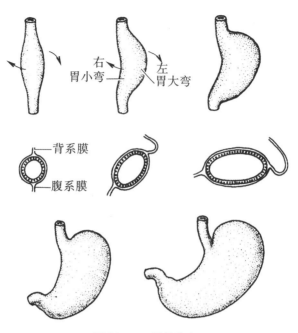

右 胃小弯 左 胃大弯

背系膜
腹系膜

图 20-26　胃的发生

四、肠的发生

1. 十二指肠的发生　胚胎第4周时，胃尾侧的前肠末端和中肠头端形成十二指肠。它生长较快，形成突向腹侧的"C"字形十二指肠袢。当胃发生旋转时，十二指肠袢随之转向右侧，并通过背系膜固定于右侧腹后壁处。

2. 空肠至结肠的发生　随着胚体和原始消化管的增长，卵黄囊相对变小，卵黄囊与中肠相连的部位变细，最终形成卵黄蒂（vitelline stalk）。胚胎第5周，十二指肠以下的中肠生长速度远比胚体快，致使肠管向腹部弯曲而形成"U"形中肠袢（midgut loop），其顶端连于卵黄蒂，卵黄蒂以上的肠袢称头支，以下的肠袢称尾支。此时，中肠袢的腹系膜退化消失，背系膜将中肠袢固定于腹后壁，肠系膜上动脉走行于背系膜中轴。胚胎第6周时，中肠袢尾支近侧段发生一囊状的突起，称盲肠突（caecal bud），盲肠突为大肠和小肠的分界线。

由于中肠袢生长迅速，加上肝和中肾的发育，使腹腔容积相对较小，因此，中肠袢突入脐腔（umbilical coelom），形成生理性脐疝。在脐腔内，肠袢以肠系膜上动脉为轴心，呈现逆时针方向旋转90°（从腹面观），使头支转向右侧，尾支转向左侧。第10周时，由于中肾退化、肝生长减缓以及腹腔的增大，肠袢开始从脐腔退回腹腔。在退回过程中，头支在先，尾支在后，并且继续逆时针方向旋转180°，使头支转至左侧，尾支转至右侧，随后脐腔闭锁。这样，肠袢发育过程中共旋转270°，盲肠突以上部分逐渐转到腹腔左下方，演化为空肠和回肠，盘曲在腹腔中部；盲肠突以下部分演化为结肠，位居腹腔周边。肠袢的增长，定向转位和顺序退回腹腔，为建立正常的解剖方位和毗邻关系奠定了基础。

在肠袢退回腹腔的初期，空肠和回肠位居腹腔中部；盲肠突位置较高，在右上腹、肝的下方,结肠头段横过十二指肠腹侧,后段被推向左侧,成为降结肠。之后,盲肠突从右上腹下降至右髂窝,升结肠随之形成。盲肠突的近段发育为盲肠,远段萎缩退化,形成阑尾。降结肠尾段移向中线,形成乙状结肠(图20-27)。胚胎第6周以后,卵黄蒂闭锁,退化消失。

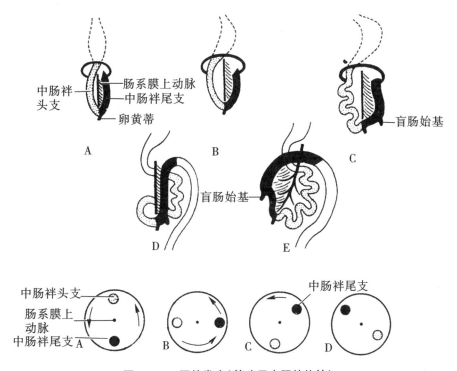

图20-27　肠的发生(箭头示中肠的旋转)

3. 泄殖腔的分隔与直肠的发生　泄殖腔(cloaca)位于后肠末端,腹侧与尿囊相连,尾端有泄殖腔膜封闭。第6~7周时,尿囊与后肠之间的间充质增生,形成尿直肠隔(urorectal septum)。尿直肠隔向尾端生长,形成一镰状隔膜突入泄殖腔内,最后与泄殖腔膜融合,将泄殖腔分隔为腹侧的尿生殖窦(urogenital sinus)和背侧的原始直肠。尿生殖窦主要分化为膀胱和尿道,原始直肠分化为直肠和肛管上段。泄殖腔膜也被分为背、腹两份,腹侧份称尿生殖窦膜(urogenital membrane),背侧份为肛膜(anal membrane)。肛膜外周为一浅凹,称肛凹(anal pit)。第8周肛膜破裂后,消化管尾端与外界相通,肛凹加深,并演变为肛管的下段。因此,肛管上2/3的上皮来自后肠的内胚层,肛管下1/3的上皮来自肛凹的外胚层,两者之间的分界线为肛管的齿状线(图20-28)。

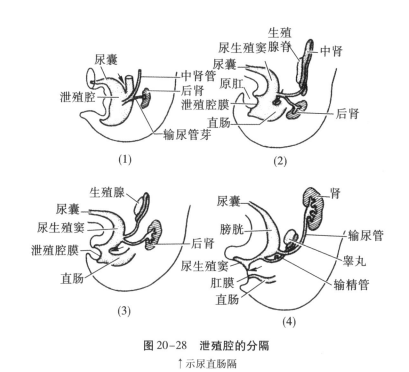

图 20-28　泄殖腔的分隔

↑示尿直肠隔

五、肝与胆的发生

人胚第 4 周初,在前肠尾端腹侧内胚层细胞增生形成一囊状突起,称肝憩室(hepatic diverticulum),是肝、胆囊和胆道的始基。肝憩室迅速生长延伸,长入心脏与卵黄囊之间的间充质即原始横隔内。在肝憩室增长的过程中,其末端膨大分为头支与尾支,头支较大,为肝的原基,尾支是胆囊及胆道的原基。头支的血供丰富,生长迅速,细胞增殖,形成许多分支并相互吻合成网状的细胞索,即肝索。肝索以后分化为肝板及肝内胆管。穿行于原始横隔内的卵黄静脉和脐静脉也反复分支并相互吻合,在肝索间形成肝血窦。肝板最初由 2~3 层肝细胞构成,至胎儿后期才变成单层。在胚胎第 6 周左右,肝细胞之间出现小腔为原始胆小管,第 6~9 周时,肝内胆管树出现,第 9~10 周时,中央静脉逐渐显现,肝索与肝血窦分别围绕中央静脉形成肝小叶。第 6 周时,造血干细胞从卵黄囊壁迁入肝,形成大量的造血组织并开始造血。肝脏的造血功能在第 6 个月后逐渐降低,至出生时基本停止。早期胚胎肝细胞即有丰富而发育良好的细胞器,细胞的血窦面和胆小管面有发达的微绒毛,因此,胚胎肝的功能十分活跃,胎早期就开始合成并分泌多种血浆蛋白和甲胎蛋白。大约在胚胎第 5~6 个月,几乎所有肝细胞都能合成甲胎蛋白。此后,肝脏合成甲胎蛋白的能力逐渐减弱,出生后不久即停止。胚胎肝细胞内滑面内质网很少,出生后在外界环境因素的影响下,滑面内质网逐渐增多,并具有生物转化功能。第 3 个月,肝细胞开始合成胆汁并开始行使解毒等功能。

肝憩室尾支较小,又称胆囊憩室。尾支远端膨大成囊状,伸入胃腹系膜内分化形成胆囊。胆囊最初无腔,至胚胎第 8 周末才出现腔,腔面衬以单层柱状上皮。胃系膜内的间充质分化为胆囊的结缔组织和肌层。肝憩室的基部发育为胆总管,与胰腺导管合并开口于十二指肠。胆囊管和肝外胆管起初为实心细胞索,经过管腔重建,至胚胎第7周时才出现管腔(图20-29)。

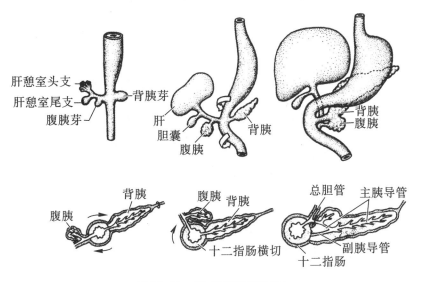

图20-29　肝、胆道及胰的发生

六、胰腺的发生

第4周末,靠近肝憩室部位的前肠内胚层形成两个隆突,一个位于背侧,称背胰芽(dorsal pancreas bud);另一个位于腹侧,在肝憩室十二指肠开口的尾侧,称腹胰芽(ventral pancreas bud)。背胰芽体积略大,腹胰芽体积较小。背胰芽和腹胰芽的细胞不断增生,形成的细胞索反复分支,其末端形成腺泡,而与原始消化管上皮相连的分支形成各级导管,于是背、腹两个胰芽分化形成背胰和腹胰。在背胰和腹胰的中轴线上各有一条贯穿腺体全长的总导管,分别称背胰管和腹胰管。由于胃和十二指肠的旋转和肠壁的不均等生长,致使腹胰转向右侧,背胰转向左侧,进而腹胰转至背胰的尾侧并与之融合,形成单一的胰腺。腹胰管与背胰管的远侧段相通,形成胰腺的主导管,它与胆总管汇合后共同开口于十二指肠乳头。背胰管的近侧段可退化,保留形成副胰导管,开口于十二指肠副乳头。第3个月末,胰腺导管上皮内的未分化细胞,即胚胎早期的干细胞,逐渐分离出来,聚集成团,形成独立的胰岛。到胚胎第4个月,胰岛内的A、B细胞已分化形成。随后,A、B细胞开始分别合成胰高血糖素和胰岛素。

七、喉、气管和肺的发生

喉、气管和肺的原基发生于原始咽的尾部。约在胚胎第4周时,原始咽腹侧的正中部位出现一条纵行浅沟,称喉气管沟(laryngotracheal groove),此沟逐渐加深,从尾端向头端愈合,形成一细长盲囊,称喉气管憩室(laryngotracheal diverticulum),为喉、气管和肺发生的原基。喉气管憩室位于食管的腹侧。随着憩室尾端的膨大,在憩室和前肠之间的间充质增生,形成气管食管隔,将腹侧的气管与背侧的食管完全分隔。

1.喉的发生　喉气管憩室开口于咽的部分发育为喉,喉的黏膜上皮由内胚层分化而来,而其软骨、肌组织和结缔组织则来自第4、6对鳃弓处的间充质。由于间充质的增生较快,喉口的外形从最初的矢状变成"T"形(图20-30)。

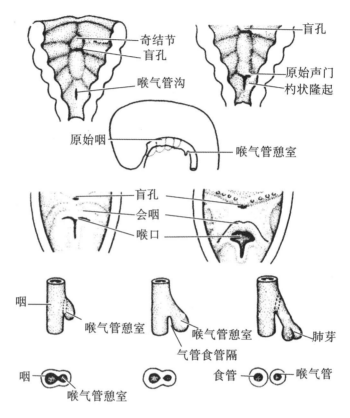

图20-30　喉气管憩室的发生和演化

2.气管、支气管的发生　喉气管憩室的中段发育为气管。第4周末,喉气管憩室末端膨大并分为左、右两支,称肺芽(lung bud),是支气管和肺的原基。左、右支气管向外侧生长,伸至原始胸腔的内侧壁内。左支气管较短,水平走行;右支气管较粗,斜行向下。气管和支气管的黏膜上皮由内胚层分化而来,约在胚胎第6周时,上皮从单层柱状逐渐变为复层柱状,并细胞出现纤毛。随后,上皮转变为假复层纤毛柱状上皮,上皮外的中胚层分化为软骨、肌组织和结缔组织,管壁层次结构明显。

3.肺的发生　至第5周,左、右肺芽分别分为2支和3支,将形成左、右肺的肺叶支气管,继续反复分支形成支气管树。支气管树的组织起源与气管相同。在第5周,随着肺叶支气管的形成,肺初具雏形,左肺2叶,右肺3叶。至第2个月末,叶支气管分支形成段支气管,左肺8~9支,右肺10支(图20-31)。第6个月末,支气管分支已达17级,出现终末细支气管、呼吸性细支气管和少量肺泡。第7个月末,肺泡数量增多,肺泡上皮细胞除Ⅰ型外,还出现了Ⅱ型,并开始分泌表面活性物质。此时,肺内血液循环发育完善,故早产的胎儿可进行正常的呼吸,能够存活。胎儿出生后,支气管树的分支继续发育,逐渐完善,最终分支约24级。

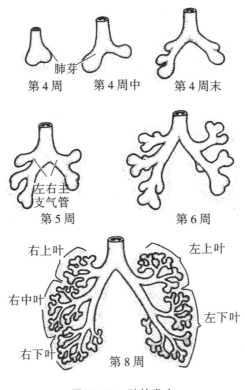

图 20-31　肺的发生

八、常见畸形

1. 甲状舌管囊肿　连接舌与甲状腺的甲状舌管在正常情况下全部退化消失。如果未完全退化,残留部分便形成小的囊肿,并可随吞咽活动而上下移动,即甲状舌管囊肿(thyroglossal cyst)。如果甲状舌管全部残留,便在舌和甲状腺间有一条细管相连。

2. 器官腔化不全

(1)消化管狭窄或闭锁:主要见于食管和十二指肠。消化管管壁上皮细胞在发生过程中会出现暂时性的过度增殖,使管腔发生暂时性的狭窄或闭锁。不久,过度增殖的细胞凋亡,上皮变薄,管腔重新出现。如果某段过度增殖的上皮细胞未退化吸收,则管腔狭小或不通,引起先天性的消化管狭窄或闭锁(图 20-32)。胎儿食管闭锁,阻碍羊水的吞入,可导致羊水过多。

(2)胆管闭锁:肝内和肝外胆管在发生过程中也有一个管腔暂时闭塞,随后再重新管腔化的过程。如果其管腔重建过程中受阻,将可能出现胆管闭锁(biliary atresia),导致先天性的新生儿阻塞性黄疸。

(3)喉气管狭窄或闭锁:喉和气管在发生过程中会出现暂时性的管腔闭塞,随着胚胎的进一步发育,过度增生的上皮细胞退化消失,重建管腔。如果细胞退化过程发生障碍,就可能出现喉和气管的管腔狭窄或闭锁。

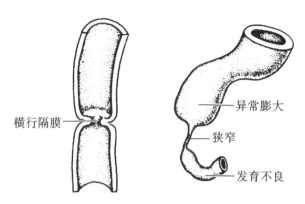

图20-32　消化管狭窄或闭锁

3.先天性幽门狭窄　先天性幽门狭窄(congenital pyloric stenosis)是一种最为常见的消化管畸形,是因胃幽门部的环行平滑肌过度肥厚并突向管腔所致。患儿主要表现为进食后的严重呕吐。

4.麦克尔憩室(Meckels' diverticulum)　又称回肠憩室,是由于卵黄蒂近端未退化所致。为距回盲部40~50 cm处回肠壁上的一个小的囊状突起,其顶端可有纤维索与脐相连(图20-33)。患者多无症状,但在感染时可出现腹痛等病症,偶尔可引起肠梗阻。

5.脐粪瘘(umbilical fistula)　又称脐瘘,是由于卵黄蒂未退化,在脐和肠之间残留一瘘管所致(图20-33)。腹内压增高时,粪便可通过瘘管从脐部溢出。

6.先天性脐疝　消化管发生过程中肠一度进入脐腔,形成生理性脐疝。如出生后肠仍在脐腔内未退回腹腔,或脐腔未闭锁,脐部仍留有一腔与腹腔相通。当腹内压增高时,肠易再次突入而形成先天性脐疝(congenital umbilical hernia)(图20-33),甚至造成疝嵌顿。

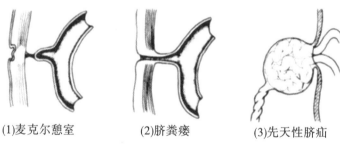

(1)麦克尔憩室　　　(2)脐粪瘘　　　(3)先天性脐疝

图20-33　肠管先天性畸形

7.肛门闭锁(imperforate anus)　称不通肛,是由于肛膜未破或肛凹未能与直肠末端相通引起。这种畸形常因尿直肠隔发育不全而伴有直肠尿道瘘(图20-34)。

8.中肠袢转位异常　当中肠袢从脐腔退回腹腔时,应发生逆时针方向旋转180°。若未发生旋转,或转位不全,或反向转位,就会形成多种消化管异位,例如,中肠不转位或中肠反向转位(图20-35)。

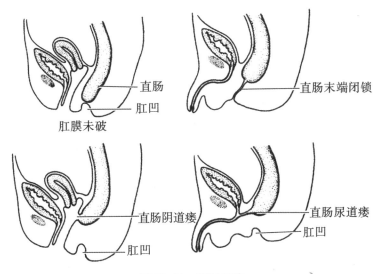

图 20-34　肛门闭锁

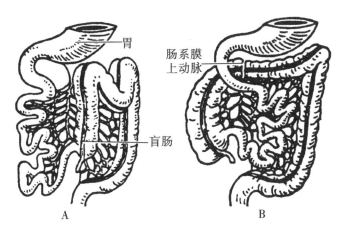

图 20-35　肠旋转异常

A. 中肠不转位　B. 中肠反向转位

9. 肝分叶异常　肝分叶异常如左叶发育不全、异常分叶及缺方叶等。也可出现肝异常增生,如右叶向下伸出一舌状叶(Reidel 肝),它可粘连于结肠肝曲,也可伸达脐部或右髂嵴,临床易被误诊为肿瘤或肾下垂。肝分叶异常一般不影响肝的功能。

10. 气管食管瘘　在喉气管憩室发育过程中,如果气管食管隔发育不良,致使气管与食管分隔不全,两者间有瘘管相通,称气管食管瘘(tracheoesophageal fistula)。气管食管瘘常伴有食管闭锁,其原因尚不清楚(图 20-36)。

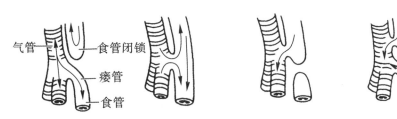

图 20-36　气管食管瘘

11. 透明膜病　在胚胎第 6 个月末，Ⅱ型肺泡细胞开始生成表面活性物质。若Ⅱ型肺泡细胞发育不良，肺泡表面活性物质缺乏，则肺泡表面张力升高。胎儿出生后，肺泡不能随呼吸运动扩张而出现呼吸困难，导致新生儿呼吸窘迫综合征（respiratory distress syndrome）。显微镜检查显示肺泡萎缩、间质水肿、肺泡上皮表面覆盖一层透明状血浆蛋白膜，故又称透明膜病（hyaline membrane disease）。该病多见于早产儿，尤其是孕 28 周的早产儿。

12. 肺不发生和肺发育不全　如果喉气管憩室的尾端没有发育为左、右肺芽，或左、右肺芽没能继续发育，则会导致单侧或双侧肺缺如，称肺不发生（pulmonary agenesis）。若左、右肺芽其后的发育过程受阻，以至肺叶、肺段的缺失，或支气管树虽已形成，但最终未能形成肺泡，这类畸形统称为肺发育不全（pulmonary hypoplasia）。造成肺发育不全最常见原因是先天性膈疝，系因受损侧肺受到突入胸腔的腹腔脏器的压迫所致。

第三节　泌尿系统和生殖系统的发生

泌尿系统和生殖系统的主要器官均发生于间介中胚层（图 20-37）。胚胎第 4 周初，间介中胚层头段呈节段性生长，称生肾节（nephrotome），尾段呈索状增生，称生肾索（nephrogenic cord）。第 4 周末，生肾索继续增生，与体节分离并凸向胚内体腔，成为两条分列于中轴两侧的对称纵行隆起，改称为尿生殖嵴（urogenital ridge）（图 20-38）。而后，尿生殖嵴进一步发育，中部出现一条纵沟，将其分成内、外两部分。外侧部分较粗而长，为中肾嵴（mesonephric ridge）；内侧部分较细而短，为生殖腺嵴（genital ridge）（图 20-39，图 20-40）。

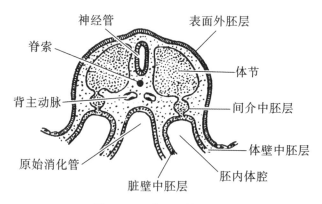

图 20-37　中胚层的分化

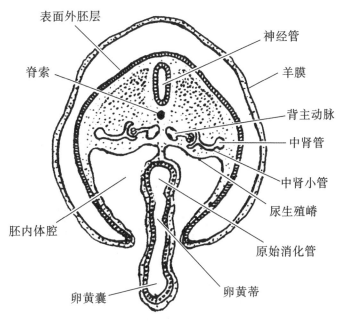

图 20-38　尿生殖嵴的发生

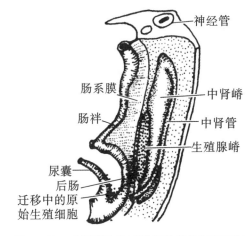

图 20-39　中肾嵴和生殖腺嵴的发生（侧面观）

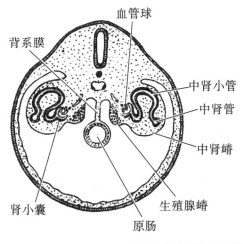

图 20-40　中肾嵴和生殖腺嵴的发生（横切面观）

一、泌尿系统的发生

(一) 肾和输尿管的发生

人胚肾的发生过程经历3个阶段,即从胚体颈部至盆部相继出现的前肾、中肾和后肾(图 20-41)。

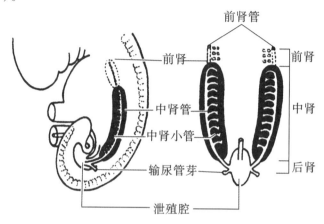

图 20-41　前、中、后肾的发生

1. 前肾　人胚第4周时,在生肾节内,从头端到尾端先后出现7~10条横行的细胞索,随后成为中空的小管,称前肾小管(pronephric tubule)。前肾小管的内侧端开口于胚内体腔,外侧端与头尾走向的前肾管(pronephric duct)相通(图 20-41)。前肾(pronephros)在人类无泌尿功能。第4周末,前肾小管相继退化,但前肾管的大部分保留并向尾部延伸。

2. 中肾　第4周末,当前肾退化时,中肾(mesonephros)开始发生(图 20-42)。在生肾索以及其后出现的中肾嵴内,从头至尾相继发生许多横行小管,称中肾小管(mesonephric tuble)。中肾小管起初为泡样结构,后演变为"S"形弯曲小管,两侧共约80对。中肾小管内侧端膨大并凹陷为双层囊,形成肾小囊,包绕来自背主动脉的毛细血管球,共同构成肾小体;中肾小管外侧端通入正向尾侧延伸的前肾管,此时前肾管改称中肾管(mesonephric duct)。中肾管继续向尾侧延伸,末端由背外侧通入泄殖腔(图 20-42)。在人类,中肾在后肾形成之前可有短暂的功能活动。在男性中肾大部分退化,中肾管和尾端的少数中肾小管演变为男性的生殖管道。在女性中肾则几乎完全退化。

3. 后肾　于第5周开始发生,起源于输尿管芽和生后肾组织(图 20-43),并发育为人体的永久肾和输尿管。

(1)输尿管芽:第5周初,中肾管末端近泄殖腔处向背侧头端发出一盲管,称输尿管芽(ureteric bud)。输尿管芽伸入中肾嵴尾端,在中肾嵴内继续伸长,分化成输尿管。输尿管末端向中肾嵴头端延伸,反复分支达12级以上。起始的两级分支扩大合并为肾盂,第3、4级分支扩大合并为肾盏,其余的分支演变为集合管。集合管的末端呈"T"形分支,分支将演化为弓形集合管,分支盲端被帽状的生后肾组织覆盖。

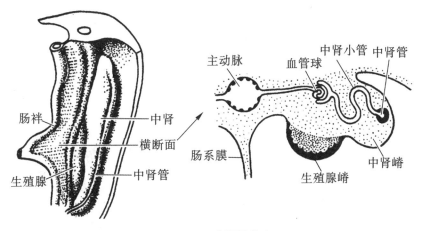

图 20-42　中肾的发生

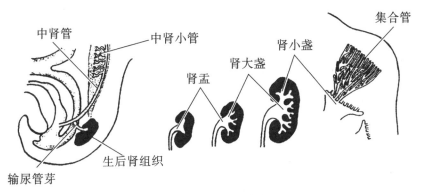

图 20-43　后肾的发生

（2）生后肾组织：输尿管芽长入中肾嵴尾端以后，诱导周围的间充质细胞向其末端聚集、包绕，分化形成生后肾组织（metanephrogenic tissue）。随后，生后肾组织分化成内、外两层。外层分化成肾的被膜和肾内结缔组织。内层先分化形成多个细胞团，附于集合小管的末端两侧方，而后这些上皮细胞团逐渐演变成"S"形的小管，小管的一端与集合管的盲端接通；另一端膨大凹陷形成双层肾小囊，包绕毛细血管球共同构成肾小体；中间部分弯曲延长，形成肾小管，并逐渐演化形成近端小管、细段和远端小管，与肾小体共同组成肾单位。每个远端小管曲部与一个弓形集合管相连接，继而内腔相通连（图 20-44）。随着集合管末端不断向生后肾组织浅部生长并发出"T"形分支，在生后肾组织浅层形成大量肾单位，这样肾皮质形成。

胚胎第 3 个月时，后肾开始产生尿液，成为羊水的来源之一。由于后肾发生于中肾嵴尾端，故肾的原始位置较低，最初位于盆腔。随着胚胎腹部器官的生长、输尿管的伸展等原因，肾移至腰部，同时肾门亦由朝向腹侧转为朝向内侧。

笔记栏

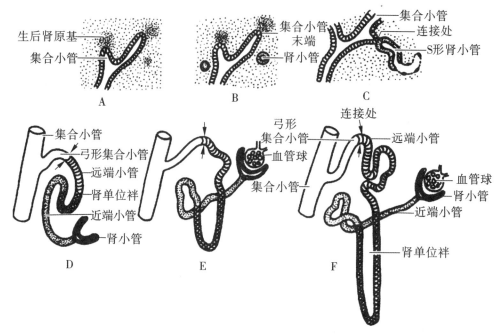

图 20-44　肾单位发生

（二）膀胱和尿道的发生

人胚第 4~7 周时，泄殖腔被尿直肠隔分隔为背侧的原始直肠和腹侧的尿生殖窦。泄殖腔膜同时被分割成背侧的肛膜和腹侧的尿生殖窦膜。尿生殖窦可分为 3 段。上段膨大，发育为膀胱，其顶端与尿囊相接，出生前从脐到膀胱顶端的一段尿囊闭锁，演化为脐中韧带。中段狭窄，保持管状，在男性形成尿道的前列腺部和膜部，在女性形成尿道。下段在男性发育为尿道海绵体部，在女性则扩大为阴道前庭。

输尿管最初开口于中肾管，中肾管开口于泄殖腔。随着膀胱的发育，使输尿管起始部以下的一段中肾管扩大，合并入膀胱。于是，输尿管开口于膀胱，中肾管开口于尿生殖窦中下段。

（三）主要畸形

1. 多囊肾　是一种常见畸形。由于远曲小管与集合管未接通，原尿不能进入集合管而积聚在肾小管内，使肾内出现许多大小不等的囊泡，称多囊肾（polycystic kidney）。囊泡可压迫周围正常的肾单位，使其萎缩，造成肾功能障碍（图 20-45）。

2. 肾缺如　由于输尿管芽未形成或早期退化，不能诱导后肾发生，导致肾缺如（agenesis of kidney）。肾缺如以单侧多见，此时单肾代偿了双肾的功能，多无临床症状。

3. 异位肾　由于输尿管芽未伸展或肾在上升过程中受阻，使出生后的肾未达到正常位置，导致异位肾（ectopic kidney）。异位肾常停留在盆腔，与肾上腺分离（图 20-45）。

4. 马蹄肾　肾在上升过程中受阻于肠系膜下动脉根部，两肾下端融合呈马蹄形，形成马蹄肾（horseshoe kidney）（图 20-45）。

5.双输尿管 输尿管芽过早分支,形成双输尿管(double ureter)。双输尿管可诱导同侧形成两个肾,两肾可完全分离或部分融合。

6.脐尿瘘 因脐尿管未闭锁,出生后尿液从脐部溢出,称脐尿瘘(urachal fistula)(图20-45)。若仅脐尿管中段未闭锁且扩张,称脐尿管囊肿。

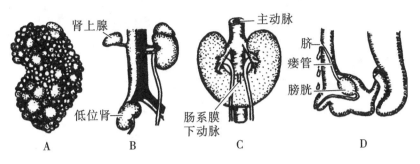

图20-45 泌尿系统先天性畸形
A.多囊肾 B.异位肾 C.马蹄肾 D.脐尿瘘

7.膀胱外翻 由于尿生殖窦与表面外胚层之间未形成间充质,在膀胱腹侧壁与脐下腹壁之间无肌肉发生,致使表皮和膀胱壁破裂,黏膜外翻,称膀胱外翻(exstrophy of bladder)。

二、生殖系统的发生

胚胎的遗传性别决定于受精时与卵结合的精子核型,但直到胚胎第7周,生殖腺才开始有性别的形态学特征,而外生殖器的性别至第12周时才能区分。在胚胎早期,两性生殖系统的发生类似,故生殖腺、生殖管道和外生殖器的发生均分为早期的性未分化阶段和后期的性分化阶段。

(一)生殖腺的发生和分化

生殖腺由生殖腺嵴表面的体腔上皮、上皮下的间充质和迁入的原始生殖细胞共同发育而成。

1.未分化性腺的发生 生殖腺嵴是位于胚体尾端、原始消化管背系膜与中肾嵴之间的纵形隆起,由体腔上皮及其下方的间充质增生聚集而成。人胚第5周时,生殖腺嵴表面的上皮细胞增生,伸入下方的间充质,形成许多不规则的细胞索条,称初级性索(primary sex cord)。在第4周,靠近尿囊根部的卵黄囊内胚层出现一团圆形细胞,称原始生殖细胞(primordial germ cell);第6周时,原始生殖细胞沿背系膜做变形运动,迁入初级性索(图20-46),将分化成精原细胞或卵原细胞。此时的生殖腺尚无性别特征,故称未分化性腺(indifferent gonad)(图20-47)。未分化性腺能够分化为睾丸或卵巢。最近研究显示,未分化性腺的分化方向取决于Y染色体短臂近着丝点处的性别决定区(sex-determining region of the Y,SRY),可编码睾丸决定因子(testis-determining factor,TDF),该因子能使未分化性腺向睾丸方向分化。

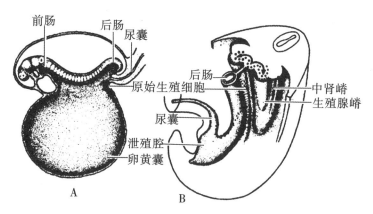

图 20-46　原始生殖细胞发生和迁徙

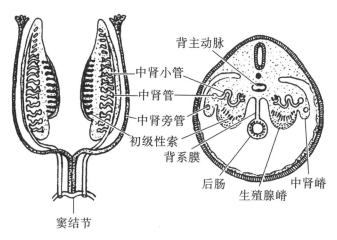

图 20-47　未分化性腺的发生

2. 未分化性腺向睾丸的分化　如果胚胎的遗传性别为男性,其原始生殖细胞即携带 XY 性染色体。胚胎第 7 周时,在 TDF 诱导下,初级性索与表面上皮分离,继续增生并伸入深部,呈放射状排列,形成许多细长弯曲的睾丸索(testis cord)。睾丸索的末端互相吻合形成睾丸网,睾丸索的其余部分含有迁入的原始生殖细胞,将演化为生精小管。生精小管含有支持细胞和精原细胞,支持细胞来自初级性索上皮细胞的睾丸索,精原细胞由原始生殖细胞增殖分化而成。生精小管这种结构持续至青春期前。第 8 周时,生殖腺嵴表面上皮下方的间充质形成白膜,在睾丸索之间的间充质细胞分化成睾丸间质细胞,并分泌雄激素。出生后,睾丸间质细胞退化,直至青春期时重新出现(图 20-48)。

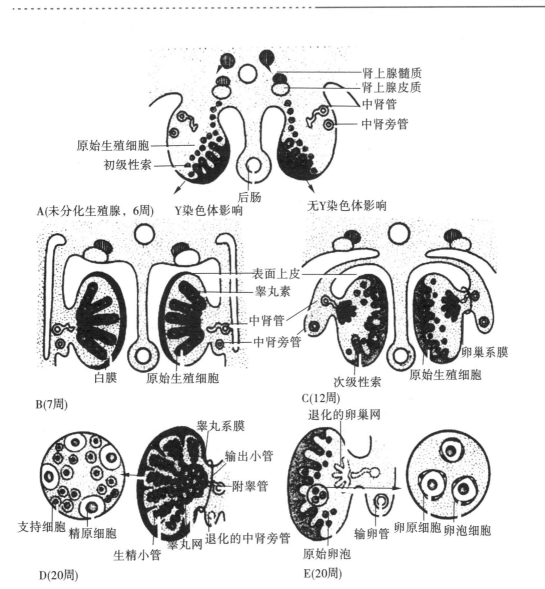

图 20-48　生殖腺的发生与分化(模式图)

　　3. 未分化性腺向卵巢的分化　　女性胚胎细胞的性染色体为 XX,无 Y 染色体,未分化性腺则分化为卵巢。卵巢的发育比睾丸晚。胚胎第 10 周时,初级性索退化消失,生殖腺嵴的表面上皮增生,再次向间充质深入,形成新的细胞索条即次级性索(secondary sex cord),又称皮质索。与上皮分离后的次级性索所在区域构成卵巢皮质,表面上皮下方的间充质分化为白膜。第 16 周时,次级性索被间充质分隔成许多孤立的细胞团,即原始卵泡。原始卵泡的中央是一个由原始生殖细胞分化成的卵原细胞,周围是一层由次级性索上皮细胞分化成的扁平的卵泡细胞。在胎儿早期,卵原细胞继续增殖,原始卵泡也增多。胚胎第 5 个月,卵原细胞不再增殖且大量退化消失,只有一小部分卵原细胞长大,分化为初级卵母细胞。出生时,卵巢中有 100 万~200 万个原始卵泡(图 20-48),其中全部的卵原细胞已分化成初级卵母细胞,并停留在第一次减数分裂的前期。

4.睾丸和卵巢的下降　生殖腺最初位于腹后壁上部,后突入腹膜腔,由厚而短的尿生殖系膜悬吊于体腔腰部。中肾退化使系膜变得细长,并形成头、尾两条韧带。继之,头端的韧带退化消失,尾端的韧带呈纵索状连于生殖腺尾端与阴唇阴囊隆起之间,称引带(gubenaculum)。随着胚体的发育,引带相对缩短而牵拉生殖腺下降。至胚胎第3个月时,生殖腺的位置已移至骨盆边缘。卵巢停留在盆腔,其位置由纵位变为横位,引带成为卵巢固有韧带和子宫圆韧带(图20-49);睾丸则继续下降,第5个月时,睾丸接近腹股沟管内口,第7个月,双层腹膜包绕睾丸开始通过腹股沟管,于第8个月进入阴囊(图20-50)。双层腹膜形成鞘突,成为覆盖睾丸的鞘膜。鞘膜腔与腹膜腔之间的通路逐渐封闭。

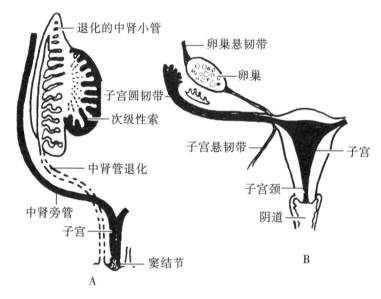

图 20-49　卵巢下降与女性生殖管道的演化

A.第3个月　B.卵巢达成体状态

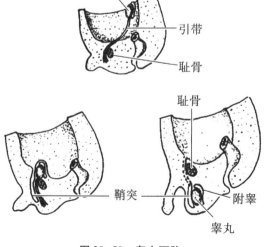

图 20-50　睾丸下降

(二)生殖管道的发生与演变

生殖管道由中肾管和中肾旁管演变而来,男女有别。

1. **未分化期**　在未分化期,同时存在左、右两对生殖管道,即中肾管和中肾旁管(paramesonephric duct),后者又称米勒管(Müllerian duct)。中肾旁管是尿生殖嵴头端外侧的体腔上皮凹陷形成纵沟并闭合成管。中肾旁管的起始部呈喇叭形开口于体腔,上段较长,位于中肾管外侧并与之平行下降;中段越过中肾管的腹面,向内弯曲横行,在中线与对侧中肾旁管相遇;下段并列下行,其末端为盲端,合并后突入尿生殖窦背侧壁。尿生殖窦的背侧壁受中肾旁管的诱导,上皮增厚,在窦腔内形成一隆起,称窦结节(sinus tubercle)。窦结节位于中肾管在尿生殖窦开口之间。

2. **男性生殖管道的分化**　男性生殖管道的分化受睾丸所产生的激素的影响。睾丸形成后,支持细胞产生的抗中肾旁管激素使中肾旁管退化。睾丸间质细胞分泌的雄激素可促使与睾丸相邻的十余条中肾小管进一步发育,分化为附睾的输出小管,与睾丸网相接。中肾管头端延长弯曲形成附睾管,中段较直,演化为输精管,尾段演化为精囊和射精管(图20-51)。

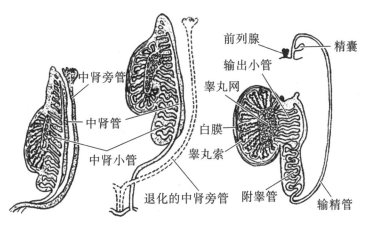

图20-51　**男性生殖腺与生殖管道的演化**

3. **女性生殖管道的分化**　生殖腺分化为卵巢后,由于缺乏雄激素,中肾管退化;由于无抗中肾旁管激素的抑制作用,中肾旁管则进一步发育。中肾旁管的起始部以喇叭形开口于体腔,形成输卵管漏斗部;上段和横行的中段演化为输卵管;下段左、右合并后,其间隔膜消失,管腔融合,演变为子宫及阴道穹隆部。窦结节处的内胚层增生延长,形成实心的阴道板(vaginal plate)。第5个月时,阴道板中央出现管腔,演化成中空的阴道,上端与子宫相通,下端以处女膜与阴道前庭相隔。处女膜于出生前后穿通,使阴道开口于阴道前庭(图20-52)。

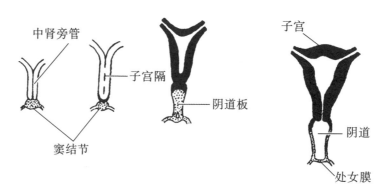

图 20-52　子宫和阴道的形成(模式图)

(三)外生殖器的发生

1. **未分化期**　第 6 周时,伴随着泄殖腔和泄殖腔膜的分隔,泄殖腔膜被分隔为腹侧的尿生殖窦膜和背侧的肛膜,尿生殖窦膜周存在背腹走向的皱褶,称为尿生殖褶(urogenital fold)。尿生殖褶之间的凹陷为尿生殖沟,尿生殖窦膜约于第 9 周破裂。尿生殖褶的头端靠拢,增殖隆起为生殖结节(genital tubercle)。与此同时,左、右尿生殖褶外侧的间充质增生,形成一对大的纵形隆起,为阴唇阴囊隆起(labioscrotal swelling)(图 20-53)。

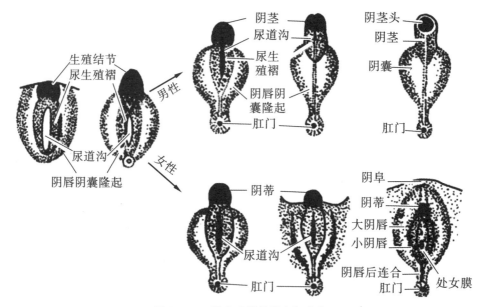

图 20-53　外生殖器的发生与分化

2. **男性外生殖器的分化**　在雄激素的作用下,生殖结节逐渐伸长、增粗,形成阴茎。左、右尿生殖褶随生殖结节生长,在腹侧中线闭合,形成尿道海绵体,参与阴茎的形成。左、右阴唇阴囊隆起向尾端牵拉,在中线愈合,形成阴囊。

3. **女性外生殖器的分化**　由于无雄激素的作用,外生殖器自然分化为女性。生殖结节稍增大,成为阴蒂。左、右尿生殖褶不合并,形成小阴唇。左、右阴唇阴囊隆起继续增大隆起形成大阴唇,其头端在阴蒂前方合并,形成阴阜,尾端合并与会阴相连。

(四)常见畸形

1. 隐睾　睾丸未下降到阴囊,停留在腹膜腔或腹股沟处称隐睾(cryptorchidism)。隐睾可发生于单侧或双侧。如为双侧腹膜腔内隐睾,由于腹腔温度比阴囊高,影响精子发生,可导致男性不育(图20-54)。

2. 先天性腹股沟疝　睾丸下降到阴囊后,腹膜腔与鞘膜腔之间的通道没有闭合或闭合不全,当腹内压增高时,腹腔内容物突入鞘膜腔导致先天性腹股沟疝(congenital inguinal hernia)(图20-54)。

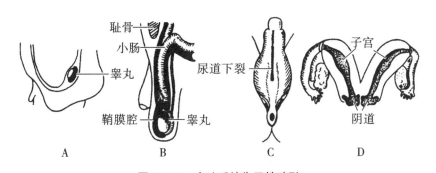

图 20-54　生殖系统先天性畸形
A. 隐睾　B. 先天性腹股沟疝　C. 尿道下裂　D. 双子宫双阴道

3. 中肾旁管合并不全　左、右中肾旁管下段未融合可导致双子宫(double uterus)。若阴道中间有隔膜,则成为双子宫双阴道。如果仅中肾旁管下段的上半部分未合并,可形成双角子宫。

4. 阴道闭锁　尿生殖窦的窦结节未发育成阴道板,或形成阴道板后未形成管道,导致阴道闭锁(vaginal atresia)。有的外观看不见阴道,仅由于处女膜在出生前后未穿通。

5. 尿道下裂　如果男性左、右尿生殖褶未闭合或闭合不全,导致阴茎腹侧另有尿道开口,称尿道下裂(hypospadia)。轻者仅见于龟头的腹侧,重者可见于整个阴茎腹侧。

6. 两性畸形　两性畸形(hermaphroditism)又称半阴阳,是因为性分化异常导致的性别畸形。患者外生殖器的形态介于男、女两性之间,很难以外生殖器的形态来确定个体的性别。根据生殖腺的不同,两性畸形可分为两类:

(1)真两性畸形:患者体内同时有睾丸和卵巢,染色体核型为46,XX／46,XY嵌合型,外生殖器男女分辨不清,第二性征或男或女。这种畸形极为少见,原因不明。一种解释为受精时,两个核型不同的精子同时进入卵细胞。三倍体的受精卵多不能完成发育过程,中途流产,偶有出生者也很快夭折。但如果在第一次卵裂时一分为三,成为二倍体细胞,则可以发育成活。

(2)假两性畸形:患者只有一种生殖腺,按生殖腺的不同,可分为两类:

男性假两性畸形:患者的生殖腺为睾丸,染色体核型为46,XY,称男性假两性畸形(男性半阴阳)。是由于雄激素分泌不足使外生殖器向男性方向分化不全所致。

女性假两性畸形:患者的生殖腺为卵巢,染色体核型为46,XX,称女性假两性畸形(女性半阴阳)。是由于肾上腺皮质分泌的雄激素过多,使外生殖器向男性方向分化不全所致。

7. 雄激素不敏感综合征　雄激素不敏感综合征(androgen insensitive syndrome)又称睾丸女性化综合征(testicular feminization syndrome)。患者表现为:生殖腺为睾丸,核型为46,XY,但无男女性任何一套生殖管道,外阴呈女性,成年后出现女性第二性征。此综合征是因为尽管睾丸可分泌雄激素,但体细胞缺乏雄激素受体,中肾管退化,不能形成男性生殖管道,外阴向女性方向分化。由于睾丸支持细胞产生的抗中肾旁管激素,导致中肾旁管退化,也不形成女性生殖管道。

临床应用

隐　睾

隐睾系指一侧或双侧睾丸未能按照正常发育过程从腰部腹膜后下降至同侧阴囊内,又称睾丸下降不全,是小儿最常见的男性生殖系统先天性疾病之一。

临床症状:没有并发症的隐睾患者一般无自觉症状。主要表现为患侧阴囊扁平,单侧者左、右侧阴囊不对称,双侧隐睾阴囊空虚、瘪陷。若并发腹股沟斜疝时,活动后患侧出现包块,伴胀痛不适,严重时可出现阵发性腹痛、呕吐、发热。若隐睾发生扭转,如隐睾位于腹股沟管或外环处,则主要表现为局部疼痛性肿块,患侧阴囊内无正常睾丸,胃肠道症状较轻。如隐睾位于腹内,扭转后疼痛部位在下腹部靠近内环处。此外,患侧阴囊内无睾丸时应高度怀疑腹内睾丸扭转。

第四节　心血管系统的发生

心血管系统是胚胎发生中功能活动最早的系统,约在第3周末开始血液循环,使胚胎能有效地获得养料和排出废物。

一、原始心血管系统的建立

胚胎第15天左右,卵黄囊壁的胚外中胚层内出现许多血岛(blood island),它是间充质细胞增殖而成的细胞团。血岛周边的细胞变扁,分化为内皮细胞,内皮细胞围成的内皮管即原始血管;血岛中央的游离细胞分化成为原始血细胞,即造血干细胞(图20-55)。内皮管不断向外出芽延伸,与相邻血岛形成的内皮管互相融合通连,逐渐形成一个丛状分布的内皮管。与此同时,在体蒂和绒毛膜的胚外中胚层、胚体内间充质也以同样方式形成内皮管网。内皮管网互相沟通,其周围的成分分化为平滑肌和结缔组织而形成血管网。

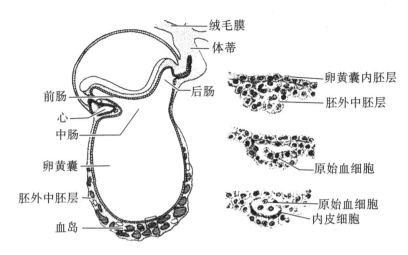

图 20-55　血岛和血管的形成

心脏发生于生心区。生心区是指位于胚盘头端、口咽膜头侧的中胚层,该区前方的中胚层即原始横隔(图 20-56)。第 18~19 天时,生心区的中胚层细胞密集,形成头尾纵行,左右并列的一对长索,称生心板(cardiogenic plate),其背侧出现围心腔(pericardic coelom)。生心板中央变空,逐渐形成一对心管(cardiac tube)。由于出现头褶,胚体头端向腹侧卷曲,原来位于口咽膜头侧的心管和围心腔便转到咽的腹侧,位于心管背侧的围心腔转至它的腹侧(图 20-57)。不久,两条心管融合成一条。其背侧有心背系膜与前肠连接,心背系膜随后退化消失,心管游离在围心腔中,其头、尾两端仍分开,分别与成对的动脉和静脉连接。心管和其周围的间充质分化形成心内膜、心肌膜和心外膜。

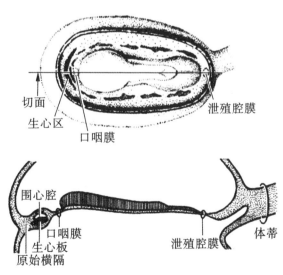

图 20-56　生心区的早期演化

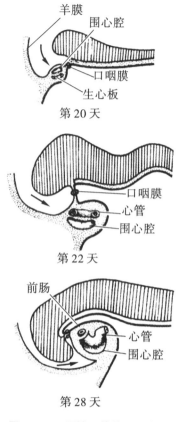

图 20-57　原始心管的位置变化

原始心血管系统左、右对称,其组成包括:

1. **心管**　1 对,位于前肠腹侧。

2. **动脉**　包括 1 对腹主动脉、6 对弓动脉(aortic arch)和 1 对背主动脉。腹主动脉分别位于前肠的腹侧,尾端与心管头端相接;在两条心管融合时,左右腹主动脉的近心端也合并形成膨大的动脉囊。6 对弓动脉位分别穿行于相应的鳃弓内,连接背主动脉与腹主动脉,将参与主动脉弓和肺动脉的形成。背主动脉位于前肠的背侧,继而从咽至尾端的左、右背主动脉合并为一条形成降主动脉,沿途发出许多分支。分支包括:数对卵黄动脉(vitelline artery),分布于卵黄囊,1 对脐动脉(umbilical anery)经体蒂分布于绒毛膜。还有许多成对的节间动脉,分布于胚体,穿行于体节之间。

3. **静脉**　前主静脉(anterior cardinal vein)1 对,收集胚胎上半身的血液,后主静脉(posterior cardinal vein)1 对,收集胚胎下半身的血液,两侧的前、后主静脉分别汇合成左、右总主静脉(common cardinal vein)。卵黄静脉(vitelline vein)和脐静脉(umbilical vein)各 1 对,分别来自卵黄囊和绒毛膜。总主静脉、卵黄静脉和脐静脉分别开口于同侧心管尾端(图 20-58)。

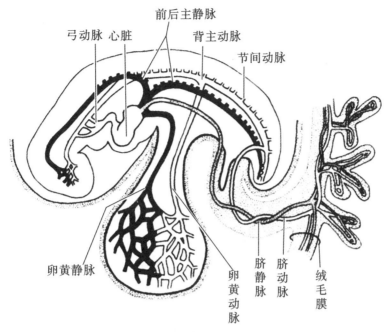

图 20-58　原始心血管系统模式（第4周）

二、心脏的发育

1. 心脏外形的改变　两条心管融合为一后，由于心管各部分生长速度不一，出现两个缩窄和三个膨大。三个膨大从头端起依次为心球（bulbus cordis）、心室（ventricle）和心房（atrium）。心球和动脉囊之间的部分，称为动脉干（truncus arteriosus）。接着，在心房的尾端又出现一个膨大，称静脉窦（sinus venosus）。静脉窦起初位于围心腔的尾侧，它的尾端又分左、右两个角，分别接受同侧的卵黄静脉，脐静脉和总主静脉回流的血液。

由于心管的发育快于围心腔，心管连续出现两个弯曲，第一个弯曲是心球和心室间的弯曲，使心管呈"U"形，称球室袢；接着在心室和心房间出现第二个弯曲，心管呈"S"形。心房移至心球和心室背侧左上方，静脉窦进入围心腔，位于心房背面尾侧。由于心房腹侧有动脉干，背侧有食管，故心房只能向左右扩展，膨出于动脉干的两侧。以后心球的一部分并入心室，心房和心室之间的缩窄逐渐变深，形成一狭窄的通道，称房室管。至第5周末，原来位于心房头端的心室移至心房的尾侧，而心房位于心室的头端，并向左、右侧膨出。至此，心脏已初具成体的外形（图20-59），但此时心脏内部尚未完全分隔。

随着心脏的进一步发育，静脉窦参与心房的形成，与其相连的脐静脉、左卵黄静脉消失，左总主静脉演变为左房斜静脉和冠状窦，右总主静脉演变为上腔静脉，右卵黄静脉演变为下腔静脉（图20-60）。

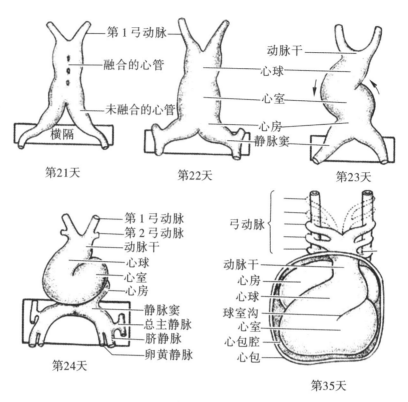

图 20-59 心脏外形的演变

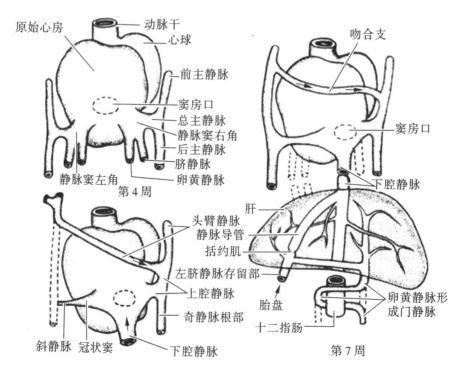

图 20-60 静脉窦及其相连静脉的演变

2.心脏内部的分隔

(1)房室管的分隔:第4周末,房室管背侧壁和腹侧壁的正中线上,心内膜组织增生,分别形成背、腹心内膜垫(endocardial cushion)。背、腹心内膜垫向相对方向生长,于第6周初愈合,将房室管分隔成左、右房室孔(图20-61)。其内膜发生皱褶隆起,形成左侧的二尖瓣和右侧的三尖瓣。

(2)原始心房的分隔:当心内膜垫发生时,心房背侧正中线上发生一镰状隔膜,称第一房间隔。它向心内膜垫方向生长,与心内膜垫间留有一孔,称第一房间孔。第一房间隔继续生长,与心内膜垫愈合,使第一房间孔封闭。在第一房间孔封闭前,第一房间隔头端又发生一孔,称第二房间孔。第二房间孔形成时,在第一房间隔的右侧又发生一较厚的呈新月形的隔膜,称第二房间隔,它也向心内膜垫方向生长,逐渐盖住了第一房间隔上的第二房间孔。第二房间隔的下缘与心内膜垫融合,但留有卵圆孔(图20-61)。由于第一房间隔较第二房间隔薄且较软,故第一房间隔相当于卵圆孔的瓣膜。心房达到了形态上的完全分隔。在出生前,由于肺循环血量很少,左房的压力低于右房,从下腔静脉进入右心房的血液从卵圆孔,冲开较薄的卵圆孔瓣,经第二房间孔进入左心房,即功能上存在右向左的单向通道。出生后,肺循环发挥功能、左心房压力增大,致使两个房间隔紧贴,并逐渐融合形成一个完整的隔,卵圆孔关闭,左、右心房完全分隔。

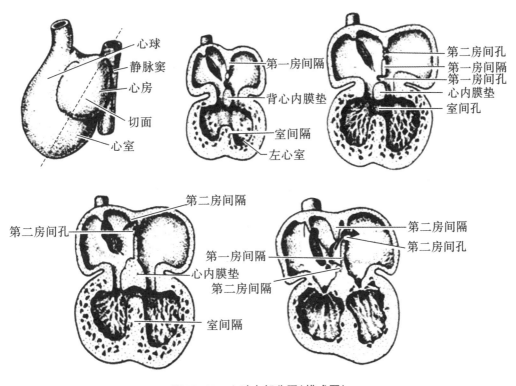

图 20-61　心脏内部分隔(模式图)

(3)动脉干和心球的分隔:动脉干和心球内面局部内膜增生,形成左、右动脉球嵴(aorticobular ridge)。这对嵴的位置相对,自动脉干向心室方向呈螺旋形生长,并逐渐在中线融合,形成一螺旋形的隔膜,称主动脉肺动脉隔。此隔膜将动脉干和心球分隔成直径相等的两个管道,即肺动脉干和升主动脉(图20-62)。

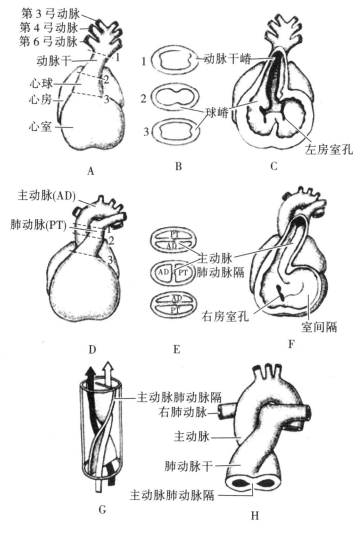

图20-62　动脉干和心球分隔(模式图)(第5~6周)

(4)原始心室的分隔:第4周末,心室开始分隔。首先在心室底壁的心肌组织向心内膜垫方向生长,形成一半月形的肌性嵴,称室间隔肌部。但其游离缘与心内膜垫间留有一孔,为室间孔。胚胎发育至第2个月时,室间孔由左、右动脉球嵴尾端向下延伸的结缔组织以及心内膜垫增生的结缔组织共同形成的薄膜封闭。此结缔组织薄膜成为室间隔膜部(图20-63)。至此,心室被分隔为左心室和右心室。

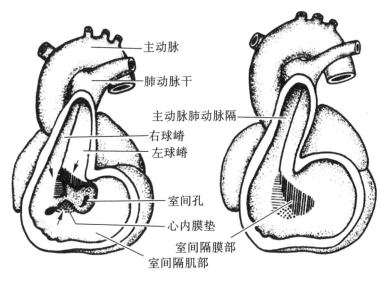

图 20-63　心室分隔（模式图）

三、胎儿血循环及其出生后的改变

1. 胎儿血循环的途径　胎儿绒毛膜毛细血管内的血液和绒毛间隙中的母血交换后，富含氧气和营养物质的血汇集于脐静脉，进入胎儿体内，其中大部分血液经静脉导管进入下腔静脉，部分血液流经肝血窦后经肝静脉汇入下腔静脉。由下肢、腹腔和盆腔来的含氧量低的血液，也汇入下腔静脉。下腔静脉通入右心房，其大部分血液直接从卵圆孔经第二房间孔进入左心房，再经左心室进入主动脉。大部分血液经主动脉的三个分支供应头、颈部和上肢，保证胎儿脑发育所需氧气和营养物质，小部分血液进入降主动脉。

从胎儿头颈部和上肢回流到上腔静脉的血液，经右心房流入右心室，再进入肺动脉。因胎儿肺处于不扩张状态，故只有少量血液进入肺，而大量血液经动脉导管进入降主动脉，供应下肢、腹腔和盆腔的营养同时，经两条脐动脉流入胎盘，与母血进行物质交换（图 20-64），再由脐静脉返回胎儿体内。

从上述胎儿血循环途径表明，进入胎儿体内的脐静脉血液，在流经不同的组织器官时，与含氧量低的血液发生不同程度的混合，但基本上仍是分流的，这与胎血循环中存在脐动脉、脐静脉、静脉导管、动脉导管和右房向左房的功能通道有关。

2. 胎儿出生后血循环的改变

（1）脐动脉、脐静脉和静脉导管关闭：出生时，由于脐带被结扎剪断，脐动脉和脐静脉关闭演变为脐侧韧带和肝圆韧带，静脉导管闭锁成为肝圆韧带。

（2）动脉导管闭锁：胎儿一旦娩出，便开始呼吸，肺动脉内的血液大量进入肺，动脉导管平滑肌收缩而呈关闭状态，继而闭锁，成为动脉韧带。

（3）右房向左房的功能通道关闭：出生后，由于肺循环的建立，左心房的压力大于右心房，使第一房间隔紧贴第二房间隔，造成卵圆孔功能上的关闭。出生后 1 年左右，因第一房间隔和第二房间隔之间的结缔组织增生，使两隔粘连，卵圆孔称为卵圆窝。

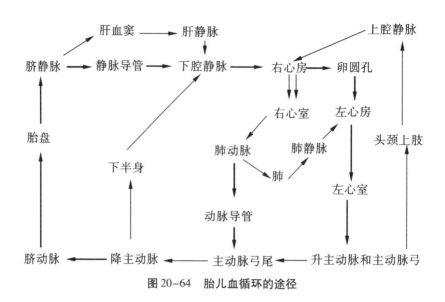

图 20-64　胎儿血循环的途径

四、常见畸形

1.房间隔缺损(atrial septal depect)　为常见的先天性心脏病。常因第二房间隔发育不良,致使卵圆孔过大;第二房间孔形成时,第一房间隔吸收过多,使其不能遮盖卵圆孔;心内膜垫发育不良;第一房间孔未闭等原因引起。

2.室间隔缺损(ventricular septal defect)　以室间隔膜部缺损较常见。左、右动脉球嵴和心内膜垫的任何一部分发育异常,均可导致室间隔膜部缺损。

3.动脉干和心球分隔异常引起的畸形

(1)法洛四联症:是一种较常见的心血管畸形,包括肺动脉狭窄、右心室代偿性肥大、室间隔缺损、主动脉骑跨。由于左、右动脉球嵴分隔动脉干和心球时偏位,致使肺动脉狭窄、室间隔缺损,肺动脉狭窄造成右心室代偿性肥大,粗大的主动脉向右侧偏移而骑跨在室间隔缺损处(图 20-65)。

(2)主动脉和肺动脉错位:成因在于左、右动脉球嵴未形成螺旋形的主动脉肺动脉隔,致使主动脉起自右心室,肺动脉起自左心室(图 20-66)。

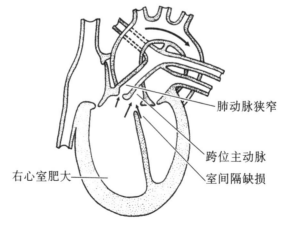

肺动脉狭窄

跨位主动脉

室间隔缺损

右心室肥大

图 20-65　法洛四联症

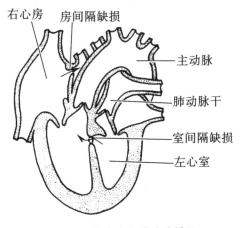

图 20-66　主动脉和肺动脉错位

（3）主动脉或肺动脉狭窄：由主动脉肺动脉隔偏位，造成动脉干和心球的不均等分隔所致。

临床应用

法洛四联症

法洛四联症（tetralogy of Fallot，TOF）是较常见的青紫型先天性心脏病，主要有 4 种病理改变，包括：肺动脉狭窄，主动脉根部增宽、右移骑跨，室间隔缺损，右心室肥厚。

临床症状：①发绀，多在生后 3~6 个月出现，也有少数到儿童或成人期才出现。发绀在运动和哭闹时加重，平静时减轻。②呼吸困难和缺氧性发作，多在生后 6 个月开始出现，由于组织缺氧，活动耐力较差，动则呼吸急促，严重者可出现缺氧性发作、意识丧失或抽搐。③蹲踞，为法洛四联症病儿临床上一种特征性姿态。蹲踞可缓解呼吸困难和发绀。

思考题

1. 试述受精过程、结果及意义。
2. 试述三胚层胚盘的形成。
3. 简述后肾的发生和演变。
4. 简述原始心房的分隔过程及房间隔缺损的常见原因。

（新乡医学院　高福莲　程　珊）

笔记栏

参考文献

1. 高英茂,李和. 组织学与胚胎学[M]. 2 版. 北京:人民卫生出版社,2010.

2. 高英茂. 组织学与胚胎学(双语版)[M]. 北京:科学出版社,2005.

3. 邹仲之,李继承. 组织学与胚胎学[M]. 8 版. 北京:人民卫生出版社,2013.

4. 曾园山,常青. 组织学与胚胎学[M]. 2 版. 北京:科学出版,2010.

5. 高英茂. 组织学与胚胎学(英文版)[M]. 北京:人民卫生出版社,2008.

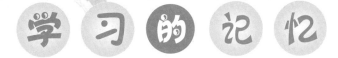

小事拾遗： --

学习感想： --

　　学习的过程是知识积累的过程，也是提升能力、稳步成长的阶梯，大家的小注释、理解汇集成无限的缘分、友情和牵挂，请简单手记这一过程中的某些"小事"，再回首时定会有所发现、有所感悟！

学习的记忆

姓名：_____

本人于20____年____月至20____年____月参加了本课程的学习

> 此处粘贴照片

任课老师：_____　_____　　班主任：_____

班长或学生干部：_____　_____　_____

我的教室（请手写同学的名字，标记我的座位以及前后左右相邻同学的座位）